기적의 식단

저탄수화물 고지방 다이어트의 비밀

항상 나의 편에서 지지해 주고, 든든한 힘이 되어주는
사랑하는 나의 아내 진영, 그리고 나의 예쁜 아이들
정우와 지후에게 이 책을 바칩니다.

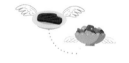
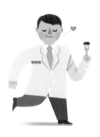

MIRACLE
KETO DIET

기적의
식단

저탄수화물 고지방
다이어트의 비밀

• 이영훈 지음 •

북림

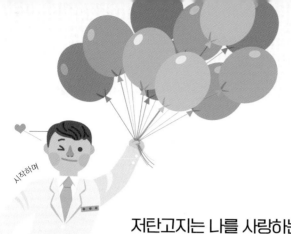

저탄고지는 나를 사랑하는 과정이다

병원을 찾아오는 환자들에게 당과 밀가루를 줄이라고 역설한 지도 5년이 훌쩍 넘어간다. 누군가는 나에게 안과 의사가 어떻게 저탄수화물 고지방(이하 저탄고지) 식단을 가이드하게 되었느냐고 물어본다.

나는 어릴 때부터 비만이었다. 항상 먹는 것을 참아야 했고, 억지로 운동을 해야 했고, 체중 감량을 위해 다이어트란 다이어트는 전부 해봤다고 해도 과언이 아니다. 이런 노력으로 한 번도 하기 힘들다는 20킬로그램 이상 감량에 세 번이나 성공했지만, 그때마다 요요 현상이 뒤따라와 좌절하기도 했다.

이렇게 힘든 다이어트 인생을 겪어온 내가 저탄고지 다이어트를 만난 것은 감격 그 자체였다. 인슐린이라는 호르몬을 잘 관리하고 몸의 대사를 운용할 줄 알면 굶지 않고도 얼마든지 체중 조절이 가능하다는 저탄고지 다이어트는 체중 감량과 요요 현상을 반복하며 지친 나에게 희망이 되었다. 실제로 저탄고지 다이어트로 체중 감량에 성공하고 건강을 회복한 나는 이 식단에 확신을 가지고 더욱더 효과적인 방법을 찾고자 노력하게 되었다.

그 이후 눈에 관계된 몸의 대사 문제를 공부하던 중 많은 안과 질환이 인슐린 저항성과 관련된 것을 발견하고 이를 해결할 수 있는 좋은 방법으로 저탄고지 식이 요법을 처방하였고, 그 결과 결코 가벼이 볼 수 없는 놀라운 경험을 하게 되었다. 눈은 혈관을 직접 들여다볼 수 있는 기관이며, 몸이 피로하면 가장 먼저 기능이 떨어지는 부위다. 따라서 안과 의사인 나는 저탄고지의 힘을 다른 의사에 비해 더 직접적으로 확인할 수 있었고, 이를 계기로 건강 측면에서 저탄고지 식단의 효과를 더욱 믿게 되었다.

나는 환자들을 관리하기 위해 2016년 9월 네이버에 '저탄고지 라이프스타일' 카페를 열고 저탄고지 식단 가이드와 관련 칼럼을 주기적으로 업데이트하였다. 자연스럽게 저탄고지 다이어트 정보를 찾던 사람들이 모이기 시작했고 이제 카페는 회원 수 6만 명이 훌쩍 넘어가는 제법 큰 커뮤니티가 되었다.

저탄고지는 매우 과학적인 건강식임에도 현미 채식이나 비건식이 건강식으로 인정받은 데 반해 처음부터 건강하지 못한 다이어트 방법이라는 비판을 받았다. 그러던 중 저탄고지의 건강적인 효과를 비교적 객관적인 시각으로 풀어낸 MBC 다큐멘터리 〈지방의 누명〉이 2016년 9월 19일 방송되었고, 이 방송은 그해 10대 뉴스에 들어갈 정도로 이슈가 되었다. 〈지방의 누명〉은 지방이 무조건 나쁘다는 선입견을 어느 정도 없애는 데 기여했지만, 그만큼 반발과 비판도 거셌다.

방송 이후 저탄고지 식단을 알리기 위해 방송 등에서 인터뷰를 하면 막판에는 항상 다른 전문가가 등장하여 위험하다는 식으로 마무리되기 일쑤였다. 처음부터 저탄고지를 비판할 목적으로 장기 프로젝트를 기획한 방송 프로그램도 있었다. 그때는 정말 '왜 나 혼자 이런 외로운 싸움을 해야 하나' 생각하며 자괴감에 빠진 적이 한두 번이 아니었다.

그러나 항상 열심히 식단을 실천하면서 지지해 주는 사람들, 같이 식단을 알, 리고 지키자는 선생님들과 전문가들, '저탄고지 라이프스타일' 카페를 지켜 주는 운영진과 카페를 사랑방처럼 찾아주는 회원들이 있었다. 그래서 수많은 편견과 오해 속에서도 좌절하지 않을 수 있었고, 저탄고지 식단을 실천하는 분들께 힘이 되고자 꾸준히 칼럼을 쓰고 전국 강연을 다니고 있다.

나와 동료 몇몇이 일으킨 조그마한 물결이 제법 큰 파도가 되어 저탄고지, 키토제닉 다이어트가 '건강하게 체중 감량을 할 수 있는 식단'으로 널리 퍼지고 있는 것을 보면 한편으로 흐뭇하고 어깨가 으쓱해지기도 한다. 그렇지만 아직 가야 할 길이 멀다. 그래서 이 식단을 더욱 널리 알리기 위해 다양한 활동을 해나가고 있으며, 세계적인 저탄고지, 키토제닉 다이어트 전문가 그룹들과 커뮤니티를 형성해 전 세계적으로 건강 상식을 바꾸기 위한 노력도 하고 있다.

'저탄고지 라이프스타일' 카페에서 식단을 하는 분들의 고충을 접하고 그에 대한 솔루션을 제공하기 위해 썼던 칼럼들을 정리해서 2019년 가을, 『기적의 식단』 초판을 출간하였다. 많은 분이 지지와 격려를 보내주셨고 '저탄고지 라이프스타일' 카페를 통해 궁금한 점이나 어려운 점을 물어 오셨다.

여러분의 의견을 수렴해 저탄고지 식단의 이론을 조금이라도 쉽게 이해하고 자신에게 맞는 풍성한 식단을 만들어가길 바라는 마음으로 초판에서 부족했던 부분을 보강하여 2년여 만에 증보판을 출간하게 되었다.

하지만 2년 전이나 지금이나 나의 조언은 변한 것이 없다. 우리 몸은 굉장히 복잡한 메커니즘으로 운영되며 또 사람마다 건강 상태 역시 제각각이다. 같은 방식으로 식단을 진행해도 사람마다 결과가 다르기 때문에 자신에게 알맞는 식단을 스스로 찾을 수밖에 없다. '100인 100키토'라는 말이 나오는 이유이다.

하지만 '저탄고지 라이프스타일' 카페나 진료실을 찾아오는 사람들을 보면 저탄고지의 기본적인 이론과 내용을 숙지하기보다 그때그때의 유행에 따라 살을 빼고자 원 포인트 팁만 얻으려는 경우를 많이 볼 수 있다. 이들은 저탄고지를 제대로 하는 것이 매우 어렵다고 성토하며 간단명료한 정답을 요구한다. 그들이 원하는 정답은 '어떤 음식을 이렇게 먹어라' 가르쳐달라는 것이지만 안타깝게도 이 식단에는 원칙은 있지만 누구에게나 통하는 치트키 같은 것은 없다.

먼저 식단의 기본적인 이론부터 공부한 뒤 하나씩 내 몸에 적용해 보자. 처음부터 어려운 내용을 보고 헷갈리지 말고 기본적인 것부터 해보면서 해결이 되는지 안 되는지, 안 되면 그 이유가 뭔지 하나씩 찾아나가 보자.

저탄고지는 단순히 살을 빼는 다이어트 프로그램이 아니라 건강을 위해 궁극적으로 추구해야 할 라이프스타일이다. 그리고 '저탄고지는 자신을 사랑하는 과정'이다. 실제로 식단을 통해 자기 자신을 들여다보는 계기를 갖게 됐고 세상을 보는 눈이 바뀌어 행복해졌다고 하는 분이 많다.

『기적의 식단』 개정 증보판을 통해 더 많은 분이 저탄고지 식단을 실천해 새로운 행복을 얻으셨으면 하는 바람이다.

이 영 훈

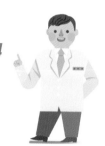
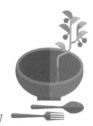
기적의 식단

Chapter **3**

이렇게 즐거운 다이어트는 없다! … 118

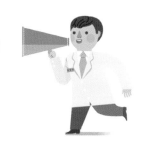

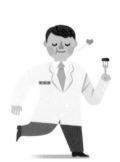

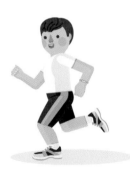

Chapter **6**　**저탄고지로 질병을 치료하다** … *302*

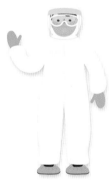

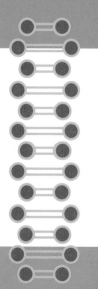

다이어트를 하다 실패한 사람들의 대부분은 자신의 의지박약함과 게으름을 탓한다. 의지가 약해 식탐에 졌고 운동을 게을리했다고 자책하고 괴로워하면서 "난 안 돼!" 하고 다시 폭식의 길을 걷는다. 하지만 조금만 더 생각해 보면 결코 그렇지 않다. 식탐을 이겨내지 못한 건 약한 의지보다 호르몬의 문제가 더 크다. 게을러서 운동을 안 했다기보다는 먹는 양을 줄이니 에너지가 부족하기 때문에 하고 싶어도 할 수 없는 경우가 더 많다.

운동을 중심으로 하는 체중 감량에서도 식이 요법이 80%, 운동이 20%라고 얘기하는 이유가 여기에 있다. 제대로 된 식이 요법 없이는 제대로 된 운동을 할 수 없다. 영양소를 제대로 섭취하지 못한 채 운동을 한다는 것은 몸을 망치는 지름길이 될 수도 있기 때문이다. 이것은 처절했던 나의 다이어트 역사를 통해서도 검증되었다.

다이어트 실패는
당신 잘못이 아니다

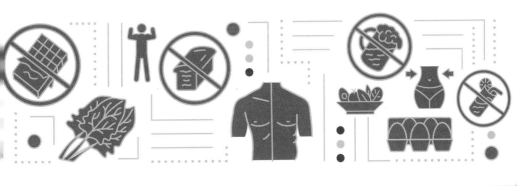

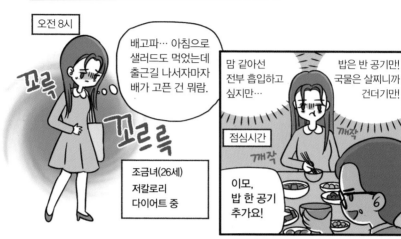

오전 8시

배고파… 아침으로
샐러드도 먹었는데
출근길 나서자마자
배가 고픈 건 뭐람.

꼬륵

꼬르륵

조금녀(26세)
저칼로리
다이어트 중

맘 같아선
전부 흡입하고
싶지만…

밥은 반 공기만!
국물은 살찌니까
건더기만!

점심시간

깨작

깨작

이모,
밥 한 공기
추가요!

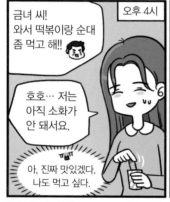

금녀 씨!
와서 떡볶이랑 순대
좀 먹고 해!!

오후 4시

호호… 저는
아직 소화가
안 돼서요.

아, 진짜 맛있겠다.
나도 먹고 싶다.

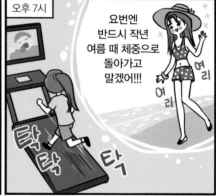

오후 7시

요번엔
반드시 작년
여름 때 체중으로
돌아가고
말겠어!!!

여리
여리

탁
탁

탁

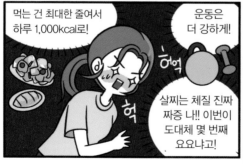

먹는 건 최대한 줄여서
하루 1,000kcal로!

운동은
더 강하게!

허억

허

허

살찌는 체질 진짜
짜증 나!! 이번이
도대체 몇 번째
요요냐고!

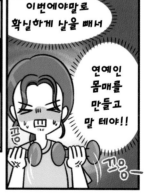

이번에야말로
확실하게 날을 빼서

연예인
몸매를
만들고
말 테야!!

뿌드득

뿌드득

꾸욱~

16

연예인 몸매를 만들고 말 테야!

최애당 대리의 직장 후배 조금녀 씨는 26세의 미혼 여성이다. 늘 날씬한 몸매를 유지하려고 노력하며, 운동과 다이어트를 놓아본 적이 없다. 아침저녁으로 체중계에 올라 혹시 조금이라도 체중이 늘지는 않았는지 체크하는 것이 일상이고, 누군가 "요즘 얼굴 좋아졌네."라는 인사라도 건네면 그날은 새벽까지 잠을 설친다. '날씬한 조금녀'로만 기억되는 것이 인생에서 가장 중요한 목표다.

매일 아침 한 움큼도 안 되는 샐러드만 먹고 출근하는 조금녀 씨는 오전 내내 허기진 배를 움켜쥐고 일하는 것이 일상이 되었다. 그러면서도 고통 없이 날씬한 몸매를 유지할 수는 없는 법이라고 생각한다.

맛있는 음식이 간절히 생각났던 오전 근무 시간이 지나고 점심을 먹으러 가면 또다시 이성으로 본능을 억누른다. 살이 찌는 고칼로리 음식과 고기는 다이어트의 적이라고 생각하기에 순두부 백반을 시켰다. 소금기가 있는 각종 국물 역시 다이어트의 적이니 피한다. 밥은 반 공기만 먹고 순두부만 대충 건져 먹었다.

오후 4시 간식 시간. 다들 신나게 떡볶이와 순대를 먹고 있지만 조금녀 씨는 믹스 커피 한 잔으로 허기를 달랬다. 그래도 단것을 먹으니 조금 기운이 나는 것 같다.

퇴근 후에는 개인 사정을 핑계로 회식 자리에서 일찍 일어나 곧장 집 앞 헬스클럽으로 향했다. 1주일에 5일 이상 운동하는 곳이다. 조금녀 씨는 코치가 짜준 식단대로 하루 1,000kcal만 먹으면서 열심히 운동하고 있다. 사실 죽을 만큼 힘들지만 머릿속에 그려둔 나의 모습이 있다. 그 모습이 완성되는 순간, 사람들이 얼마나 나를 부러워할까!

조금녀 씨는 이전에도 몇 번 철저한 칼로리 다이어트를 실천해서 날씬한 몸매 만들기에 성공한 적이 있다. 하지만 원하는 수준까지 감량한 뒤에는 조금만 방심해도 금방 요요 현상이 오곤 했다. 식사량이 그리 많은 것도 아니고 운동도 적당히 했는데 매번 요요가 와서 다이어트 전보다 체중이 늘기를 반복하자 '나는 살이 잘 찌는 체질이구나.' 하는 결론에 도달했다. 그래서 이번에는 정말 마음을 독하게 먹었다. 먹는 것을 최대한 줄이고, 운동은 더 혹독하게. 말 그대로 젖 먹던 힘까지 짜내서 운동하는 중이다. 밥은 최대한 적게 먹고, 소금기 있는 반찬도 최대한 자제하고 있다. 좋아하던 삼겹살은 너무나 고칼로리인 식품이므로 이제 쳐다보지도 않는다. 먹고 싶은 것 다 먹으면서 살을 뺄 수는 없는 노릇이다.

'이번에야말로 확실하게 살을 빼서 연예인 몸매를 만들고 말 테야!'

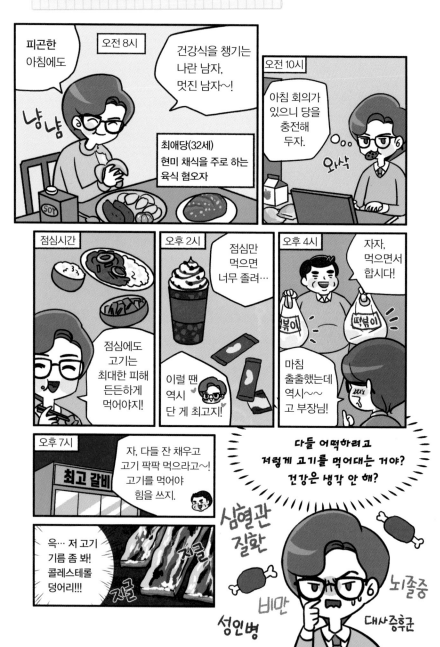

기적의 식단

저 고기 기름 좀 봐! 콜레스테롤 덩어리잖아!

"따르릉 따르릉~"

어젯밤 늦게까지 회의 자료를 만드느라 새벽에야 잠이 든 최애당 대리는 휴대전화 알람 소리에 힘겹게 눈을 떴다. 잠시 눈을 비비며 정신을 차린 그는 서둘러 샤워를 하고 옷을 갖춰 입은 뒤 식탁에 앉았다.

자취를 하고 있어 식사를 챙겨줄 사람이 따로 없지만 최애당 대리는 절대 식사를 거르는 법이 없다. 오늘 아침 식사는 각종 곡물을 갈아서 만든 선식, 그리고 사과와 바나나 등 약간의 과일이다. 자취하는 친구들은 아침을 거르기 일쑤지만, 최애당 대리는 꼭 아침을 챙겨 먹는다. 미처 밥을 하지 못한 날에는 오늘처럼 선식에 과일이라도 먹고 출근하는데, 스스로 이런 자신이 대견하게 생각될 때가 한두 번이 아니다.

출근하자마자 어제 만든 자료로 회의를 하고 나니 허기가 진다. '역시 아침밥을 제대로 못 먹은 날은 힘이 안 난다니까.' 생각하며 서랍 속에서 초코파이와 사탕 몇 알을 꺼내 먹었더니 금방 다시 힘이 솟는다. '역시! 기운 없을 때는 단 걸 먹어야 해.'

아침을 선식으로 때웠으니 점심밥은 제대로 먹어주는 것이 도리다. 회사 앞 백반집에서 오징어볶음 정식을 주문하고 공깃밥도 추가해서 완벽하게 클리어! 배 속이 든든하니 절로 힘이 나는 듯하다. '역시 한국 사람은 밥심이야!' 후식으로 생크림 수북이 올린 핫 초콜릿까지 한 잔 마셔주니 세상에 부러울 게 없다.

그런데 사무실에 돌아와 서류 몇 장 보지도 않았는데 마구 졸음이 쏟아진다. 퇴근하려면 아직도 한참 멀었는데……. 부장님 눈을 피해 요령껏 조는 건 여간 힘든 일이 아니다. 30분여를 졸다 깨다를 반복하던 끝에 달달한 믹스 커피 한 잔으로 겨우 졸음을 쫓았다.

시곗바늘이 오후 4시를 가리키고 다들 출출할 때가 됐다. 사다리 타기 게임을 해서 간식을 사다 먹었다. 달콤하고 칼칼한 떡볶이에 찰진 순대까지……. 이 시간에 먹는 간식은 직장 생활에서 빼놓을 수 없는 행복임에 틀림없다.

퇴근 후 저녁에는 회식이 있다. 불판 위에서는 삼겹살과 소갈빗살이 지글지글 구워지고 동료들은 고기에 환장한 것처럼 입속으로 밀어 넣기 바쁘다. 하지만 최애당 대리는 고기는 서너 점 맛만 보고, 서비스 안주로 나온 채소 부침개와 옥수수 뻥튀기를 주로 먹었다.

최애당 대리는 최대한 육식을 자제하는 편이다. 포화 지방은 심혈관 질환과 뇌졸중 발병 위험을 높이므로 멀리할수록 건강을 지킬 수 있다고 생각하기 때문이다. "어느 정도 고기를 먹어줘야 힘을 쓸 수 있다."고 주장하는 동료 직원도 있는데, 어쩌면 그렇게까지 미련할 수 있는지 도대체 이해할 수 없다. 몸에 좋은 곡물과 김치, 각종 채소를 두고서 왜 백해무익한 고기를 못 먹어서 환장들 하는 걸까? '이 친구들아, 어떡하려고 그렇게 고기를 먹어대는 거야? 건강은 생각 안 해?'

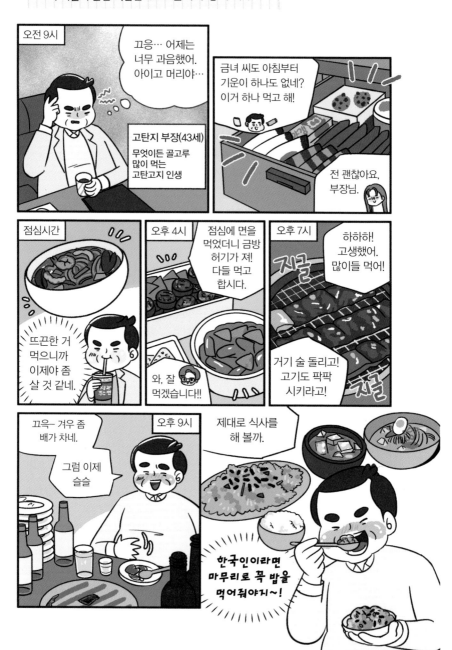

무엇이든 골고루 많이 먹는 게 최고지!

최애당 대리와 조금녀 씨가 일하는 부서의 책임자인 고탄지 부장은 40대 중반의 풍채 좋은 아저씨 스타일이다. 아랫배가 좀 나오긴 했지만 자신의 연령대에 그 정도 뱃살은 인격이라고 생각한다.

고탄지 부장은 아침을 거의 먹지 않는 편이다. 저녁에 술자리가 많다 보니 아침에는 통 입맛이 없다. 대신 출근할 때 꼭 햄버거나 빵을 사 온다. 시럽을 듬뿍 넣은 아메리카노를 한 잔 곁들이면 어젯밤의 숙취와 피로가 한꺼번에 사라지는 것 같다.

가끔 출근 시간에 쫓겨 끼니를 건너뛰는 날도 있지만 걱정할 건 없다. 그의 책상 서랍 맨 아래 칸은 비상식량 창고다. 초코파이, 각종 과자, 초콜릿, 양갱, 젤리, 탄산음료까지 없는 게 없다. 인심 좋은 고탄지 부장은 직원들에게도 자신의 식량 창고를 아낌없이 개방한다. 하루 종일 머리 쓰며 일하다 보면 때때로 단것을 먹어줘야 뇌가 제대로 작동한다고 생각하기 때문이다.

점심시간엔 해장을 해야 한다. 회사 1층 중국집에서 짬뽕 곱빼기를 시켜 국물까지 다 들이켜고 나니 이제야 완벽하게 해장이 된 것 같다. 건강을 위해 생과일 주스 한 잔을 사서 마시며 사무실로 돌아왔다. 낮잠 자기 딱 좋은 몸 상태가 됐다.

저녁 회식 장소는 언제나 고탄지 부장이 즐겨 찾는 고깃집이다. "많이들 먹어. 고기 먹어야 힘쓰지. 거기, 고기 좀 더 시켜." 폭탄주 파도타기가 몇 순배 돌고, 불판을 서너 번 갈 때가 되자 이제 좀 배가 찬 것 같다. 하지만 이대로 끝내면 아쉬워서 안 된다. 공깃밥을 주문해 남은 고기까지 싹 넣어서 맛있게 볶아 먹었다. 그러고도 남은 된장찌개에 미련이 남아 또 밥을 비벼 먹는다. "다들 한 숟가락씩 들어. 안주는 뭐니 뭐니 해도 밥 안주 아니겠어!"

우리들 대부분은 이 세 유형 중 하나일 것이다. 고탄저지(고탄수화물 저지방)이거나, 철저한 저칼로리식이거나, 아니면 고탄고지(고탄수화물 고지방)이거나. '나는 적당량을 먹는다.'고 자신하는 사람이더라도 음식의 비율로 따지면 이 범주에서 벗어나는 사람은 매우 드물다.

이 세 사람 중 누가 더 현명하고, 누가 미련한 사람일까? 누구의 식습관이 건강한 식습관일까? 콜레스테롤 걱정에 고기를 최소한으로 먹는 최애당 대리의 혈관은 과연 깨끗할까? 조금녀 씨의 요요 현상은 원래 살이 찌는 체질이어서 그런 걸까? 고탄지 부장은 가리는 것 없이 잘 먹으니 건강을 염려하지 않아도 될까? 이제부터 차근차근 알아보도록 하자.

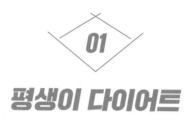

평생이 다이어트

나는 어릴 때부터 줄곧 과체중이었고, 그리 길지 않은 인생을 살아오는 동안 상당히 많은 날을 비만인 상태로 지냈다. 남들보다 잘 먹는다는 점을 늘 칭찬받으며 자랐지만, 그다지 건강하진 못했다.

기관지 천식과 알레르기성 비염은 늘 나와 함께했고, 그 밖에도 여러 소소한 질병을 몸에 달고 살았다. 과체중으로 인해 몸이 둔하다 보니 또래 아이들이 한창 축구에 열을 올릴 때도 나는 가만히 앉아서 노는 것을 더 좋아했다. 그래서 어린 시절에 책을 많이 읽게 된 것인지도 모른다.

그래도 성장기에는 그럭저럭 봐줄 만해서 고등학생 때까지는 키 174cm에 몸무게 73kg 정도였는데, 의과대학을 거쳐 레지던트 생활을 하는 동안 체중이 계속 늘어나더니 급기야 군 입대를 앞둔 즈음에는 무려 114kg이 되었다.

서른 살이 되던 해, 나는 전체 군의관 입대자 중 단연 최고 몸무게로 훈련소에 입소했다. 9주간의 교육은 굉장히 힘들고 괴로웠지만, 먹는

기적의 식단

양을 줄이면서 열심히 훈련한 덕에 그 기간 동안 몸무게가 무려 14kg이 줄었고 '부대 최고 감량'을 기록하는 영예까지 얻었다.

자대 배치 이후에도 체중 감량에 재미가 붙어 수영, 자전거 타기, 조깅, 웨이트 트레이닝 등의 운동을 하루도 빠짐없이 계속했다. 적지 않은 운동량과 함께 이를 악물고 식사량을 보통 사람의 절반 정도로 줄인 덕분에 84kg까지 감량하는 데 성공했다.

그러나 기쁨도 잠시. 2009년 제대를 하고 울산에서 봉직의(奉職醫) 생활을 시작하면서 순식간에 몸이 불어 95kg을 기록하게 되었다. 군 생활 동안 그토록 고생고생하며 살을 뺐는데 짧은 기간에 11kg이나 불어나 버린 것이다. '굶어가며 어떻게 뺀 살인데……' 억울하기도 하고 맥이 빠지기도 했다.

봉직의 기간에 갑자기 살이 찐 것은 나의 오랜 식습관에 원인이 있었다. 스트레스가 쌓이면 과식과 폭식을 일삼는 식습관은 혹독한 다이어트에도 개선되지 않았다. 힘들고 지칠 때 음식에 기대는 습관은 상당히 무서운 것이어서 의지만으로 극복하기란 쉽지 않은 일이었다.

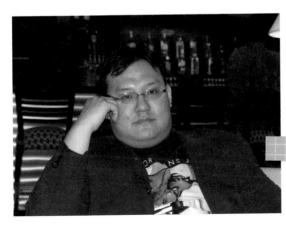

2004년 레지던트 시절
과식과 폭식으로 체중이
114kg까지 늘어났다.

체중도 체중이지만 불어난 살 때문인지 건강에도 문제가 생긴 듯했다. 우선 체력이 떨어졌음을 확연히 느꼈다. 전과 달리 쉽게 지치고 피로감도 높았기에 결국 다이어트를 다시 시작했다.

지방 분해를 도와준다는 음료를 홈쇼핑에서 박스째 구입해 열심히 마셨고, 밥 대신 체중 조절용 시리얼 제품을 열심히 먹어보았으며, 선식 다이어트니 덴마크 다이어트니 하는 것에도 도전했다. 수영을 다시 시작했고, 매일 자전거로 울산 태화강변을 몇 바퀴씩 돌기도 했다. 이처럼 각종 다이어트를 무수히 반복했지만, 살이 조금 빠진다 싶으면 마치 약속이라도 한 것처럼 어느새 요요가 왔고 다이어트 이전의 몸으로 되돌아가기 일쑤였다.

직장 생활과 병행해 무리하게 계속된 다이어트로 피로는 점점 더 쌓여가고, 살은 점점 더 쪘으며, 그럴수록 나의 자존감은 바닥으로 곤두박질쳤다. 어느 날 '이런 뚱뚱한 몸으로 장가나 갈 수 있을까?' 하는 생각에 이르게 되고 급기야 전문가의 도움을 받기로 결심했다. 말로만 듣던 '퍼스널 트레이닝'을 시작한 것이다.

혹독한 운동과 식이 요법을 병행하며 하루 칼로리 섭취량을 500~1,000kcal로 제한하는 '칼로리 제한 다이어트'는 듣던 대로 정말 고통 그 자체였다. 말이 제한이지 거의 굶다시피 한 것 같다. 그러나 그 고통을 참아가며 버틴 덕에 불과 4개월 만에 15kg을 감량할 수 있었고, 고등학생 시절 이후 처음으로 몸무게 앞 자릿수가 7자를 기록하는 쾌거를 이루었다. 79.8kg. 70kg대라고 말하기엔 쑥스럽지만, 나의 다이어트 역사상 가장 눈부신 기록이었기에 그 기쁨은 말로 다 표현할 수 없을 정도였다.

기적의 식단

전에 없이 슬림(?)해진 몸매에 힘입어 자존감도 어느 정도 회복하였고, 그 덕분인지 사람들을 만나는 것에 자신감도 생겨 결혼을 하고 예쁜 아이들도 얻었다. 그러나 한창 깨가 쏟아지던 신혼 초, 느슨해진 생활에 체중은 금방 다시 불어났고, 비만은 체력 저하와 함께 여러 질병을 가져왔다.

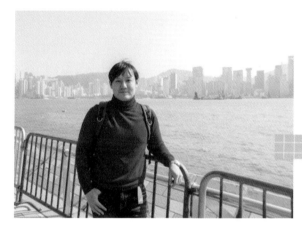

2011년 신혼여행 중 혹독한 칼로리 제한 다이어트로 15kg 감량에 성공했다.

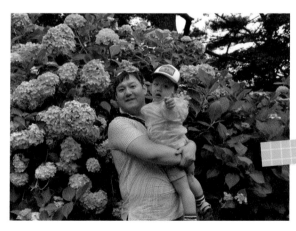

2015년 아들과 함께 극심한 요요를 겪으며 체중이 100kg까지 불어났다.

갑상샘 저하증, 만성 피로 증후군 등 몸 전반에 여러 가지 문제가 한꺼번에 일어났으며 천식까지 재발하였다. 한번은 갑자기 저체온증이 와서 낭패를 보기도 했다. 따뜻한 봄, 아내와 일본 고베에 놀러 갔는데 이유 없이 몸이 벌벌 떨리는 것이었다. 떨리는 몸을 주체할 수 없어 근처 옷가게에서 머플러를 사서 목에 칭칭 감고는 그것도 모자라 아내에게 꼭 안겨서 간신히 숙소로 돌아왔다.

그 일을 겪은 뒤 운동으로 체력을 회복해야겠다는 생각에 헬스와 수영을 시도했지만 이미 체력이 바닥으로 떨어진 상태에서는 쉽지 않은 일이었다. 시도하고 또 포기하기를 수차례 반복하면서도 별다른 효과를 보지 못했던 나는 좀 더 쉬운 방법을 찾기도 했다.

거금을 주고 글로벌 네트워크 회사의 유명 다이어트 제품을 구입해 복용한 것이다. 하지만 이번에도 역시나 체중 감량은커녕 요요의 정도만 점점 더 심해졌다. 무분별하게 반복되는 절식과 다이어트로 나는 급기야 '물만 먹어도 살이 찌는' 몸이 되었고, 몸무게는 다시 100kg까지 늘어나고 말았다.

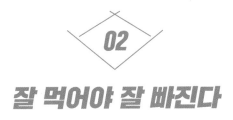

잘 먹어야 잘 빠진다

이 무렵 나는 임상 영양학 공부를 제법 열심히 하고 있었다. 전공인 안과 쪽 질환에 몸 전체의 연관성을 고려해 치료하는 대사 치료법을 적용하고자 했기 때문이다. 공부를 통해 그 핵심에 '인슐린 저항성'이라는 현상이 있다는 사실을 알게 되었는데, 인슐린 저항성은 살이 찌는 원리와도 밀접한 관계가 있어 더 관심이 갔다.

그래서 인슐린 저항성과 관련된 자료들을 찾아보았고 그 과정에서 알게 된《지방의 역설》이라는 책을 통해 '저탄수화물 식단'이라는 새로운 개념을 접했다. 탄수화물을 줄이고 고기와 지방을 많이 먹으라고 권하는 이 생소한 식단에 흥미를 느낀 나는 해외의 여러 자료와 국내외에 소개된 책들을 찾아 공부를 시작했고, 직접 체험해 보기로 마음먹었다. 이른바 '저탄수화물 고지방 다이어트(이하 저탄고지 다이어트)'를 시작한 것이다.

저탄고지 다이어트의 핵심은 인슐린 저항성을 높이는 탄수화물 섭취를 제한하는 대신 지방 섭취를 늘려 주 에너지원을 탄수화물에서 지방으로 바꾸는 것이다. 탄수화물만 제한하면 고기나 달걀 등을 마음껏 먹어도 되고, 오히려 훨씬 건강한 몸이 된다는 이론이 너무도 매력적으로 다가왔다.

저탄고지 다이어트에 도전해 보기로 마음먹은 나는 당시 대사 치료를 같이 공부하던 동료 의사들에게 "저 저탄고지 다이어트 해보려고요." 하고 계획을 밝혔는데, 돌아오는 반응의 대부분은 "염증이 오르는 식단, 위험한 식단이니 절대 길게 하지 말라."거나 "탄수화물을 안 먹으면 힘들어서 오래 하기 어렵더라."라는 우려였다. 하지만 이 식단을 지지하는 의사들도 없지는 않았다. 나와 함께 기능 의학을 공부하던 동료들이다. 이 동료들의 응원과 조언 덕에 기대와 확신을 가지고 새로운 식단에 과감히 도전할 수 있었는데, 그 결과 2016년 여름은 정말 놀랍고 신나는 시간으로 내 기억 속에 선명하게 자리 잡았다.

저탄고지 다이어트의 효과는 매우 빠르고 확실하게 나타났다. 밥, 빵, 면 등 탄수화물을 제한하는 것만으로도 첫 한 달 동안 체중이 5.5kg 줄었는데, 당시 수영도 중단한 상태였기 때문에 운동 없이 이 정도의 체중 감량을 했다는 것은 실로 대단한 결과라 생각했다. 이전에는 수영을 끊으면 한 달에 보통 2~3kg이 늘어나곤 했기 때문이다.

저탄고지 다이어트의 효과를 몸소 경험하고 나니 '굳이 절식하거나 심한 운동을 해가며 내 몸을 혹사시킬 필요가 없구나.' 하는 생각이 들었고, 욕심내지 말고 한 달에 2kg 정도만 체중을 줄이자는 목표를 세웠다.

당시에 나는 하루에 탄수화물을 50~70g 정도만 섭취하고 고기와 달걀은 마음껏 먹었다. 또 공복감이 있을 때는 마카다미아나 치즈, 버터를 간식으로 즐겼다. 탄수화물이 든 음식을 먹고 싶을 때는 억지로 참으려고 애쓰지 않고 조금씩 먹기도 했다. 이렇게 스트레스 받지 않으면서 느긋한 마음으로 저탄고지 다이어트를 꾸준히 실천한 결과는 정말 놀라웠다. 마음껏 먹으면서도 4개월 만에 총 15kg을 감량한 것이다.

그동안에 시도했던 모든 다이어트와 비교해서 단연 가장 쉬웠으며, 다이어트 효과 역시 최고였다. 무엇보다 억지로 굶어가며 운동할 때는 내 몸을 혹사시킨다는 기분이 들었는데, 충분한 양의 식사를 하면서 살은 빠지고 몸은 건강해지니 그 성취감과 행복감은 말로 다 표현할 수 없을 정도였다. 그렇게 나는 수없이 요요를 되풀이하던 다이어트 흑역사와 이별을 고했다.

그런데 저탄고지 다이어트에는 체중 감량보다 더 놀라운 효과가 있었다. 굶지 않고도 살을 뺄 수 있다는 것에 혹해서 시작한 다이어트였는데 내 몸이 이전과 비교할 수 없을 만큼 건강해진 것이다. 그것도 체중 감량 효과보다 훨씬 더 크게 느껴질 만큼 말이다.

저탄고지 다이어트를 진행한 넉 달 정도의 기간 동안 늘 몸에 달고 살던 감기 한 번 걸리지 않았고, 수시로 나를 괴롭히던 저체온 증상, 알레르기 증상, 노안 증상이 모두 완화되는 신기한 일이 일어났다. 또 몸 전체의 염증 수치가 낮아지면서 비염과 여드름 등이 잦아들었고, 운동을 하지 않았는데도 근육이 잘 유지되었으며, 체력과 집중력도 매우 향상되었다.

이뿐만이 아니다. 고질적인 목과 어깨의 통증 및 긴장성 두통이 완화되었으며, 고민거리였던 탈모 역시 더 이상 진행되지 않았다. 체력도 좋아져서 새벽 1~2시까지 책과 인터넷에 파묻혀 지내도 피로하기는커녕 에너지가 넘치는 것이 느껴졌다. 내 몸이 점점 더 건강해지고 있다는 것을 뚜렷이 느낄 수 있다는 점 역시 신기하고 놀라웠다.

혹독한 운동도 하지 않고, 처절하게 굶지도 않으면서 식이 조절만으로 이런 결과를 얻었으니 평생을 다이어트 스트레스에 시달려온 나로서는 정말 꿈같은 일이 아닐 수 없었다. 내가 '저탄고지 다이어트 전도사'가 된 이유가 여기에 있다.

이 좋은 것을 어찌 나 혼자만 알고 있겠는가!

기적의 식단

03

<지방의 누명>과 만나다

저탄고지 다이어트에 푹 빠진 나는 김준영, 류호성, 송재현, 양준상 선생과 저탄수화물 식단 학습 모임을 하게 되었는데, 이 무렵 〈MBC 스페셜〉의 홍주영 작가, 강해숙 피디의 제안으로 우리는 "탄수화물과 지방을 둘러싼 오해와 진실을 세상에 알리는 다큐멘터리를 만들어보자." 며 의기투합했다.

많은 사람이 잘 모르거나 오해하고 있는 '저탄고지 다이어트의 효과' 를 정확히 알릴 수 있는 기회가 생겼다는 사실에 신이 난 우리는 그동안 쌓아온 지식과 경험을 모두 꺼내어 적극 동참했고, 그 결과 탄생한 것이 MBC 〈지방의 누명〉(2016) 3부작이다. 모두가 만병의 주범으로 알고 있는 지방. 그 지방이 누명을 쓰고 있다고 주장하는 이 도발적인 제목의 다큐멘터리는 많은 논란을 불러일으켰지만, 결과적으로 우리가 예상한 것보다 훨씬 큰 반향을 일으켜서 방영 후 삼겹살과 버터의 품귀 현상이 일어나는가 하면, '저탄수화물 고지방 다이어트'가 「2016년 10대 뉴스」에까지 선정되는 등 많은 사람을 저탄고지 다이어트로 이끌었다.

지방이 건강을 해친다는 오랜 걱정은 1950년대 앤셀 키스(Ancel Keys) 교수가 지방을 '심혈관 질환'의 원인으로 낙인찍은 데서 비롯되었는데, 이때부터 지금까지 "건강하게 살려면 지방을 멀리해야 한다."는 주장이 마치 진리인 양 우리의 건강 상식 맨 꼭대기를 차지하고 있는 듯하다. 대부분의 사람이 식료품을 살 때 무의식중에 저지방·무지방 제품을 고르려고 하는 것을 보면 이 주장이 얼마나 오랫동안 우리의 의식을 강하게 지배해 왔는지 알 수 있다.

이런 현실에서 지금까지의 건강 상식을 180도 뒤집은 〈지방의 누명〉은 대사 증후군이 탄수화물을 과다 섭취하는 데서 비롯된다는 '인슐린 저항성'을 거론하고 이를 쉽게 풀어서 설명했다는 데 의의가 있다. 또 쌍둥이 실험(쌍둥이 중 한 사람은 고탄수화물 저지방 식단을, 다른 한 사람은 저탄수화물 고지방 식단을 진행해서 결과를 비교해 보는 실험)을 비롯한 여러 실험을 통해서 저탄수화물 고지방 식단이 대사 증후군 개선과 체중 감량에 확실한 효과가 있다는 사실을 입증해 보였다(2016년 9월 19일·26일 1·2부 방영).

이 방송 이후 필자가 운영하는 '저탄고지(Low Carbohydrate High Fat) 라이프스타일' 네이버 카페는 단 며칠 만에 회원 수 2만 명을 훌쩍 넘겼으며(2021년 10월 현재 6만 2천 명), 방송을 본 사람들이 너도나도 버터를 구입하면서 마트에 버터가 품절됐다는 뉴스가 쏟아져 나오기도 했다. 이처럼 〈지방의 누명〉의 내용과 이로 인한 사회 현상까지도 큰 화제가 될 만큼 대한민국은 새로운 건강 상식으로 발칵 뒤집어지기 시작했다.

하지만 기존의 통념을 뒤집는 내용이 방송되자 당연히 반발이 뒤따랐다. 대한가정의학회와 대한비만학회를 비롯한 5개 의학회에서 '저탄수화물 고지방식 반대 성명'을 발표한 것이 대표적이었다. 대한민국을 대표하는, 그것도 무려 5개 의학회에서 반대 성명까지 발표했다는 것은 우리의 문제의식이 이슈가 되었다는 것이고, 그것은 곧 기존의 잘못된 건강 상식을 바로잡을 단초를 제공했다는 뜻이므로 분명 환영할 만한 일이었다.

우리는 오해를 불식시키고 보다 정확한 사실을 전달하고자 다시 한 번 방송을 준비해 2016년 12월 27일 〈지방의 누명〉 3부 '오해와 진실' 편을 방영했다. 3부에서는 반대 성명을 낸 5개 의학회와의 토론을 제안해 이를 수락한 1개 학회와 토론을 진행하면서 잘못 알려진 내용을 바로잡았다. 또 미국 정부가 저지방식을 권장하자 비만, 당뇨, 심혈관 질환이 가파르게 증가했다는 사실과 저탄고지 식단이 체중 감량은 물론이고 심혈관 질환 감소에 효과가 있다는 논문 및 전문가들의 인터뷰도 자세히 소개했다.

이 밖에도 저탄고지 식단을 3개월간 진행한 체험자의 건강검진 결과를 통해 여러 건강 지표가 뚜렷이 향상되는 효과를 증명해 냈으며, 저탄고지 식단을 실천한 한 헬스 트레이너의 사례를 통해 체지방은 빠지면서 근육량은 늘어나는 일명 '상승 다이어트'가 가능하다는 사실도 보여주었다. 이로써 〈지방의 누명〉 3부는 1·2부보다 더 큰 반향을 일으켰고, 저탄고지 식단과 관련된 오해와 누명을 벗기는 역할을 톡톡히 하였다.

물론 그 이후에도 저탄고지 다이어트를 둘러싼 반발과 의혹이 완전히 사라진 것은 아니지만, 실제로 저탄수화물 고지방 식단을 통해 건강을 회복한 많은 사람의 경험담과 지지가 늘어나면서 세상은 조금씩 바뀌고 있다. 인터넷 포털 사이트에는 하루가 멀다 하고 저탄고지 다이어트 관련 기사들이 등장하게 되었으며, 저탄수화물 고지방식의 장점을 설파하는 수많은 파워 블로거, 파워 유튜버가 탄생했다. 감량이 직업의 한 부분이라 할 수 있는 연예인들 가운데도 저탄고지 식단으로 건강하게 살을 뺐음을 당당히 밝히는 경우가 적지 않다. 또, 서점의 건강 도서 코너에는 저탄고지 다이어트 관련 책들이 인기 아이템으로 등극했고, 〈지방의 누명〉 방영 당시 저탄수화물 고지방 다이어트에 반대하던 의사들도 이제는 방송 프로그램에 나와서 "건강을 위해 탄수화물 섭취를 줄이라."고 설파하고 있다. 당뇨병 예방 및 관리에서 탄수화물을 줄이는 것이 중요하다는 교육은 이제 당연시되고 있으며, 학교의 가정통신문에는 "아이들의 비만을 막으려면 설탕과 밀가루 섭취를 줄이라."는 내용이 포함되기 시작했다. 그리고 필자가 살고 있는 부산을 시작으로 전국에 저탄고지 레스토랑과 베이커리가 속속 문을 열고 있다.

탄수화물 및 지방과 관련된 기존의 인식이 과연 옳은 것인지 우리 사회에 질문을 던진 〈지방의 누명〉으로 인해 대한민국의 건강 상식은 이처럼 빠르게 바뀌어가고 있다.

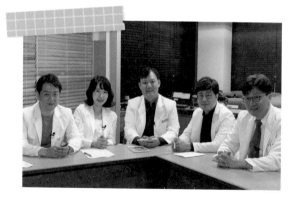

〈2019 지방의 누명〉
자문위원들과 함께

사진 왼쪽부터 김준영, 김해영, 필자, 송재현, 류호성 전문의.
저탄고지 식단으로 건강을 되찾은 많은 사람들의 경험과 건강상의 효과를 다룬 〈2019 지방의 누명〉이 2019년 새로 제작되었다.

기적의 식단

04

저탄고지 다이어트란?

저탄고지 다이어트는 스웨덴에서 처음 만들어진 용어인 LCHF(Low Carbohydrate High Fat), 즉 '저탄수화물 고지방'을 사람들이 기억하기도, 발음하기도 쉽도록 네 글자로 줄여서 만든 것이다. 우리나라에는 '케톤식(食)'이라는 이름으로 처음 소개되었고, 2015년을 기점으로 효과가 증명되면서 전 세계적으로 빠르게 전파되고 있는 식이 요법이다.

저탄고지 다이어트 중 가장 일찍 주목을 받은 것은 탄수화물 섭취를 배제한 채 고기 위주로 식사를 하는 '앳킨스 다이어트'이며, 저탄고지 다이어트는 지금 이 순간에도 다양한 이론과 증명이 빠른 속도로 업데이트되면서 점점 더 풍부한 과학적 근거를 쌓아가고 있다.

앳킨스 다이어트는 저탄수화물 고지방 식단의 한 방식이지만, 우리나라에서는 '황제 다이어트'라고 불리며 고기만 먹는 '원 푸드 다이어트'로 잘못 인식되기도 했다. 이와 마찬가지로 〈지방의 누명〉 방송 이후 저탄고지는 그 내용을 제대로 이해하지 못한 사람들로 인해 삼겹살, 버터, 달걀, 버터 커피*만 먹는 다이어트로 잘못 인식된 측면이 있었다. 그런데 이렇게만 먹는다면 이 식이 요법은 어느 누구에게도 건강식이라고 할 수 없을 것이며, 필자 또한 전적으로 반대한다.

저탄고지 다이어트는 인간의 문명이 만들어낸 정제 당분과 트랜스지방산, 가공식품, 필요 이상의 탄수화물을 섭취하지 않고, 세포의 중요한 구성 성분인 좋은 지방의 섭취를 즐기며 천연에서 나오는 영양이 풍부한 음식들을 골고루 챙겨서 먹는 식사 방법이다.

'고지방식'이라고 하면 지방만 엄청 많이 먹는 식단으로 오해하는 사람이 적지 않은데 결코 그렇지 않다. 몸이 필요한 만큼 지방을 섭취해야 한다는 것이지, 지방이 아닌 음식은 먹지 않는다는 얘기가 아니다. 건강한 지방과 건강한 채소를 필요한 만큼 섭취하고, 탄수화물을 필요 이상으로 먹지 않는 이 식단을 '고기만 먹는 식단', '극단적인 고지방 식단'이라고 할 수 있을까?

저탄고지를 어떻게 정의할 수 있는지 누군가 물어본다면 필자는 이렇게 대답할 것이다. "단식의 일종이에요. 단식인데 먹으면서 하는 단식이죠. 인슐린이라는 호르몬만 안 건드리면 좋은 음식을 충분히 먹으면서도 단식을 했을 때와 같은 효과를 얻을 수 있기 때문입니다."

지금은 이 말을 이해하기 어려울 수 있다. 하지만 이 책을 다 읽고 나면 이 말에 숨은 의미를 정확하게 알 수 있을 것이다.

✓ 버터 커피: 커피에 버터를 넣어 먹는 것으로 데이브 아스프리가 저서 《최강의 식사》에서 버터 커피란 이름으로 소개하였다. '방탄 커피'라고도 불린다.

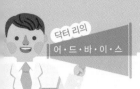

저탄고지, 키토제닉, 당질 제한이 다른가요?

저탄고지(LCHF, Low Carbohydrate High Fat)는 말 그대로 탄수화물을 제한하고 지방을 많이 먹는 식단을 부각시킨 이름이고, 키토제닉 다이어트는 케톤으로 에너지 대사를 하는 몸, 즉 키토시스 상태로 가는 것을 의학적인 관점에서 붙인 이름이다. 케톤식은 키토제닉 다이어트를 우리 식으로 부른 것으로 역시 같은 개념이다.

당질 제한 다이어트는 말 그대로 지방의 섭취보다는 당질 제한을 우선시한 이름인데, 크게 보면 저탄고지와 키토제닉의 일본식 표현이라 할 수 있다. 여기서 당질은 탄수화물에서 식이섬유를 제외한 것을 말하는데, 우리나라에서는 '순수 탄수화물(순탄수)'이라고 표현한다.

이 책에서는 저탄고지 다이어트, 저탄수화물 고지방 식단, 키토제닉 다이어트 등으로 혼용하고 있으며, 크게는 같은 개념이라고 보면 된다.

케톤(ketone) 간에서 지방을 분해할 때 생성되는 물질. 우리 몸에 인슐린 농도가 낮아질 때, 즉 탄수화물 섭취를 제한할 때 지방을 분해하여 에너지원인 케톤을 생성한다.

키토시스(ketosis) 케톤이 인체 대사의 주 에너지원이 되는 상태, 즉 지방 대사를 하는 상태를 말한다.

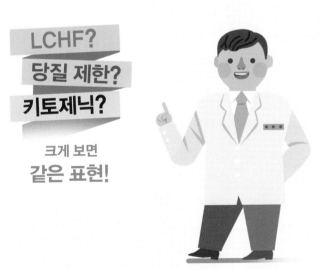

LCHF?
당질 제한?
키토제닉?

크게 보면
같은 표현!

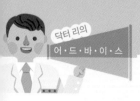
아무리 효과 좋은 다이어트 방법이라도 자기 합리화의 유혹, 결심을 흐트러뜨리
는 주변 환경, 다이어트 강박증 등을 제대로 관리하지 못하면 성공하기 어렵다.
다이어트 시작 전 자신과의 약속을 정해보자. 그리고 지키도록 노력해 보자.

다이어트 결심 후 지켜야 할
자신과의 약속

 흥정과 합리화를 하지 말자.

 증량템은 있어도 감량템은 없다는 것을 인식하자.

 다이어트를 한다는 생각에 매몰되지 말자.

 시간에 쫓겨 끌려다니지 말자.

 매사를 긍정적으로 생각하자.

 몸의 반응에 집중하자.

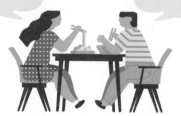

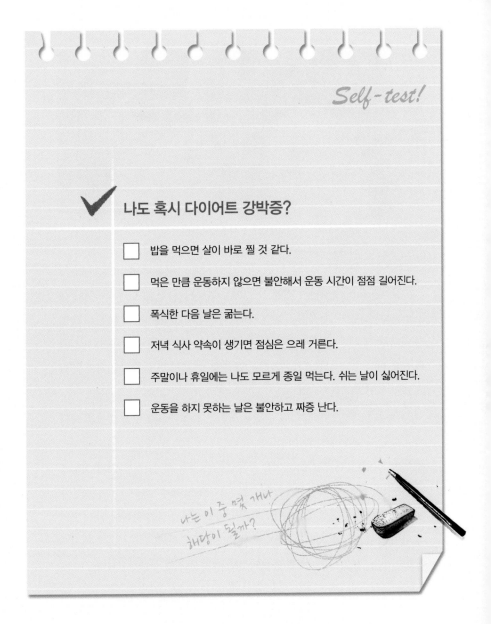

Self-test!

✔ 나도 혹시 다이어트 강박증?

- ☐ 밥을 먹으면 살이 바로 찔 것 같다.
- ☐ 먹은 만큼 운동하지 않으면 불안해서 운동 시간이 점점 길어진다.
- ☐ 폭식한 다음 날은 굶는다.
- ☐ 저녁 식사 약속이 생기면 점심은 으레 거른다.
- ☐ 주말이나 휴일에는 나도 모르게 종일 먹는다. 쉬는 날이 싫어진다.
- ☐ 운동을 하지 못하는 날은 불안하고 짜증 난다.

나는 이 중 몇 개나
해당이 될까?

I/N/T/E/R/V/I/E/W

저탄고지로 건강을 되찾다

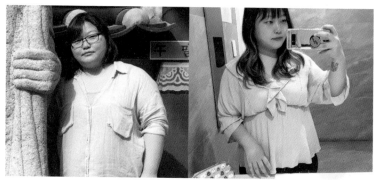

서현아 님(여, 30대, 유튜버 하프)

"이번 생은 포기했어. 살을 빼면 뭐 해? 어차피 다시 요요 올 텐데."

제가 저탄고지를 만나기 전에 자주 했던 말입니다. 중·고등학생 때 운동부 활동을 했던 저는 운동부를 그만둔 후 급격히 살이 쪘습니다. 그래서 대학 시절 내내 여러 가지 다이어트를 시도했지만, 살이 좀 빠지는가 싶으면 어김없이 요요 현상이 찾아왔습니다. 그래서 '올해는 더 찌지 말고 유지만 하자~!'라고 매년 다짐하곤 했습니다.

대학 졸업 후에는 어렵사리 취업을 했지만 스트레스가 많은 업무를 하다 보니 건강이 나빠지기 시작했고 잠시라도 그 상황을 벗어날 수 있는 방법은 음식이었습니다. 피곤한 몸을 이끌고 퇴근하면 야식 배달을 시키거나 맛집을 찾아다니며 먹는 것으로 마음을 달랬죠. 그러다 보니 감당할 수 없을 정도로 살이 쪘습니다. 화장을 해도, 어떤 옷을 입어도 만족스럽지 못하니 외모 관리에 아예 관심을 끊게 되었고, 몸이 무거우니 운동을 하러 갈 의지조차 생기지 않았습니다. 그렇게 나 자신을 돌보지 않으니 몸은 점점 상해갔습니다.

음식을 먹지 않으면 멀미가 심하게 나고, 또 음식을 먹으면 소화를 시키지 못해 매일 소화제를 달고 살아야 했습니다. 또 하루가 멀다 하고 감기에 걸리고, 왼쪽 얼굴에는 원인을 알 수 없는 감각 마비 증세까지 나타났으며, 몸이 건강하지 못하니 마음의 건강도 나빠져 식이 장애와 우울증이 심해져 갔습니다. 초기 당뇨와 지방간, 고지혈증 진단을 받았고 온몸에 독소가 넘쳐흘러 알레르기 검사에서는 먹을 수 있는 음식이 거의 없다는 결과가 나왔습니다. 신체 나이는 70대. 이렇게 죽지 못해 사는 하루하루를 보내던 중 '고지방 저탄수화물'이라는 식단을 다큐멘터리를 통해 알게 되었습니다.

인슐린 주사를 맞으며 살 수는 없다는 생각에 이 식단에 대해 공부하고, 최대한 단순하고 클린하게 저탄고지 식단을 하기 시작했습니다. 지방에 대한 생각을 고쳐먹고 매일같이 먹던 밀가루와 밥 그리고 단 음식들을 멀리하니 한 달째에는 그 음식들을 먹을 수 없는 상황이 너무 힘들고 서러워 눈물을 흘리기도 했지만 하루가 다르게 좋아지고 있는 몸 상태가 느껴지니 포기할 수가 없었습니다.

퉁퉁 부어 있던 다리의 부종이 빠지기 시작하고 살면서 처음으로 자고 일어나서 "잘 잤다~"라는 말을 하게 되었습니다. '아침에 눈을 뜨는 일이 힘든 일이 아니구나.'라는 생각을 살면서 처음으로 했어요. 당연히 혈액 검사 수치도 좋아지고 반년도 안 돼서 살이 15kg 이상 빠졌습니다.

세상에는 간편하고 싸게 구할 수 있는 인스턴트식품들이 곳곳에 있고, 자극적이고 다양한 맛이 나는 음식이 많이 있기에 잠시 방심하고 저탄고지 식단을 놓은 적도 있지만, 지금의 저는 결국 내 몸을 위해, 건강하게 살기 위해 다시 돌아와 저탄고지를 이어나가겠다고 사람들 앞에 말하게 되었습니다.

나를 사랑하는 마음을 가지고 식단을 실천하며 내 몸을 소중히 여긴다면 그때가 바로 인생의 터닝 포인트가 될 것이라고 생각합니다. 한 번쯤은 음식으로 많은 것을 바꿀 수 있는 경험을 해보는 건 어떨까요?

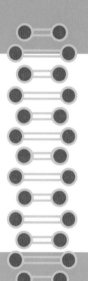

몸에 해로운 지방을 줄이자는 저칼로리 저지방 식단이 1990년대부터는 우리 식탁의 중심으로 자리 잡았다. 지방을 얼마나 위험한 존재로 여겼느냐면 하루에 달걀 1개 이상만 먹어도 동맥 경화가 생길 수 있다는 괴담이 생길 정도였다. 시대의 흐름과 과학의 발전으로 상식도 변하고 사람들의 인식도 바뀐다. 그런데 지방이 심장 질환, 비만, 당뇨에 부정적인 영향을 끼치지 않는다는 사실이 거듭 증명되고 있지만 아직도 요상하리만큼 지방에 대한 인식은 바뀌지 않고 있다.

저탄고지 다이어트에서는 탄수화물 과잉 섭취가 비만을 유발하고 건강에 악영향을 끼치는 핵심 원인이라고 여긴다. 이 장에서는 이 주장의 기반을 이루는 근거들을 설명하고, 지방을 둘러싼 잘못된 인식을 바로잡으려 한다.

건강 상식을 뒤집은
저탄고지 다이어트

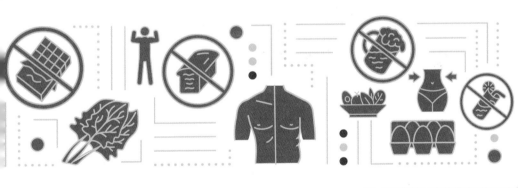

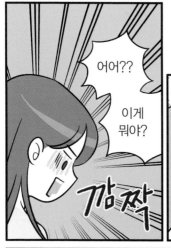

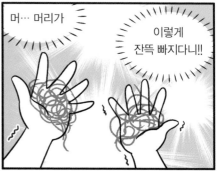

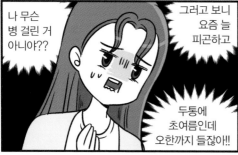

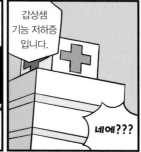

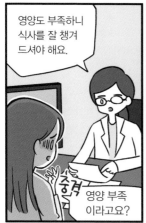

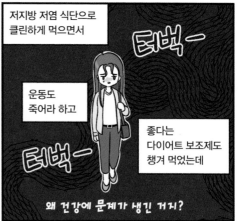

갑상샘 기능 저하증이라고?!

"아악!"

여느 때처럼 출근 준비를 위해 머리를 감던 조금녀 씨는 세면대를 쳐다보고는 소스라치게 놀랐다. 머리카락이 한 움큼 빠져 있는 게 아닌가. 평소에 신경 써서 두피와 모발 관리를 꾸준히 했기 때문에 머리카락이 빠지는 일이 거의 없던 터라 이만저만한 충격이 아니었다. 안 그래도 최근 들어 몸이 조금 좋지 않은 걸 느끼고 있었다. 늘 피로하고, 두통이 잦아졌으며, 초여름인데 가끔 오한이 들기도 했다.

혹시나 하는 마음에 병원을 찾은 조금녀 씨는 충격적인 얘기를 들었다. 자신이 만성 피로 증후군에 갑상샘 저하증을 겪고 있다는 것이다. 그동안의 건강검진에서는 한 번도 들어본 적 없는 얘기이고, 아직 팔팔한 20대 중반인데 건강에 적신호가 켜진 이유는 뭘까? "영양 부족이니 음식을 잘 챙겨 먹으라."는 의사의 조언을 들으면서도 조금녀 씨는 도무지 이해할 수가 없다. 저칼로리 다이어트를 하느라 음식 섭취량을 줄이기는 했지만, 이전에 더 혹독한 다이어트를 했을 때도 이런 증상은 없었다. 더욱이 이번에는 운동량을 조금 늘린 터라 비싼 다이어트 보조제까지 먹고 있는데…….

영양 부족이라는 의사의 말을 다시 떠올려 보니 억울한 생각마저 든다. 먹고 싶은 것이 있어도 악착같이 참으면서 누가 보면 올림픽 금메달이 목표인 선수처럼 열심히 운동했는데 말이다. 그동안 눈물겹게 노력해서 원하는 몸을 만들고 나면 얼마 안 지나 요요가 오곤 했다. 살을 빼고 나서도 다시 살이 찔까 봐 늘 먹는 것에 신경 쓰지 않았던가. 저지방 저염 식단을 철저히 지키고 운동도 병행했지만 요요는 마치 약속이라도 한 것처럼 다시 찾아왔다. "그래서 이번엔…… 정말…… 이를 악물었단 말야! 운동 열심히 하고, 좋은 다이어트 보조제까지 챙겨 먹었는데 왜 건강에 문제가 생긴 거냐고?"

걸 그룹처럼 날씬하고 예쁜 몸을 만드는 것이 최고의 관심사인 조금녀 씨는 매일매일 음식의 유혹과 싸우는 것이 가장 괴로운 일이다. 맛있는 고기도 달콤한 디저트도 그녀에게는 악마의 유혹일 뿐.

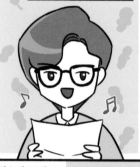

나는 고기는 적게 먹으며
거의 채식을 했으니까

건강에는 절대~
전혀~ 문제없겠지!

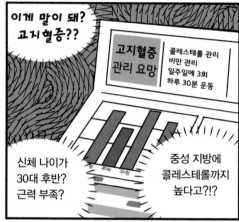

이게 말이 돼?
고지혈증??

고지혈증
관리 요망

콜레스테롤 관리
비만 관리
일주일에 3회
하루 30분 운동

신체 나이가
30대 후반?
근력 부족?

중성 지방에
콜레스테롤까지
높다고?!?

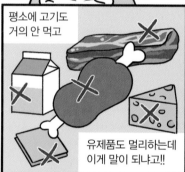

평소에 고기도
거의 안 먹고

유제품도 멀리하는데
이게 말이 되냐고!!

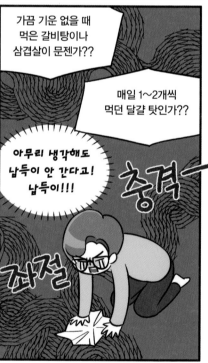

가끔 기운 없을 때
먹은 갈비탕이나
삼겹살이 문젠가??

매일 1~2개씩
먹던 달걀 탓인가??

아무리 생각해도
납득이 안 간다고!
납득이!!!

충격

좌절

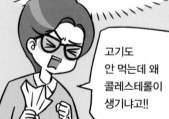

아무리 생각해도 이해할 수가 없어.
고기가 만병의 근원 아니야??

고기도
안 먹는데 왜
콜레스테롤이
생기냐고!!

고지혈증에 콜레스테롤 수치도 높다고?!

평소 육류 섭취는 되도록 피하고 현미와 채식 위주의 식사를 해온 최애당 대리는 직장 동료나 친구들에게 "얼마나 오래 살려고 그러느냐?"는 말을 자주 들어야 했다. 음식을 너무 꼼꼼하게 따진다는 핀잔일 수도 있겠지만, 최애당 대리는 '나처럼 철저하게 지키지 못하니 부러워서 질투하는 거야.'라고 생각했고 결코 흔들리지 않았다.

그런데…… 건강검진에서 고지혈증에 중성 지방과 콜레스테롤 수치가 높다는 결과가 나왔다. 평소 고기 안 먹기로 유명하고, 치즈 같은 유제품도 멀리했는데 이게 말이 돼? 담당 의사에게 전화를 걸어 혹시 다른 사람의 데이터와 혼동한 것 아니냐고 물어도 봤지만, 틀림없는 자신의 건강검진 결과라고 한다.

아무리 생각해도 이해할 수가 없다. '지방, 즉 고기는 만병의 근원'이며, 혈관에 콜레스테롤이 끼는 것은 곧 죽음이라고 알고 있었기에 콜레스테롤 1일 권장 섭취량을 잘 지켜왔고, 혈관을 깨끗하게 한다는 영양제도 기계처럼 챙겨 먹었다. 그런데 왜?

또 한 가지 충격적인 것은 또래들에 비해 신체 나이나 근력이 한참 뒤처진다는 결과다. 이제 겨우 서른한 살인데 신체 나이가 30대 후반으로 나왔다. 가끔 기운이 없다고 느껴질 때 삼겹살이나 갈비탕을 먹곤 했는데, 그게 문제였나? 아니면 매일 1~2개씩 먹는 달걀 때문일까? 아무리 생각해도 납득이 안 가잖아, 납득이!

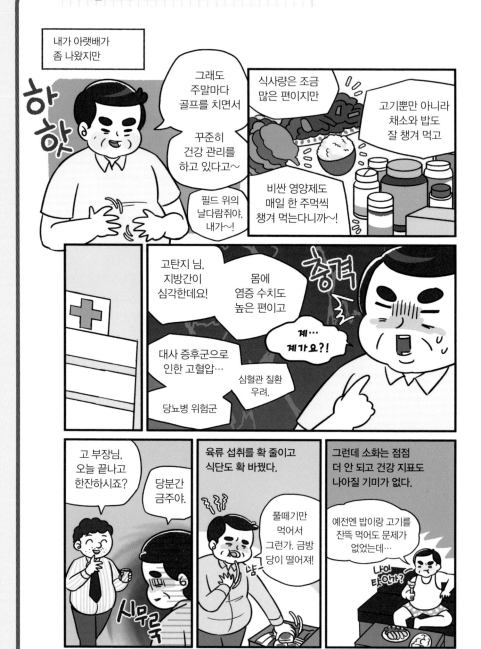

기적의 식단

대사 증후군은 나이 탓?

고탄지 부장은 스스로 생각하기에 아랫배가 좀 나왔지만 주말이면 자주 골프를 치면서 건강 관리를 해왔다고 자부한다. 회사 체육대회 때면 늘 부서 족구팀 주전으로 뛰는데, 부서원들 중에서 자신의 실력을 따라올 녀석이 없을 만큼 몸이 날래다. 식사량이 좀 많은 편이긴 하지만 아예 고기 위주로만 먹는 건 아니다. 채소도 곧잘 먹고, 고기를 먹더라도 밥은 꼬박꼬박 챙겨 먹었다. 나이가 나이인 만큼 몸에 좋다는 각종 영양제, 비타민도 빠트리지 않는 편이다. 아침저녁으로 한 움큼씩 먹으려니 약값만 해도 만만치 않지만 건강한 노후를 위한 투자로 생각해 아끼지 않았다.

그런데 병원에서 지방간이 심하니 조심해야 한다는 경고를 들었다. 몸의 염증 수치도 높고 대사 증후군 합병증으로 고혈압도 신경 써야 할 정도란다. 당뇨병과 심혈관 질환의 위험도 높다네? 복부 비만은 겉으로 보기에 좋지 않은 것일 뿐, 건강에는 자신 있다고 생각했는데……. 이거야말로 종합병원 수준이다. 이 사실을 들은 아내와 친구들은 이구동성으로 "그러게 고기 좀 줄이라니까. 지방이 얼마나 몸에 안 좋은데!"라고 핀잔을 준다.

현재는 술자리를 최대한 자제하고, 육류 섭취는 이전의 10분의 1 수준으로 왕창 줄였다. 점심에도 웬만하면 저지방식을 먹고 있으며 오후에 기운이 없으면 에너지를 보충해 주는 효과가 탁월하다는 초콜릿, 사탕 같은 것을 조금씩만 먹어준다.

채소와 잡곡밥 위주의 건강 밥상으로 바꾸라는 아내의 지도 편달을 충실히 수행 중이고, 가끔 반주 생각이 간절한 날에는 기왕이면 몸에 좋은 막걸리를 마시곤 한다. 이 정도면 고탄지 부장 입장에서는 수도승 못지않은 금욕 생활이다.

그런데…… 소화는 점점 더 안 되고, 각종 건강 지표도 나아질 기미가 보이지 않는다. 이유가 뭘까? 이전에는 밥과 고기를 다 많이 먹어도 소화하는 데 그다지 문제가 없었는데…….

역시 나이가 들어서 그런가?

안 먹으면 정말 빠질까?

2012년 삼성경제연구소 조사 결과, 우리나라 여성들이 살을 빼는 데 들이는 노력은 세계 1위다. 무려 95%의 여성이 스스로를 뚱뚱하다고 느끼고 있고, 그 때문에 7조 원이 넘는 다이어트 시장을 형성하고 있다. 셀 수도 없을 만큼 많은 다이어트 보조제, 동네마다 자리 잡은 비만 클리닉, 일일이 이름을 열거하기도 힘든 수많은 다이어트 프로그램과 운동 프로그램에 이르기까지 다이어트는 우리의 생활 그 자체라고 해도 과언이 아니다.

2018년 여름에 당뇨병 치료약에서 나온 비만 치료제 삭센다(Saxenda) 주사제가 식욕 억제 및 체중 감량에 효과가 있다고 알려지면서 불과 두 달 만에 1년 예상 물량이 소진되는 기현상이 벌어지기도 했다. 정말 '다이어트를 위해서라면 못할 것이 없다.'는 분위기다.

이 책의 서두에서 밝힌 것처럼 나 역시 20세부터 다이어트를 했다. 다이어트 경력 20년이 넘었으며, 지금도 때때로 다이어트를 하고 있다.

기적의 식단

그런데 20년 넘는 기간 동안 무수히 많은 다이어트를 하면서 얻은 교훈은 '살은 제대로 먹어야 빠진다.'는 사실이다. 설마? 그럴 리가 없다고?

저칼로리 저지방 다이어트는 틀렸다

'칼로리를 줄이면 살을 뺄 수 있다.'라는 명제를 만들어낸 아주 유명한 연구가 있다. 1940년대에 앤셀 키스라는 학자가 수행한 '미네소타 기아 연구'이다.

당시 2차 세계 대전에 참가하는 군인 중 집총 거부(執銃 拒否)를 한 병사들을 대상으로 평소 섭취하는 칼로리(3,200kcal)의 절반 수준인 1,600kcal의 식단을 3개월간 제공하고, 한 주에 35km를 걷는 운동을 시켰더니 체지방이 70% 감소했다고 한다. 물론 체지방만 감소한 것이 아니라 근육도 상당량 감소하긴 했지만, 어쨌든 이 실험 결과는 현재 우리에게 '살을 빼려면 칼로리를 줄여야 한다.'는 것을 각인시키는 계기가 되었다. 여기에 칼로리가 제일 높은 지방을 줄이는 것(1g당 탄수화물 4kcal, 단백질 4kcal, 지방 9kcal)이 전체 칼로리를 줄이는 것에 가장 효과가 있고, 포화 지방은 건강에 해롭다는 인식까지 더해지면서 저칼로리·저지방 식단이 최근까지 다이어트의 원칙이 되어왔다. 그러나 이 실험에서 우리가 새롭게 보아야 할 부분이 있다.

실험이 끝난 뒤 제대한 이 실험 대상자들은 얼마 지나지 않아 상당수가 원래 체중으로 되돌아갔을 뿐만 아니라, 실험 전과 비교해 체지방이 140% 늘어났다는 사실이다. 그리고 음식을 향한 갈망과 폭식 성향이 짙어지게 된 것 또한 주목해서 보아야 할 부분이다. 이 병사들의 몸에 과연 어떤 일이 일어났던 것인지 이제부터 알아보자.

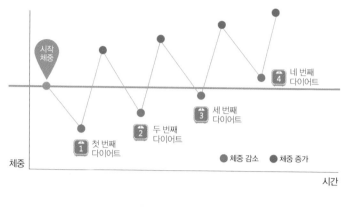

──────── 칼로리 제한 다이어트 요요 곡선 ────────

보통 '다이어트'라고 하면 인풋(input)을 줄이고 아웃풋(output)을 늘리는 것을 절대 명제로 생각한다. 대표적인 것이 '저칼로리 다이어트'로, 적게 먹고 소비는 많이 하는 것이 핵심 원리다. 따라서 저칼로리 다이어트에서는 상대적으로 열량이 높은 지방을 철저히 배제해 왔다.

그런데 열량이 적은 저칼로리, 저지방 식품을 골라 먹고 각종 다이어트 보조제와 식이 요법, 운동 요법 등을 이용해 다이어트를 하고 있는데 왜 이렇게 살을 빼기가 힘든 것일까?

다이어트는 항상 어렵다. 다이어트에 성공하는 확률은 17% 정도에 지나지 않고, 특히 감량했던 체중을 2년 이상 유지하는 경우는 고작 2~3%밖에 되지 않는다. 우리나라 성인 3명 중 1명은 비만, 5명 중 1명은 복부 비만 상태이며 비만 인구는 갈수록 늘어나 1998년 25%대 중반이던 성인 비만율은 2016년 약 35%까지 치솟았다. 다이어트 열풍에

기적의 식단

도 불구하고 비만 인구가 계속 증가하고 있음을 보여주는 이 수치들은 무엇을 말하는 걸까?

저칼로리 저지방 식단을 믿고 다이어트를 반복하지만 좀 빠졌다 싶으면 당연하다 싶게 요요가 찾아온다. 절식과 요요를 겪으며 스트레스는 최절정에 다다르고, 늘 결론은 음식을 절제하지 못하는 스스로를 자책하다가 폭식으로 마감한다. 이런 악순환은 체중 감량 실패에 그치지 않고 결국엔 심각한 건강 문제로 이어진다.

'적게 먹고 운동하면 살이 빠진다.'는 논리는 전제부터 잘못된 것이다. 살은 잘 먹어야 빠진다. 영양가 있는 음식을 먹어서 신진대사율을 올리고, 어긋난 호르몬의 기능을 바로잡고, 몸속의 염증을 줄여야 살이 빠진다. 따라서 '음식을 제대로, 잘 챙겨 먹는 것'이 건강하고 정상적인 다이어트의 전제 조건이 된다.

그런데 지금까지 마치 진리인 양 통용되어 온 '칼로리 제한 다이어트'는 먹는 양을 줄이라고 한다. 정상적인 다이어트와 반대의 길, 즉 비정상의 길로 인도하는 격이다. 물론 그 방법으로도 일시적인 체중 감소 효과는 보겠지만, 계속하면 할수록 결국 몸의 대사를 비정상적으로 만들어 정말 '물만 먹어도 살이 찌는 몸'으로 만든다.

다이어트는 '4 − 5 = −1'과 같은 단순한 수학 공식이 아니다! 저칼로리 다이어트 공식대로라면 4만큼 먹고 5만큼 소비하면 1만큼의 체중이 감량되는 것이 당연하다. 하지만 우리 몸은 이렇게 단순하게 운영되지 않는다. 음식 섭취가 제한되는 순간 대사를 최소화하는 절전 스위치가 켜지기 때문이다.

저칼로리 다이어트는 내 몸을 망치는 지름길이다

저칼로리 다이어트를 한다며 굶으면서 운동해 살을 조금 빼고, 요요 현상을 겪고, 다시 굶으면서 운동하기를 반복하는 과정을 거치는 동안 우리 몸은 극심한 스트레스를 겪으며 허약해진다. 아마 2차 세계 대전 당시 저칼로리 식이와 고강도 운동을 병행하는 실험에 참가했던 병사들도 이런 변화를 겪었을 것이라고 생각한다.

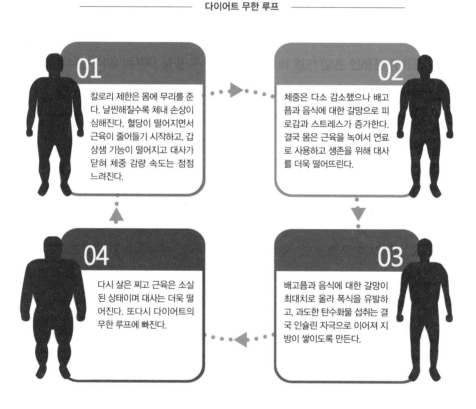

다이어트 무한 루프

01 칼로리 제한은 몸에 무리를 준다. 날씬해질수록 체내 손상이 심해진다. 혈당이 떨어지면서 근육이 줄어들기 시작하고, 갑상샘 기능이 떨어지고 대사가 닫혀 체중 감량 속도는 점점 느려진다.

02 체중은 다소 감소했으나 배고픔과 음식에 대한 갈망으로 피로감과 스트레스가 증가한다. 결국 몸은 근육을 녹여서 연료로 사용하고 생존을 위해 대사를 더욱 떨어뜨린다.

04 다시 살은 찌고 근육은 소실된 상태이며 대사는 더욱 떨어진다. 또다시 다이어트의 무한 루프에 빠진다.

03 배고픔과 음식에 대한 갈망이 최대치로 올라 폭식을 유발하고, 과도한 탄수화물 섭취는 결국 인슐린 자극으로 이어져 지방이 쌓이도록 만든다.

기적의 식단

우선 음식을 적게 먹고 운동을 많이 하면 혈당이 떨어진다. 그러면 우리 몸은 저혈당을 극복하려고 근육에서 당을 뽑아낸다. 이와 동시에 연료를 적게 쓰기 위해서 대사를 최대한 줄인다. 버젓이 살아 있는, 특별히 아픈 곳도 없는 인간의 몸이 절전 모드가 되는 것이며, 이 과정에서 세포도 근육도 대사도 모두 망가지고 만다.

절전 모드에서는 우리 몸의 탄수화물 의존도가 더욱더 강해진다. 저혈당을 겪으면서 단백질이나 지방보다 빠르게 혈당을 끌어올릴 수 있는 단것, 즉 탄수화물을 더 찾게 되는 것이다. 그리고 절식에 익숙해진 몸은 언제 닥칠지 모르는 기아에 대비해 섭취한 영양소를 쓰지 않고 몸 여기저기에 지방으로 저장하는 데 급급한 상태가 된다. 언제 또 음식이 들어올지 알 수 없으니 섭취한 것을 쓰지 않고 최대한 비축해 두는 것이다. 혹독한 저칼로리 다이어트 이후에 폭식을 하면 평상시보다 더 살이 많이 찌는 이유다.

이미 대사율이 낮아진 상태에서는 많이 먹는다고 금방 대사율이 오르지 않기 때문에 폭식할 때마다 체지방만 늘어나게 된다. 결국 방법은 다시 다이어트를 하는 것인데, 대사율이 떨어지고 근육이 약해진 몸으로는 운동도 마음대로 할 수 없다. 근육량 저하, 대사량 저하, 갑상샘 기능 저하 상태에서는 제대로 된 운동과 식이 요법을 실천하기가 매우 어렵다. 저칼로리 다이어트는 이런 악순환을 반복하는 것이기 때문에 하면 할수록 점점 몸이 망가질 수밖에 없다. 심각한 건강상의 위험을 동반하는 다이어트 방법인 것이다.

대사율이 떨어진 몸은 마치 젖은 장작과 같은 상태이다. 젖은 장작에는 당연히 불이 붙지 않는다. 이런 상태에서는 어떤 다이어트를 해도 살이 빠질 수가 없다. 대사란 우리가 음식을 먹고, 소화하고, 배설하는 일련의 과정이라 생각하면 간단하다. 이때 제대로 흡수할 것은 흡수하고 버릴 것은 버려야 하는데, 이 과정이 이뤄지지 않는 상태이니 어떤 노력을 하더라도 좋은 결과를 얻기 힘들다.

대사를 정상으로 만들기 위해 가장 중요한 일은 잘 먹고 잘 자는 것이다. 그렇지만 저칼로리 다이어트에 익숙해진 사람들은 단순히 칼로리만 따져가며 음식을 판단하고 평가하기 때문에 잘 먹는다는 게 쉽지 않다. 건강에 좋은가, 아닌가가 기준이 아니라 고칼로리 식품인가, 저칼로리 식품인가만 따지고 무조건 저칼로리 식품만을 찾기 때문이다. 그렇기에 건강한 다이어트를 하기 위해서는 우선 칼로리를 계산하는 습관을 없애야 한다. 즉 '칼로리 높은 음식=살 찌는 음식'이라는 단순 공식에서 벗어나야 한다.

1940년 미네소타 기아 실험에서 얻을 수 있는 교훈은 '칼로리를 줄여 다이어트하겠다는 것은 기필코 내가 지금보다 살을 더 찌우고 몸을 망가뜨리겠다는 의지의 표명'이다. 반면 저탄고지 다이어트는 유일하게 충분히 먹어서 살을 빼는 다이어트 방법이다.

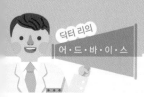
저탄고지 다이어트를 성공으로 이끄는 시작 TIP

저탄고지 다이어트 중임을 모두에게 선포한다

어떤 방법의 다이어트를 하더라도 주변 사람들에게 자신이 다이어트 중임을 알리는 것이 좋다. 다이어트를 하는 게 부끄럽고 괜한 말을 들을까 싶어 숨기기도 하는데, 그러다 보면 식사 때나 회식 때 불필요한 거짓말을 하게 된다. 이런 일이 반복되면 본인은 물론이고 주변 사람들도 불편해지므로 솔직하게 선포하고 응원을 당부하자. 다이어트가 힘들어 느슨해지기 시작할 때 동료의 말 한마디로 인해 다시 마음을 다잡을 수도 있다. 가령 썩 좋은 의도는 아니더라도 다음과 같은 말이다.
"너 저탄고지 다이어트 중이라고 하지 않았어? 빵 먹으면 안 되잖아."

식단 일지를 기록한다

하루하루 무엇을 어떻게 먹었는지 식단 일지를 기록하는 습관을 들여보자. 자신의 식습관을 객관적으로 살펴볼 수 있는 자료가 된다. 식단 일지에 매일매일 컨디션의 변화도 적어두면 어떤 조합의 메뉴를 먹었을 때 몸 상태가 가장 좋은지, 어떤 음식을 먹었을 때 문제가 생겼는지를 알 수 있어 이후 나만의 탄수화물:단백질:지방의 적정 비율을 산출하는 데도 도움이 된다.

저탄고지 다이어트 관련 카페에 가입한다

혼자서 하는 다이어트는 웬만한 의지로는 힘이 들기 마련. 멋진 동지들이 있다면 좀 더 행복하게 다이어트를 할 수 있다. '저탄고지 라이프스타일' 카페 등 저탄고지를 실천하는 사람들이 모여 있는 커뮤니티에 가입해서 활동해 보자. 관련 정보와 레시피, 경험담들을 공유하는 것은 저탄고지 다이어트를 꾸준히 유지하고 효과도 높이는 좋은 방법이 될 것이다. 또한 양질의 건강 정보를 소개하는 유튜브 채널도 많아 참고할 만한데 그 중 '닥터쓰리' 채널을 추천한다.

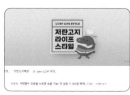

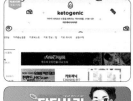

◀◀저탄고지 라이프스타일 카페
cafe.naver.com/lchfkorea

◀키토제닉 다이어트 카페
cafe.naver.com/ketogenic

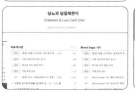

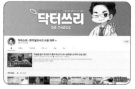

◀◀당뇨와 당질 제한식 카페
cafe.naver.com/ebekoji

◀닥터쓰리
▶ 닥터쓰리

02

살이 찌는 원인은
'과잉 탄수화물'

그렇다면 어떤 다이어트가 좋은 다이어트, 즉 몸을 건강하게 하면서 비만으로부터도 탈출할 수 있게 하는 다이어트일까? 반복해 말하지만, 건강한 식재료로 만든 좋은 음식을 잘 먹는 것이다. 그리고 잘 먹는다는 것은 곧 몸을 에너지가 충만한 상태로 만드는 일이다.

필자가 이런 얘기를 하면 대부분의 사람은 "전 지금도 잘 먹고 있는데요."라고 대답한다. 하지만 그들이 어떤 식습관을 가지고 있는지 살펴보면 아무거나 많이 먹는 것을 '잘 먹는다.'고 생각하기 일쑤다.

우리 몸은 음식을 통해 에너지를 얻는다. 그만큼 어떤 음식(에너지원)을 먹느냐가 중요하며, 어떤 음식을 먹느냐에 따라 더 젊고 건강한 상태를 오래 유지할 수 있다. 물론 '더 날씬하게'도 포함된다.

앞으로의 설명을 통해 과잉 탄수화물이 우리 몸에 어떤 문제를 일으키는지, 왜 지방이 꼭 필요한지를 알게 되면 저탄고지 다이어트가 왜 '잘 먹는 식단, 살 빠지는 식단, 건강한 식단'인지 깨닫게 될 것이다.

인간이 건강하고 행복한 삶을 영위하려면 에너지가 꼭 필요하고, 에너지의 대부분은 음식으로 채워야 한다는 사실쯤은 누구나 알고 있는 상식이다. 초등학생 시절부터 적어도 수십 번은 외웠을 '3대 영양소', 즉 탄수화물, 단백질, 지방이 에너지원인데, 이 가운데 우리나라 사람에게 가장 중요한 영양소는 밥, 빵, 면으로 대표되는 '탄수화물'이었다.

이처럼 조상 대대로 수천 년 넘게 탄수화물을 주식으로 먹으며 살아온 이들에게 "탄수화물을 멀리하라."는 주장은 마치 '탄수화물은 나쁜 음식'이라고 낙인찍는 것과 같아서 반감이 생길 수도 있는데, 정확히 말하면 탄수화물 자체가 나쁘다는 게 아니라 탄수화물 과잉 섭취가 문제라는 것이다.

우리의 조상들은 수천 년이 넘는 시간 동안 곡물을 주식으로 살아왔다. 그럼에도 당뇨나 비만 인구가 많지 않았다. 이유는 탄수화물이 주식이긴 하나 풍족하게 또는 넘치게 먹을 일이 없었고, 노동량도 많아 에너지가 남아돌 일도 없었기 때문이다. 어린아이들은 어른들과 달리 어느 정도 배가 부르면 더 먹지 않는다. 아마 고대 사람들도 그랬을 것이라고 생각한다. 그러나 현대에 접어들어 먹거리가 풍족해지고 정제 탄수화물과 가공식품들을 손쉽게 먹을 수 있는 환경이 되면서 인간은 매일매일 맛있는 탄수화물 음식에 노출이 되고, 달고 자극적인 맛에 길들어 배가 불러도 그 맛을 탐하기 위해 음식을 계속 먹는 경향이 생겼다.

최근의 자료를 보면 이전보다 10~30대에서는 탄산음료의 섭취가, 50대 이상에서는 믹스 커피와 과일의 섭취가 상당히 증가한 것을 알 수 있다. 그리고 1940년대부터 지방, 특히 포화 지방이 심혈관 건강에 안 좋다는 인식이 생겨났다. 소위 저지방 도그마에 의해 탄수화물, 단백질,

지방의 3대 에너지원 중 지방이 차지해야 할 위치까지 당이 점거해 버렸다. 그리고 동물성 포화 지방의 자리를 식물성 트랜스 지방이 차지하면서 각국 정부의 저지방 정책에도 불구하고 비만과 대사 질환은 큰 폭으로 늘어나고 있다. BMI(체질량 지수)가 30이 넘는 고도 비만의 비율은 2002년 2.5%에서 2018년 5%로 두 배가 되었고, 우리나라 5~17세 남아의 비만율은 OECD 평균을 넘어섰다. 당뇨병 유병률 역시 작은 폭이지만 꾸준히 늘어나는 추세다.

대부분의 현대인에게 주어진 바쁜 삶과 일상적인 스트레스는 우리의 밥상을 더욱 달고, 더욱 맵게 만들고 있다. 중독되기 쉬운 자극적인 맛으로 스트레스를 해결하려다 생긴 결과이다. 매운 음식 안에는 엄청난 양의 설탕이 들어 있다. 우리는 이것을 '감칠맛'이라고 포장하지만, 결국 그 감칠맛이 우리 몸을 살찌게 하고 병들게 한다. 스트레스를 풀어준다는 것은 먹는 것을 합리화하기 위한 거짓말일 뿐 건강에 도움이 되는 측면은 결코 하나도 없다. 이런 식습관이 일반화하면서 예전에는 없었던 질병들이 '현대병'이라는 딱지를 달고 하나둘씩 등장하기 시작했다. 비만, 당뇨, 심혈관 질환이 대표적인데, 사람들은 그 원인을 지방이라 생각하고 멀리했지만 많은 연구를 통해 지방이 아닌 탄수화물 과잉이 주범이었다는 사실이 입증되었다.

탄수화물 과잉 섭취와 인슐린

음식을 섭취하면 우리 몸은 이를 분해해서 가장 작은 에너지 단위인 포도당으로 만들고 에너지원인 포도당이 세포에 충분히 공급될 때 활력이 생기고 정서적인 만족감을 느낀다.

포도당은 혈액을 통해 온몸의 세포로 전달되는데 혈액의 포도당 수치가 정상 이상으로 증가하면 췌장(이자)에서 인슐린 호르몬이 분비되어 남는 포도당을 필요할 때 바로 꺼내 쓸 수 있도록 글리코겐(glycogen)

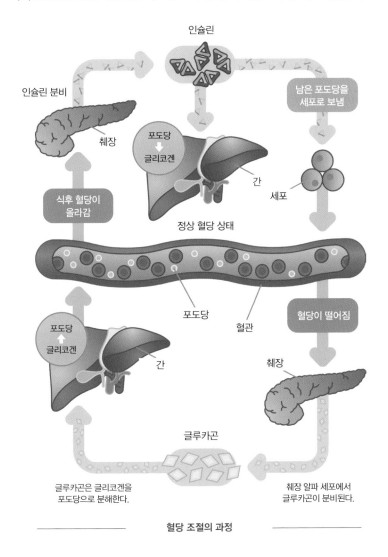

인슐린

인슐린 분비

남은 포도당을
세포로 보냄

췌장

포도당
↓
글리코겐

간

세포

식후 혈당이
올라감

정상 혈당 상태

포도당
↓
글리코겐

간

포도당

혈관

혈당이 떨어짐

췌장

글루카곤

글루카곤은 글리코겐을
포도당으로 분해한다.

췌장 알파 세포에서
글루카곤이 분비된다.

혈당 조절의 과정

형태로 근육, 간에 저장한다. 반대로 혈당 수치가 떨어져 저혈당 상태가 되면 췌장에서 글루카곤(glucagon) 호르몬이 분비되고 글루카곤 호르몬은 저장된 글리코겐을 포도당으로 분해하여 혈액으로 보낸다. 여기까지가 정상적인 인슐린 대사 과정이다.

문제는 탄수화물 과잉 섭취로 인해 포도당이 처치 곤란 상태로 남아돌 때 생긴다. 남아도는 포도당이 고혈당 상태를 초래하는 것을 방지하기 위해 인슐린이 과다 분비되고 혈액 내 포도당을 세포로 보내 몸 곳곳에 저장하는데 피하 지방에 저장되면 살이 찌고, 내장에 축적되면 내장 지방, 간에 쌓이면 무서운 지방간이 되는 것이다.

또 탄수화물 과잉 상태가 지속되면 인슐린 역시 계속해서 분비되는데, 어느 순간 인슐린의 작용이 떨어지는 시점이 온다. 인슐린이 부족하진 않지만 인슐린 기능이 떨어져 세포가 포도당을 효과적으로 연소하지 못하는 상태로, 이를 인슐린 저항성(insulin resistance)이라고 한다.

인슐린의 역할

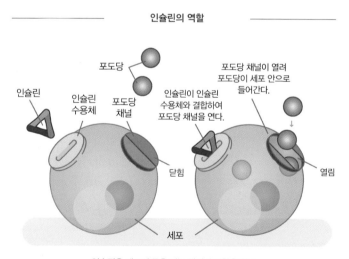

인슐린은 세포의 문을 여는 열쇠의 역할을 한다.

기적의 식단

정상 인슐린 대사 vs 인슐린 저항성 대사

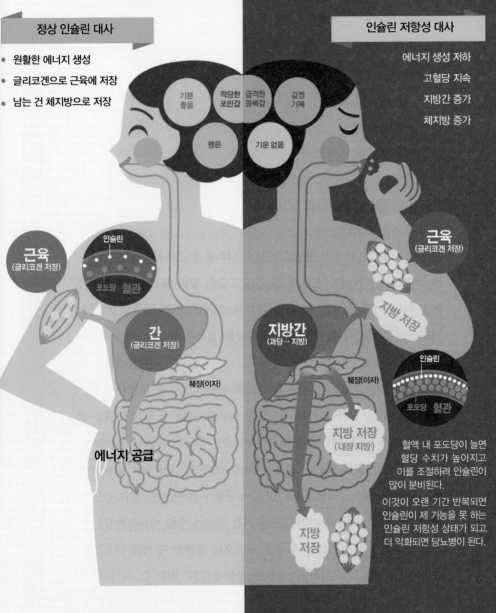

정상 인슐린 대사

- 원활한 에너지 생성
- 글리코겐으로 근육에 저장
- 남는 건 체지방으로 저장

기분 좋음
적당한 포만감
급격한 공복감
감정 기복
평온
기운 없음

인슐린 저항성 대사

에너지 생성 저하
고혈당 지속
지방간 증가
체지방 증가

인슐린
포도당 혈관

근육 (글리코겐 저장)

간 (글리코겐 저장)

췌장(이자)

에너지 공급

근육 (글리코겐 저장)

지방 저장

지방간 (과당→ 지방)

췌장(이자)

인슐린
포도당 혈관

지방 저장 (내장 지방)

지방 저장

혈액 내 포도당이 늘면 혈당 수치가 높아지고 이를 조절하려 인슐린이 많이 분비된다.

이것이 오랜 기간 반복되면 인슐린이 제 기능을 못 하는 인슐린 저항성 상태가 되고 더 악화되면 당뇨병이 된다.

03

지방을 태우는 몸 만들기
─저탄고지 다이어트의 효과

우리는 오랫동안 살이 찌는 이유가 과도한 칼로리 섭취로 체지방이 늘어나기 때문이라고 알고 있었다. 그런데 이것이 큰 오해였으며 체지방이 늘고 살이 찌는 진짜 이유는 과도한 탄수화물 섭취 때문이었다는 사실을 앞의 설명으로 어느 정도 이해했을 것이라 생각한다.

그렇다면 반대로, 탄수화물 섭취를 줄이면 어떤 결과가 나타날까. 탄수화물 공급이 중단되면 우리 몸은 지방을 분해하여 케톤을 생성해 에너지원으로 사용한다. 탄수화물(포도당) 대사를 하던 몸이 지방(케톤) 대사로 바뀌는 것이다. 이렇게 케톤˙이 인체 대사의 주 에너지원이 되는 상태를 키토시스(ketosis) 상태라고 부른다. 그야말로 지방을 태우는 몸이 되는 상태라 할 수 있으며, 그렇기 때문에 지방을 태우려면 우선 '탄수화물 섭취를 제한해야 한다'는 것이다.

✓ 케톤(ketone): 간에서 지방을 분해할 때 생성되는 물질. 우리 몸에 인슐린 농도가 낮아질 때, 즉 탄수화물 섭취를 제한하면 지방을 분해하여 에너지원인 케톤을 생성한다.

이처럼 식단에서 탄수화물을 최대한 줄여 순탄수화물 기준 하루 30g 이내로 섭취하면 포도당이 아닌 지방산을 주요 에너지원으로 이용하게 된다. 그러나 지방산은 그 자체로는 에너지원으로 쓰기에 제한적이다. 따라서 우리 몸은 지방산을 분해해서 얻은 아세틸조효소A(아세틸CoA)로부터 케톤이라는 강력한 항산화 물질을 만들어 에너지원으로 사용한다. 즉 탄수화물을 태우는 몸에서 지방을 태우는 몸으로 바뀌게 되는 것인데, 케톤은 체지방을 태우는 효과가 탁월하다. 이것을 키토제닉 다이어트, 다른 말로 케톤 생성 식이 요법이라고 한다.

아기들은 태어나서 5~6개월은 엄마 젖 외에 다른 음식을 먹지 않는다. 모유는 칼로리의 50~55% 정도가 지방이고 이 중 대부분이 중성 지방이다. 이는 사람은 태어날 때부터 지방 대사가 가능한 상태라는 것을 뜻한다.

지방 대사가 원활한 키토시스 상태에서는 체지방을 분해하여 지방산과 케톤을 생성하고 이 에너지를 근육으로 밀어 넣어주므로 근육은 유지하면서 체지방만 효과적으로 줄여나갈 수 있다. 저탄고지 식단을 하면 다이어트를 하면서도 늘 활력이 넘치는 상태가 유지되는 이유도 여기에 있다.

저탄고지 다이어트는 칼로리 섭취를 줄이는 다이어트가 아니다. 오히려 적극적으로 지방을 섭취하고 케톤을 생성해서 몸에 에너지를 꾸준히 공급하는 다이어트다. 이렇게 꾸준히 에너지를 공급하면 신진대사가 활성화하여 에너지를 많이 소비하므로 체지방이 활활 타는 몸으로 바뀌게 된다. 그래서 '충분히 먹어야 살이 빠진다.'고 하는 것이다. 그리고 케톤이 꾸준히 생성되는 몸이 되면 인슐린은 계속 낮은 상태가 유지되기 때문에 혈중에 남아도는 에너지원까지도 아낌없이 사용할 수 있다. 효율성이 매우 뛰어난 몸으로 근본적인 변화가 일어나는 것이라 하겠다.

특히 키토시스 상태에서는 단식이 매우 자연스럽다. 몸에 늘 활력이 넘치기 때문에 한두 끼를 먹지 않아도 원활한 대사를 유지하면서 활력 넘치게 생활할 수 있어서다. 이처럼 좋은 영양소를 충분히 섭취하고, 가끔씩 단식을 통해 깨끗하게 비우는 과정이 이어지면 살을 빼는 것은 더는 힘든 일이 아니다. 건강한 몸에서 당연하게 일어나는 변화이기 때문이다.

단식에 익숙해지면 먹는 양도 저절로 줄어 소식을 하게 된다. 칼로리를 심하게 제한하지 않는 수준의 소식은 건강과 노화 방지에 여러모로 도움이 된다. 저탄고지 역시 저절로 조금 먹게 되는 식단이다.

저탄고지 다이어트가 우리 몸을 건강하게 만드는 증거를 찾아보자면 활성 산소의 양만 봐도 알 수 있다. 활성 산소가 많이 발생하면 정상 세포를 무차별 공격해 각종 질병과 노화를 만드는 씨앗이 되는데 지방 대사를 하는 몸은 탄수화물 대사를 하는 몸에 비해 활성 산소를 훨씬 적게 만들어낸다.

또한 케톤은 염증 경로를 차단한다. 이 염증 경로는 알레르기, 자가면역 질환과 연관이 된다. 따라서 저탄고지 다이어트를 하면 활성 산소를 적게 만들어 질병과 노화를 막아주고, 염증을 줄여 면역력을 높여주

✓ 우리 몸은 탄수화물, 단백질, 지방을 분해하여 '아세틸 CoA'를 만들고 이것이 TCA cycle(구연산 회로)을 통해 ATP 에너지가 된다. 포도당을 아세틸 CoA로 분해하는 데는 무려 11단계의 과정이 필요한 반면, 케톤은 불과 3단계면 가능하며 활성 산소도 훨씬 적게 발생한다. 이것만 봐도 케톤이 얼마나 효율적이고 청정한 에너지인지 알 수 있다.

므로 우리 몸을 건강하게 만드는 효과가 탁월한 것이다.

다시 한번 강조하건대, 살이 빠지는 것은 우리의 몸이 건강해지면 자연스럽게 따라오는 결과물이다. 반대로, 체중 감량에 성공했더라도 오래 유지하지 못하고 요요를 겪게 되는 것은 몸이 건강하지 못하기 때문이다. 더욱이 무리한 체중 감량은 건강에 문제를 일으키기 일쑤다.

칼로리 섭취를 줄이는 방식으로 체중을 감량하면 근육이 고갈되고 갑상샘 기능이 떨어지면서 몸의 대사율이 낮아져 더욱 살이 찌기 쉬운 몸으로 바뀐다. 이것이 바로 요요 현상이 일어나는 원리다.

다시 살이 찌지 않는 몸을 만들려면 체중을 감량한 뒤에도 몸의 대사율을 유지해야 한다. 그러려면 당연히 충분히 먹어야 하는데, 충분히 먹으면서도 살을 빼려면 어떻게 하면 될까?

해답은 바로 살찌는 호르몬인 인슐린을 관리하는 것이다. 인슐린 호르몬 수치를 정상화하려면 탄수화물을 최대한 줄이는 한편, 인슐린은 거의 자극하지 않으면서 충분한 에너지를 공급하는 지방을 주요 에너지원으로 섭취해야 한다. 이것이 저탄수화물 고지방 식단을 라이프스타일로 실천해야 하는 이유다.

케톤은 위험하지 않다

2015년 일본의 산부인과 의사 무네타 데쓰오는 태아와 태반 케톤체를 연구한 논문을 발표했다. 이 논문에 따르면 임신부의 태반이나 태아의 케톤을 측정했더니 일반 성인보다 케톤 수치가 10~20배나 높게 나타났다. 태아가 엄마의 배 속에 있는 동안 포도당이 아닌 케톤을 주 에너지원으로 사용하고 있음이 증명된 것이다. 인간이 세상에 태어나기 전부터 에너지원으로 사용해 왔던 케톤이 태어난 뒤에는 정반대로 위험한 물질이 될 수 없음은 지극히 당연한 이치다.

그런데 저탄고지 식단을 하지 않는 사람들에게는 케톤이 위험한 물질이라는 인식이 적지 않다. 어떤 이유에서일까? 케톤이 위험하다는 인식은 제1형 당뇨병 환자에게서 발생하는 케톤산증(ketoacidosis)에서 비롯되었다. 케톤산증이란 체내 혈중 케톤 농도가 과도하게 높아져서 발생하는 당뇨병의 급성 합병증이다. 가볍게는 입이 마르거나 다뇨 증상이 나타나기도 하지만, 케톤산증이 심할 경우 의식 장애, 혼수상태 등이 올 수도 있다. 이런 위급한 환자들에게서 케톤 수치가 높게 나타나다 보니 '케톤은 위험한 물질'로 인식하게 된 것이다. 하지만 위급 상황인 사람의 몸에서 케톤 수치가 높게 나왔으니 케톤이 위험하다는 논리는 원인을 파악하지 않고 결과만으로 문제를 해석하는 오류를 범하는 일이다.

케톤산증은 인슐린이 전혀 분비되지 않는 제1형 당뇨병 환자에게서 발생한다. 실제로는 고혈당인 상태이지만 인슐린이 분비되지 않아 포도당이 공급되지 않다 보니 우리 몸이 기아 상태로 인식해 케톤이 과도하게 분비되어 케톤산증이 일어나는 것이다. 반면 일반인이나 제2형 당뇨병 환자가 탄수화물을 줄이고 케톤을 만든다고 해서 케톤산증에 이를 정도의 과도한 케톤이 생성되지는 않는다. 일반인이나 제2형 당뇨병 환자가 탄수화물 섭취를 제한하고 포화 지방을 넉넉히 섭취해 케톤이 생성되는 상태는 케톤산증이 아니라 '케톤증 상태' 또는 '키토시스(ketosis) 상태'라고 부른다. 케톤산증은 키토시스 상태일 때보다 케톤 수치가 5~10배 증가했을 때 나타나기 시작한다.

혈당이 낮아진 케톤 상태에서는 결코 케톤산증이 만들어질 수 없다. 그러므로 제1형 당뇨병 환자의 경우에도 탄수화물 섭취를 극도로 줄이는 식단을 하면 케톤이 케톤산증으로까지 이어지지 않는 수준을 충분히 유지할 수 있다. 물론 제1형 당뇨병 환자가 저탄수화물 다이어트를 할 때는 반드시 전문 의료인의 도움을 받아 신중하게 접근해야 할 것이다.

저탄고지의 효과

체중을 감량하고 싶거나 혈당과 혈압을 조절하고 싶은 사람, 만성적인 피로감을 느끼거나 몸에 질환이 있는 사람은 주저하지 말고 저탄고지 다이어트를 시도해 보길 권한다. 약이 아닌 음식으로 당신의 많은 부분을 치유할 수 있을 것이다.

살을 빼려 저탄고지 다이어트에 도전했던 사람들 대부분이 건강에 미치는 효과에 더 환호한다. 효과는 이것 말고도 무수히 많지만 대표적인 것만 적어본다.

- 근육을 유지하면서 체지방을 감소시킬 수 있다.
- 배고픔과 식욕이 저절로 조절된다.
- 혈당과 혈압이 정상화된다.
- 대사 기능이 정상화되고 호르몬 기능이 안정된다.
- 정신과 눈이 맑아지고, 숙면을 취할 수 있다.
- 인지 기능이 좋아지고, 기억력이 향상되며, 치매 예방에 도움이 된다.
- 염증 수준이 낮아진다.
- 중성 지방과 나쁜 B형 LDL 콜레스테롤이 감소하고, HDL 및 좋은 A형 LDL 콜레스테롤이 증가한다.

- 장내 가스가 줄어 장이 편안해지며, 위 역류성 식도염이 완화된다.
- 호르몬이 적절한 균형을 찾아 성욕이 증가하고 생식 기능이 향상된다.
- 활성 산소가 줄어 노화 속도가 느려지고, 암 발생률이 낮아진다.
- 여드름, 건선과 같은 피부 질환이 줄어든다.

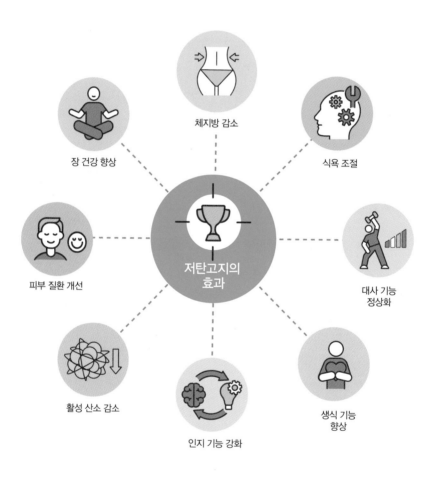

체지방 감소

장 건강 향상

식욕 조절

피부 질환 개선

저탄고지의 효과

대사 기능 정상화

활성 산소 감소

인지 기능 강화

생식 기능 향상

기적의 식단

04

탄수화물이 곧 당이다!

대부분의 사람들은 설탕 등 단맛이 나는 식품은 나쁘다고 생각하지만 밥, 빵, 면 등에 들어 있는 전분성 탄수화물 또는 곡물 탄수화물은 나쁜 것이라 생각하지 않는다. 또 이 둘이 결국 같은 것이라고 말하면 화들짝 놀라기도 한다.

탄수화물*은 당이라고 하는 탄소 분자가 하나 또는 여러 개 합쳐진 사슬 형태를 띠고 있다. 단일 분자면 단당류, 두 개가 합쳐지면 이당류, 여러 개가 사슬 형태로 얽혀 있으면 다당류라고 한다. 단당류에는 포도당과 과당이 있다. 우리가 감미료로 흔히 사용하는 설탕은 포도당 1분자와 과당 1분자가 합쳐진 이당류다. (식이섬유도 탄수화물로 분류될 수 있지만 이 책에서는 몸에 흡수되어 에너지원으로 사용되는 것만을 탄수화물로 지칭한다.)

✔ 이 책에서는 꼭 필요할 때를 제외하고는 당류와 탄수화물을 분리하지 않고 '탄수화물'로 표기하고 있다.

단당류	탄수화물을 무기산으로 가수 분해하여 얻는 최종 단위의 화합물로 포도당, 과당, 갈락토스 등이 있다.
이당류	말 그대로 두 개 이상의 단당류가 결합한 것으로 2개의 포도당이 더해지면 맥아당(엿당), 포도당과 과당이 결합하면 설탕, 포도당과 갈락토스가 합해지면 락토오스인 유당(젖당)이 된다.
다당류	3개 이상의 단당류가 결합한 형태, 녹말, 글리코겐, 올리고당, 셀룰로스, 키틴 등이 있다.
과당	꿀이나 당도 높은 과일에 들어 있는 단당류를 칭한다.

과일 속의 '당', 과당이 더 나쁘다

탄수화물이 몸에 나쁘다는 것을 익히 들어 아는 사람들조차 과일은 괜찮을 것이라는 생각을 하는 경우가 많다. 과연 사실일까? 결론은 '아니다'이다. 왜 과당이 안 좋다는 건지 지금부터 알아보자.

포도당은 혈액을 따라 우리 몸속을 자유롭게 다니면서 세포에 에너지를 공급하는 주요 에너지원으로 모든 세포에서 대사가 일어나는 반면, 과당은 간에서만 대사가 일어나고 혈액 속을 자유롭게 다닐 수도 없다. 또한 뇌나 근육 등은 과당으로 대사할 수 없다. 그래서 밥을 먹으면 몸이 따뜻해지지만, 과당이 많은 과일은 먹어도 몸이 따뜻해지지 않는다. 대신 과당은 에너지로 직접 사용되지 않기 때문에 혈당을 올리지 않는다. 그래서 일반적인 당뇨 식이 요법에서는 혈당을 올리는 흰쌀밥이나 밀가루 음식 대신 과일을 추천하는 경우도 있다.

그런데 이런 처방은 대단히 잘못된 것이다. 왜냐하면 포도당은 세포에서 80%를 사용하고 20%만 간으로 보내는 반면, 과당은 간에서만 대사를 할 수 있어 아주 빠르게 지방간을 만들기 때문이다. 에너지원으로 쓸 만큼 쓰고 간으로 향하는 포도당과 비교했을 때 간에서만 대사가 일어나는 과당은 지방간 생성률이 높고, 인슐린 저항성을 야기하는 정도도 더 강하기 때문에 건강에 훨씬 나쁘다(과당은 포도당에 비해 지방간 생성을 5배나 증가시킨다).

포도당

세포 흡수/간에서 분해 ⇨ 혈류로 방출 ⇨ 인슐린 분비

- 포도당의 80%는 장에서 흡수하고 20%만이 간에서 흡수한다.
- 포도당이 바로 지방으로 변하지는 않는다. 80%는 세포에 의해 직접 연소되고 20%는 나중에 사용할 수 있도록 글리코겐 형태로 간에 저장된다.
- 렙틴 및 인슐린이 정상적으로 반응하여 배가 부르면 뇌에 알려준다.

과당

간에서 분해 ⇨ 중성 지방으로 변환 ⇨ 간에 남거나 혈류로 방출

- 과당은 간에서만 대사가 가능하다.
- 과당의 30%는 바로 지방으로, 30%는 나쁜 콜레스테롤로 변한다.
- 과당은 렙틴 및 인슐린에 정상적으로 반응하지 않아 간의 인슐린 저항성을 높이고 중성 지방을 만든다.

미국 드라마 〈빌리언스〉에서 주인공 바비 액셀로드가 식품 회사를 인수 합병하는 과정에서 회사가 재정난을 겪는 이유를 찾아내어 해결하는 장면이 나온다. 그 회사는 식품의 맛이 떨어졌다는 평가를 받으면서 매출이 급락했는데, 감미료를 설탕에서 액상 과당으로 바꾼 것이 맛에 영향을 미쳤기 때문이었다. (이처럼 식품 산업이 발달하면서 가격이 저렴한 고과당 옥수수 시럽 같은 대체 당이 비싼 설탕을 대신하게 되었다.) 당연히 액상 과당은 포도당과 과당이 합쳐진 설탕보다 훨씬 나쁘다. 1900년대 미국의 식습관 조사 결과를 보면 미국인의 통곡물 섭취 비율은 절반 수준으로

감소했지만, 액상 과당(고과당 옥수수 시럽) 섭취 비율은 1970년대 이후 급격하게 늘었다. 그리고 곧이어 비만과 제2형 당뇨병이 유행하기 시작했다.

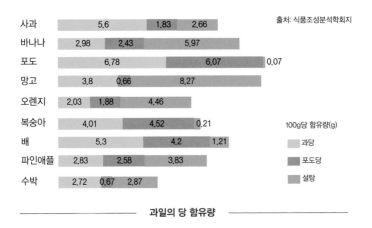

과일의 당 함유량

무설탕의 함정에 빠져서는 안 된다

당이 건강에 좋지 않다는 것을 인식한 뒤 우리는 식품을 고를 때 무설탕이라는 태그가 붙은 제품을 선호하게 되었다. 하지만 여기에는 식품 회사들의 꼼수가 있으니 주의해야 한다. 특히 액상 과당에 주의하자.

액상 과당은 탄산음료·분유·각종 과자류·젤리·물엿·복합 조미료 등 단맛이 나는 거의 모든 가공식품에 들어 있다. 요리할 때 설탕 대신 넣는 올리고당, 레토르트 식품, 시중에 유통되는 반찬류에도 거의 모두 들어 있다고 보면 된다. 액상 과당의 정확한 명칭은 '고과당 옥수수 시럽'(HFCS; High Fructose Corn Syrup)이다. 하지만 식품 성분표에는 '액상 과당'이나 '옥수수 시럽'으로 표시되는 경우가 많다. 이 표기 때문에 과일의 과당이나 옥수수에서 추출한 천연 시럽처럼 생각되지만 실제로는 옥수수 전분의 포도당을 가공하여 과당 비율을 높인 인공 감미료이다. 옥수수 전분의 가격이 저렴해 원재료가 싸고 설탕보다 단맛이 강한 탓에 가장 많이 사용되는 감미료이기도 하다.

우리는 앞서 대사의 관점으로 볼 때 과당이 일반 당보다 더 인체에 해롭다는 것을 알 수 있었다. 그런데 액상 과당은 천연 과당보다 더 나쁘다. 액상 과당은 천연 과당보다 혈액에서 단백질 성분과 잘 엉겨 붙는다. 이 과정에서 과당과 결합한 단백질이 염증 물질이 되면서 심뇌혈관이 손상될 위험을 높인다. 또한 포도당과 달리 식욕 억제 호르몬인 렙틴(leptin)에 정상적으로 반응하지 않는다. 따라서 포도당보다 더 쉽게 지방으로 축적되며 사용하고 남은 액상 과당은 빠르게 중성 지방으로 전환되기 때문에 고지혈증이나 지방간의 위험을 높인다.

2014년 세계보건기구(WHO)가 당이 만성 질환의 주범이라고 발표하면서 하루 당 섭취량을 50g으로 제한하였고, 우리나라 역시 가공식품의 식품 성분표에 당류 표기를 의무화하면서 당 섭취를 50~100g으로 제한할 것을 권고하고 있다. 하지만 액상 과당의 함유량을 정확히 판단하기란 쉽지 않고, 무설탕·무가당으로 표시할 수 있는 허용 기준을 보면 무설탕·무가당 제품에도 과당은 존재한다고 봐야 할 것이다.

'인위적으로 설탕 및 과당 등 당을 넣은 경우가 아니라면 무가당 식품이라고 표시할 수 있으며 무가당 식품엔 과당 등 천연 당이 들어 있을 수 있다. 무가당(無加糖) 식품과 과당이 일체 없는 무당(無糖) 식품은 의미가 다르다.' (출처: 식품의약품안전처)

가공식품에는 많게든 적게든 당류가 들어 있다. 이를 일일이 확인하고 총량을 계산하는 것도 쉬운 일은 아니다. 될 수 있으면 가공식품을 멀리하고 가공식품을 구입할 때는 식품 원재료 표기에 '액상 과당'이나 '고과당 콘 시럽', 또는 '옥수수 시럽'이라는 단어가 들어 있는지를 확인하라.

2009년 샌프란시스코 의과 대학 소아내분비학과 로버트 러스틱 교수는 〈설탕, 그 쓰라린 진실〉이라는 유명한 강연으로 과당의 실체를 알렸는데, 이 강연에서 다음과 같이 말했다.

"여러분은 아이들에게 버드와이저 캔맥주를 준다는 것은 절대로 생각조차 하지 않을 겁니다. 하지만 콜라는 신경도 쓰지 않고 줍니다. 그런데 그 둘은 똑같습니다. 한마디로 과당은 독입니다."

천연 과당은 몸에 좋다?

꿀, 아가베 시럽, 메이플 시럽은 천연 당이라 건강한 식품일 것 같지만 그렇지 않다. 순탄수화물 양은 정백당과 같거나 그 이상이다. 코코넛 오일은 아주 좋지만 코코넛 슈거는 멀리해야 한다. 단맛이 나는 것은 천연이든 합성이든 좋을 것이 없다. 그중 탄산음료에 주로 들어가는 액상 과당(고과당 옥수수 시럽)이 가장 나쁘다.

정백당의 순탄수화물 양을 100으로 두었을 때

정백당	100	메이플 시럽	100
황설탕	100	꿀	100 이상
탄산음료	100 이상	아가베 시럽	100 이상
과당	100 이상	코코넛 슈거	100
농축 과일 주스	100 이상	대추야자	100

기적의 식단

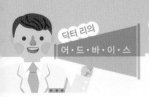

뇌는 포도당과 케톤을 모두 에너지로 쓴다

저탄수화물식을 얘기하면 이를 반대할 때 늘 단골로 등장하는 논리가 있다. 뇌는 포도당만을 에너지로 사용할 수 있으니 탄수화물을 너무 제한하면 뇌 대사가 느려져 인지 장애가 나타날 수 있다는 것이다. 그러나 케톤 역시 뇌의 에너지원으로 사용된다. 게다가 포도당보다 훨씬 강력한 뇌 에너지원이다. 저탄고지 식단을 하면 더욱더 정신이 명료해지고 집중력이 좋아지는 것이 이런 까닭이다. 저탄고지 식단을 시작하고 업무 능률이나 성적이 오르는 사례가 적지 않은데, 이는 오래 지속되는 강한 에너지가 꾸준히 공급되므로 몸에 힘이 넘치고 집중력이 높아지기 때문이다.

케톤은 심장에도 강력한 에너지를 전달한다. 심장은 포도당보다 케톤을 더 선호하는 경향이 있는데, 포화 지방을 넉넉히 섭취한 사람의 심장이 튼튼하고 심장 혈관이 깨끗하다는 사실이 다양한 연구를 통해 증명되고 있다. 근육 또한 케톤을 에너지로 사용한다. 케톤을 적극적으로 사용하는 동안 근육은 잘 보존되고, 근육 대사는 활발해진다. 그래서 저탄고지 다이어트를 하면 별다른 운동을 하지 않았음에도 근육은 유지되거나 오히려 늘어나고, 체지방만 빠지는 효과를 누릴 수 있다.

뇌, 심장, 근육은 포도당을 에너지로 잘 활용하지 못하는 기관이며, 탄수화물이 과하면 오히려 손상을 입기도 한다. 물론, 인간의 몸에서 케톤을 사용하지 못하는 조직도 있다. 적혈구, 간, 망막 등이 그렇다. 그러나 우리 몸은 '당신생'이란 과정을 통해 단백질을 분해해서 포도당을 생성할 수 있도록 만들어졌다. 당신생은 주로 간이 담당하며 당신생으로 하루에 만들 수 있는 포도당은 대략 50g 정도인데 이 양은 케톤을 에너지원으로 쓰지 못하는 조직들에 충분히 공급하고도 남을 양이다. 그러니 탄수화물 섭취를 제한하면 뇌 대사가 느려진다는 이상한 논리에 겁먹을 필요 없다.

나는 케톤을 좋아해요!

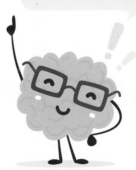

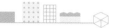

우리 아이들을 당에서 떼어놓자

탄수화물은 아이들에게 어떤 영향을 미치나

아이에게 저탄수화물 고지방식을 먹인다고 하면 사회적 통념 때문에 우려하는 시선이 적지 않겠지만, 좋은 단백질과 지방의 섭취는 아이들의 정신과 신체 발달 모두에 도움을 준다.

성장에 가장 필요한 두 가지 미네랄이 있는데 바로 칼슘과 아연이다. 지방의 섭취는 비타민 D나 K 같은 지용성 비타민의 흡수를 증가시켜서 칼슘이 장을 통해 체내로 흡수되는 것을 돕는다. 그럼으로써 칼슘의 흡수가 늘어나고 뼈를 튼튼하게 만들어주는 것이다. 그리고 아연은 세포 분열과 면역 기능, 장과 신경의 기능 발달에 중요한 영양소로 아이들에게 꼭 필요한데, 육류나 해산물 등 저탄수화물 고지방 식품에 풍부하게 함유되어 있다.

아이들에게는 탄수화물 역시 성장에 중요한 역할을 하므로 극단적으로 제한할 필요까지는 없다. 그렇지만 설탕과 밀가루 등의 정제 당분 및 트랜스 지방산, 가공식품은 백해무익하기 때문에 되도록 과일, 열매채소, 뿌리채소, 곡물 위주의 탄수화물을 먹이는 것이 좋겠다.

여기서 부모나 교사 등 아이를 키우는 어른들이 꼭 명심해야 할 것이 있다. 인슐린 호르몬은 성장 호르몬의 분비를 억제한다는 점이다. 그러니 인슐린이 과하게 분비되도록 하는 많은 양의 탄수화물 식사나 끊임없는 간식 섭취는 아이들의 성장을 저해할 수 있음을 명심하자.

알레르기가 있거나 성장이 느리다면 아이가 장의 면역에 문제를 갖고 있을 가능성이 적지 않다. 이때 아이들의 IgG 지연성 알레르기 검사(자세한 설명은 251쪽 참고)를 해보면 유제품 및 달걀 알레르기가 높은 수준으로 나온다. 이런 아이들에게 저탄수화물 고지방식을 시킨다고 우유나 달걀을 너무 많이 먹이면 오히려 면역과 성장을 방해할 수도 있으니 주의하자.

과잉 행동 장애나 뇌전증 같은 신경 질환, 성조숙증, 소아 당뇨의 경우에는 의사와 상담을 해서 탄수화물을 극단적으로 제한하는 키토제닉 식단을 채택하는 것이 도움이 될 것이다.

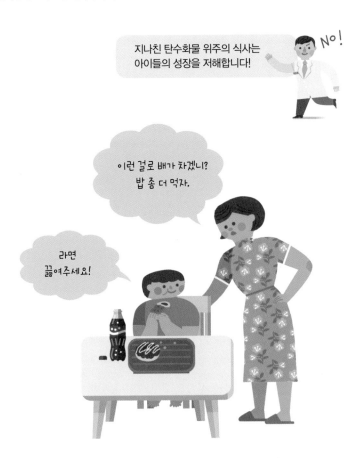

지나친 탄수화물 위주의 식사는 아이들의 성장을 저해합니다!

NO!

이런 걸로 배가 차겠니? 밥 좀 더 먹자.

라면 끓여주세요!

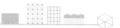

이유식은 탄수화물 중독을 유도하는 과정

우리나라 아이들의 성장 과정을 살펴보면, 갓난아이 때부터 먹어온 모유·분유를 떼고 이유식으로 넘어가는 무렵부터 이전까지의 저탄수화물 고지방 식단이 일거에 고탄수화물 저지방식으로 바뀌어버린다. 탄수화물을 제대로 소화할 수 있도록 해주고자 미음부터 시작하고, 지방이 나쁘다고 생각해서 소고기 안심이나 닭 가슴살로 육수를 내는 것이 일반적이다. 그나마 먹는 지방은 가열해서 산화된 식용유 정도가 고작이다. 아이들의 신경 및 두뇌 발달에 가장 중요한 시기는 두 돌 이전까지다. 그런데 이 시기에 신경·두뇌의 주성분인 지방을 배척하고 탄수화물만 먹이는 게 올바른 일인지 생각해 봐야할 문제가 아닐 수 없다.

아이들은 밀가루 음식과 당분이 많이 들어간 음료수, 과자류, 과일, 거기다가 당분이 들어 있는 건강 기능 식품까지 먹는다. 그리고 삼시 세끼 흰쌀밥과 당분으로 맛나게 양념한 반찬들을 골고루 챙겨 먹기를 강요당하고 있다. 밥을 조금이라도 적게 먹을라치면 "입이 짧아서 큰일이야." 하는 걱정과 잔소리까지 들어야 한다.

아이들에게 탄수화물을 강요하지 말자. 필자는 이런 식습관이 최근 아이들에게서 많이 나타나는 알레르기, 소아 대사 증후군, 소아 비만, 성조숙증, 과잉 행동 장애, 근시의 중요한 이유 중 하나라고 생각한다. 아이들의 모든 병이 이유식과 처음 먹는 간식들로부터 시작되는 것은 아닐까. 당뇨로 고통받으면서 여전히 고탄수화물 저지방식을 건강식으로 강요받고, 인위적으로 인슐린 주사를 맞으며 사는 아이들이 점점 늘어나고 있다. 아이들에게 더 이상 탄수화물을 강요하지 말자.

그렇다고 아이들에게 무조건 케톤식을 먹이라는 것은 아니다. 탄수화물도 아이의 성장에서 분명 중요한 요소다. 하지만 아이들의 입맛에서 단맛을 빼줄 필요는 있다. 과자, 아이스크림, 과일, 주스 말고 다크 초콜릿, 견과류, 토마토, 베리류 같은 간식을 권해보자. 저탄수화물 고지방식으로 식단의 관점을 바꿔주는 것이 우리 아이들을 행복하고 건강한 삶으로 이끄는 길이다.

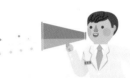

TIP │ 아이들을 당에서 떼어놓으려면?

• **단맛에 길들여지지 않게 유도한다**

약간의 강제가 필요할 수 있지만 우선 단맛에 길들여지지 않도록 해야 한다. 단맛보다 고소한 맛에 길이 들도록 유도한다(설탕, 과당, 밀가루의 제한이 제일 중요하다).

• **아침을 저탄수, 고단백, 고지방식으로 적당히 먹이자**

아침을 굶으면 성장기에 영양이 부족할 수도 있고 점심에 폭식하거나 그 전에 간식을 먹게 되므로 아침은 꼭 먹이는 것이 좋다.

• **식후 디저트나 끼니 사이에 간식을 먹는 습관을 최대한 줄이자**

디저트나 간식이 일상화되지 않게 한다. 디저트나 간식은 이벤트처럼 활용하자. 간식은 치즈, 버터, 견과류, 베리류의 과일 같은 당분이 적은 것을 이용한다.

• **저녁에 과식하지 않도록 한다**

배가 너무 부르면 수면에도 방해가 되고 소화를 시키는 데 에너지가 소비되어 성장 호르몬이 원활히 생성되지 않을 수 있다.

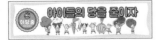 커뮤니티에 가입하여 정보를 공유하는 것도 도움이 될 것이다. 네이버 카페 '아이들의 당을 줄이자' cafe.naver.com/nosugarkid

05

살찌는 호르몬
살 빠지는 호르몬

끼니때가 되면 배고픔을 느끼고, 음식을 섭취하여 배가 부르면 먹는 걸 멈추는 시스템은 우리 몸에서 어떻게 작동하는 걸까? 우리 몸에는 식욕 조절에 관여하는 여러 가지 호르몬이 존재하며 맡은 바 임무를 충실히 수행하고 있다.

배가 고프면 위에서 그렐린을 분비하여 식욕을 촉진하고 배가 부르면 지방 세포에서 렙틴을 분비하여 뇌에 포만감 신호를 보낸다. 그렐린(ghrelin)과 렙틴(leptin)이 늘 정상적으로 작용하면 좋겠지만 다양한 원인으로 그렐린과 렙틴의 균형이 깨져 식욕이 제대로 조절되지 않는 경우가 다반사이다.

예를 들어 극단적으로 칼로리를 제한하면 공복 상태가 오래 지속되면서 그렐린 분비가 늘어 더 배고파 하는 체질이 된다. 식욕 조절 능력의 저하는 폭식과 과식의 원인이 된다. 또한 수면 부족이나 피로가 쌓여도 그렐린이 계속 분비되어 야식을 많이 먹게 된다.

렙틴에 이상이 생겨도 과식과 폭식을 하게 된다. 액상 과당과 같은 정제 탄수화물은 렙틴에 제대로 반응하지 않아 렙틴 분비를 감소시키기 때문에 포만감을 느끼지 못해 더욱더 많은 음식을 먹게 된다. 이 결과 고혈당 상태가 되고, 그러면 혈당을 떨어뜨리기 위해 인슐린 호르몬이 과분비되면서 고인슐린 혈증이 되고, 고인슐린 혈증은 렙틴 저항성을 유발하는 것이다.

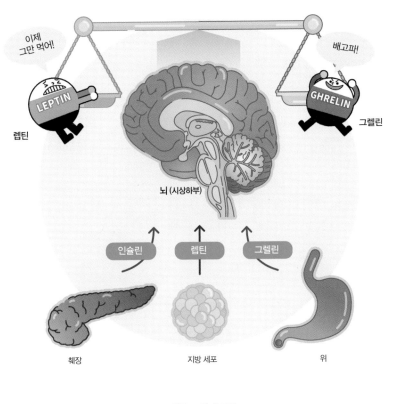

식욕 조절 호르몬

비만 호르몬 인슐린, 살을 빼주는 호르몬 렙틴

인간의 몸은 컨디션을 최상으로 유지하기 위해 체중 역시 적절한 수준으로 유지하도록 디자인되어 있는데, **최상의 컨디션은 인슐린 호르몬과 렙틴 호르몬이 균형을 이룰 때 가능하다.**

지방 세포에서 분비되는 렙틴은 식욕 억제 호르몬이다. 에너지가 충분한 상태가 되어 지방 세포에 포도당을 저장하면 지방 세포가 커진다. 그러면 렙틴이 분비되면서 이 같은 사실을 뇌의 시상 하부에 전달하고 시상 하부는 음식 섭취와 에너지 저장을 담당하는 부교감 신경을 닫아 식욕을 억제하도록 한다. 또 렙틴은 교감 신경을 자극해 에너지 소비를 촉진시키는 신체 활동을 하도록 만든다. 결국 렙틴의 작용으로 음식물

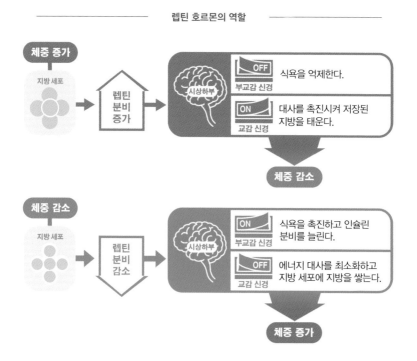

렙틴 호르몬의 역할

기적의 식단

과다 섭취를 막고, 저장된 지방을 태워서 에너지로 만드는 것이다. 이런 과정을 거쳐 체중(중성 지방)은 감소하고 원래의 상태(살이 찌기 전)로 돌아간다. 체중이 줄어들 경우에는 반대의 프로세스를 작동시켜 체중을 늘린다.

이렇게 인슐린과 렙틴 호르몬이 제대로 작동된다면 과식을 할 이유가 없고, 살이 찔 리도 없다. 그런데 문제는 인슐린 저항성처럼 렙틴도 저항성이 생긴다는 것이다. 두 호르몬은 같은 신호 전달 체계를 사용하는데 혈중의 인슐린 수치가 높으면 렙틴의 신호가 뇌 시상 하부에 전달되지 못한다. 렙틴이 분비는 되지만 뇌 시상 하부까지 전달되지 못하면 부교감 신경이 계속 켜진 상태이므로 포만감을 느낄 수 없고, 계속 음식물을 먹게 되어 체중이 늘어나는 것이다.

인슐린과 렙틴의 관계에 대한 설명만으로도 인슐린을 자극하지 않는 것이 정상적인 대사를 유지하는 데 얼마나 중요한 문제인지 알게 되었을 것이다.

TIP | 그렐린과 렙틴을 정상으로 되돌리는 법

그렐린과 렙틴을 정상으로 되돌리려면 정제 탄수화물을 제한하고 단백질과 지방을 충분히 섭취하면 된다. 단백질을 적당히 섭취하면 그렐린 분비가 줄어 폭식·과식·야식 등의 나쁜 식습관을 없앨 수 있다. 또 지방을 섭취하면 콜레시스토키닌(cholecystokinin, CCK)이라는 호르몬이 소장에서 분비되는데 콜레시스토키닌은 쓸개(담낭)와 이자를 자극하여 쓸개즙(담즙)과 소화 효소를 분비시켜 단백질과 지방의 소화를 촉진하고 지방 세포에서 렙틴을 제대로 생성할 수 있도록 돕는다. 지방 부족은 렙틴 부족이나 렙틴 저항성의 중요한 원인이 된다.

1 천천히 꼭꼭 씹어 먹으며 15분 이상 식사 시간을 갖는다.
2 정제 탄수화물을 줄이고, 입에서 단맛을 뺀다.
3 한 끼 식사를 충분히 먹어 간식 먹는 습관을 없앤다.

06

인슐린 저항성은 만병의 근원이다

탄수화물 과잉 섭취가 인슐린 저항성을 만든다

탄수화물 과잉 섭취가 무서운 이유는 비만을 가져올 뿐만 아니라 우리 몸의 대사를 망가뜨려 각종 대사 증후군을 일으키기 때문이다.

탄수화물은 섭취 후 빠르게 에너지를 만들기 때문에 만족도가 높다. 그래서 피곤하거나 스트레스를 받으면 탄수화물을 더 많이 찾게 된다. 일종의 탄수화물 중독인데, 피곤할 때 초콜릿을 찾거나 스트레스 받을 때 폭식하는 이유가 여기에 있다.

그리고 탄수화물을 많이 먹는 식습관은 우리 몸에 매우 나쁜 사이클을 만든다는 점에 심각성이 있다.

탄수화물을 많이 먹으면 우리 몸에서는 포도당 수치가 급격히 올라가는 '혈당 스파이크'가 생긴다. 이때 췌장에서 인슐린을 뿜어내서 혈당을 떨어뜨리려고 하는데, 포도당 수치가 급격히 높아지면 인슐린 분비량도 급격히 높아져서 '인슐린 스파이크(인슐린 수치가 급등하는 현상)' 상

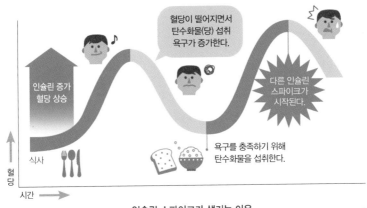

인슐린 스파이크가 생기는 이유

태로 이어진다. 그런데 과잉 분비된 인슐린은 혈당을 정상으로 떨어뜨리고도 남아서 오히려 혈당을 과도하게 떨어뜨려 저혈당 사태를 초래한다.

저혈당의 증세는 가볍게는 식은땀, 손 떨림 등이 있지만 신체 활동 정지, 사고 기능 정지, 면역 세포 정지 같은 심각한 증상도 동반하기에 자칫하면 죽음에 이르는 경우도 있다. 이 때문에 최대한 빨리 저혈당 상태에서 벗어나는 것이 좋은데, 저혈당의 특효약은 단 음식이다. 저혈당에 빠지면 빨리 허기를 느껴서 다시 당을 찾게 되고, 당을 과도하게 섭취하면 다시 혈당 스파이크 ⋯→ 인슐린 스파이크로 이어진다. 혈당 스파이크 ⋯→ 인슐린 스파이크 ⋯→ 저혈당 증상의 무한 반복 상태에 빠지는 것이다.

탄수화물을 많이 먹는 식습관이 정말 무서운 이유가 여기에 있으며, 탄수화물 중독이라고 표현할 정도로 개선하기도 어렵다. 그리고 이런 과정이 계속 반복되면 췌장이 망가져서 혈당 조절 기능에 심각한 문제

(당뇨병)가 생길 뿐 아니라 대사 증후군과 비만, 고지혈증, 고혈압을 비롯해 심각한 경우 암 질환을 유발할 수도 있다.

인슐린 저항성 상태가 개선되지 않으면 결국은 혈당 조절에 어려움이 생겨 당뇨병으로 이어지는데, 당뇨병이 무서운 이유는 각종 합병증을 만들기 때문이다. 당뇨병에 걸리면 고혈당으로 인해 끈적해진 혈액이 모세 혈관에서 순환 장애를 야기하고 이로 인해 말초 혈관들이 막혀 장기들이 손상되고 심한 경우 팔다리가 썩거나 실명, 신경병증, 신부전이 생긴다.

오후 3시 즈음이면 급격한 체력 저하를 느끼고 달달한 간식이나 믹스 커피가 당긴다면 탄수화물 중독을 의심해 보자.

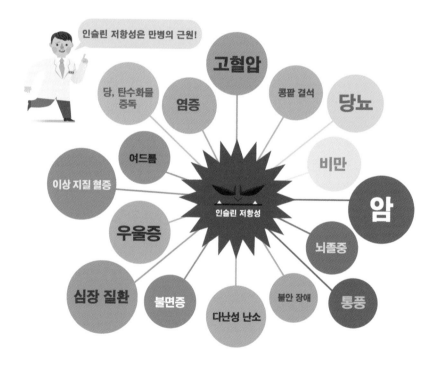

기적의 식단

인슐린 저항성이 당뇨병을 유발한다

우리가 일반적으로 당뇨병이라고 부르는 것은 식습관을 비롯한 생활 습관이 주된 원인으로 발병하는 제2형 당뇨이다. 그래서 제2형 당뇨를 'Lifestyle Disease(생활 습관 질환)'라고 부르기도 하는데 당뇨병은 혈당을 조절하는 인슐린 분비에 이상이 생기는 질환으로 발병하는 과정은 다음과 같다.

인슐린 호르몬은 췌장의 베타 세포에서 분비되는데, 모든 호르몬의 양에는 한계가 있다. 탄수화물을 다량으로, 수시로 섭취하면 베타 세포가 시도 때도 없이 인슐린을 분비하다가 결국 소진되어 인슐린 생산이 줄어들게 된다.

혈당을 낮추기 위해 인슐린이 다량 분비되면 체지방이 쌓이고 지방간이 악화된다. 간 외 다른 장기에도 내장 지방이 쌓이고 결국 췌장에까지 지방이 차기 시작하여 지방 췌장으로 이어진다.

인슐린을 생산하는 췌장에 지방이 차면 찰수록 인슐린 분비량은 더욱 적어지고 인슐린이 없으면 더는 혈당을 낮출 수 없다. 결국 인슐린 저항성으로 혈당이 계속 높아져서 고인슐린 혈증이 되는 것이다. 이렇게 되어 인슐린 분비량이 줄어들면 체지방도 더 늘어나지 않는다. 당뇨병 초기에 혈당이 올라가면서 살이 급격히 빠지는 시기가 있는데 이런 연관 관계에서 비롯되는 것이다. 이런 증상이 있다면 건강의 적신호임을 명심하자.

초기 당뇨에 해당하는 '췌장 소진' 상태는 혈당을 낮추고 인슐린 분비를 줄여 췌장을 쉬게 해주면 금방 좋아질 수 있다. 그러나 이것이 만성화하고 섬유화가 일어나 베타 세포 자체가 망가져 버리면 그때부터는 당뇨의 치료가 사실상 불가능해진다.

당뇨병의 발병 여부를 알아보려면 지방간 검사를 해보면 된다. 지방간은 초음파 검사를 통해 쉽게 확인할 수 있으며, 혈액 검사를 통해 간 효소 중 ALT, 감마 GTP, 페리틴 수치가 올라가는 것으로도 지방간을 유추할 수 있다. 또 인바디상에서 BMI가 증가하거나, 근육은 적고 지방량이 많은, 소위 '마른 비만'의 패턴으로도 당뇨병의 유무를 추측할 수 있다.

당뇨병 진단 기준

당뇨병은 흔히 공복 혈당과 당화혈색소 수치를 지표로 진단한다. 하지만 인슐린 저항성이 어느 정도인가를 가늠할 수 있는 인슐린 수치에 관련한 검사는 당뇨병 진단 검사처럼 쉽게 받을 수 있는 것이 아니어서 인슐린 저항성이 어느 정도인지 알기란 쉽지 않다. 현대인의 식습관으로 미뤄볼 때 당뇨병으로 진단을 받지 않았더라도 오랜 기간 인슐린 저항성 상태가 지속되었을 가능성이 높다.

기준	당뇨 전 단계 진단 기준 (prediabetes)	당뇨 진단 기준 (diabetes)
공복 혈당* (fasting plasma glucose)	100mg/dL 이상 125mg/dL 이하	126mg/dL 이상
식후 2시간 혈당** (2-h plasma glucose)	140mg/dL 이상 199mg/dL 이하 (내당능 장애)	200mg/dL 이상
당화 혈색소 (HbA1C)	5.7% 이상 6.4% 이하	6.5% 이상
임의 혈중 포도당 농도	–	200mg/dL 이상

*공복 혈당: 8시간 이상 음식물 섭취 없이 공복 상태를 유지한 뒤 측정한 값
**식후 2시간 혈당: 75g의 무수 포도당(단당류) 섭취 2시간 이후 혈당을 측정한 값

기적의 식단

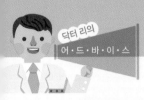
당뇨약이 당뇨병을 악화시킬 수 있다

1921년 프레드릭 밴팅 박사는 당뇨 환자들의 혈당이 췌장과 관계가 있다는 독일의 연구를 바탕으로, 동물의 췌장액을 사용해서 당뇨 환자들의 혈당을 낮추는 인슐린 약물을 발명했다. 그 이전까지는 합병증으로 나타나는 증상들을 완화시키는 것 외에는 별다른 당뇨병 치료 방법이 존재하지 않았다. 그러나 인슐린 약물의 발명은 당뇨 환자의 치료에 획기적인 변화를 몰고 왔다. 특히 인슐린 분비가 되지 않는 제1형 당뇨 환자들에게는 인슐린 투여가 상당한 효과를 보였고, 이 치료는 현재까지도 이어지고 있다. 밴팅 박사는 1926년 이 '기적의 약물'로 노벨 생리의학상을 수상했으며, 이후에 경구용 당뇨병 약들도 꾸준히 개발되었다. 인슐린 분비를 증가시켜 혈당을 낮추는 '설포닐유레아' 같은 약물들이다.

그러나 제2형 당뇨병은 앞에서 서술한 것처럼 인슐린 과분비로 인한 '췌장 소진' 상태가 그 원인이다. 이 상태에서 인슐린 분비를 증가시키는 약물을 쓰면 어떻게 될까? 췌장은 더욱 소진되고, 인슐린 저항성은 더욱 악화되며, 췌장의 분비 기능을 완전히 망가뜨릴 수도 있다. 결국 약이 듣지 않게 되고 투여하는 인슐린 용량이 갈수록 늘어나는 악순환에 빠지게 된다.

최근에는 지방간 생성을 억제하는 약, 소변을 통해 탄수화물을 배출하는 약 등도 개발되었다. 비교적 초기 당뇨에 사용하는 약이다. 하지만 이런 약물로 계속해서 혈당을 낮추는 것은 한계가 있다. 초기 당뇨에 사용하는 약들로 해결이 안 되는 상태가 되면 결국 인슐린을 짜내는 약물을 사용할 수밖에 없을 것이고, 이렇게 되면 당뇨병의 악화는 고속 열차에 올라탄 형국이 된다.

즉, 제2형 당뇨병의 원인인 지방간을 교정하지 않으면서 혈당만 낮추는 것은 무리가 있다. 약에 의존하기보다는 식단 관리와 운동을 통해 혈당을 올리지 않는 것이 중요하다. 그것이 당뇨병의 진행을 최대한 늦추고, 또 치료할 수 있는 최선의 방법이다.

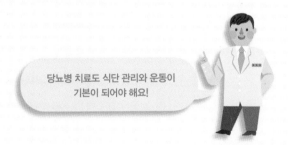

당뇨병 치료도 식단 관리와 운동이
기본이 되어야 해요!

인슐린 저항성이 지방간을 만든다

간은 우리 몸의 에너지 공장이다. 섭취한 음식은 장의 소화 과정을 통해 쪼개져 간으로 전달된다. 간은 이것을 필요에 따라 분해하고, 온몸의 세포로 보낸다. 그리고 남은 것은 저장한다.

인슐린 호르몬은 남은 에너지원들을 체지방으로, 그리고 장기와 그 주변에 내장 지방으로 저장한다. 내장 지방은 우리 몸의 여러 가지 대사 질환의 원인이 된다. 즉 비만, 고지혈증, 고혈압, 심장 질환, 뇌졸중, 치매, 다낭성 난소 그리고 심각한 경우 암 질환을 유발할 수도 있다.

그 핵심에는 지방간이 있다. 지방간이라고 하면 흔히 술을 떠올릴 것이다. 그러나 술을 마시지 않는 사람에게도 지방간이 생기는 경우가 많다. 아니 남녀노소를 불문하고 현대인 중 상당수가 지방간을 앓고 있다. 이것은 탄수화물, 특히 당 함유가 높은 식품을 과다하게 섭취하는 식습관과 연관되어 있다. 이것을 우리는 비알코올성 지방간이라고 부른다.

우리 몸은 탄수화물을 필요 이상으로 섭취하면 포도당을 농축하여 (글리코겐) 간에 우선적으로 저장하는데, 간에 저장할 수 있는 용량을 초과하면 간은 포도당을 지방으로 전환하여 간세포에 축적한다. 여기에 작용하는 호르몬 역시 인슐린이다. 탄수화물의 과도한 섭취가 인슐린 분비를 지속적으로 촉진하여 고인슐린 혈증을 만들고, 이것이 지방간을 만드는 원인이 된다.

고급 프랑스 요리의 재료로 쓰이는 거위 간 '푸아그라'를 만드는 과정을 보면 지방간의 원인이 무엇인지가 선명해진다. 푸아그라는 '살찐 간'이란 뜻인데 자연 그대로는 충분한 크기의 거위 간을 얻을 수 없으므로 인위적인 방법을 쓴다. 어떤 방법으로 거위 간을 살찌게 만들까?

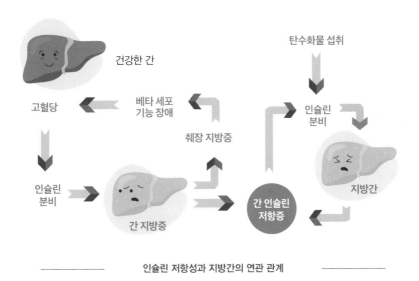

건강한 간

고혈당 ← **베타 세포 기능 장애**

췌장 지방증

인슐린 분비 → **간 지방증** → **간 인슐린 저항증**

탄수화물 섭취

인슐린 분비

지방간

인슐린 저항성과 지방간의 연관 관계

　그 방법은 거위의 입에 튜브를 넣어 매일 1.5kg 정도의 옥수수, 콩 같은 곡물을 억지로 먹이는 것이다. 이렇게 하면 간에 지방이 끼고 결국 간경화를 일으키며 간의 무게는 1.5~2kg에 이르게 된다. 이 수치는 자연적인 거위 간의 무게보다 10배 정도나 높다. 그렇다. 우리가 탄수화물을 과도하게 섭취하면 우리의 간도 푸아그라가 된다. 간에 지방이 끼어 지방간이 발생하고, 더는 간에 저장하지 못하는 지방은 내장 곳곳에 쌓여 내장 비만을 유발하고, 이것은 인슐린 저항성으로 이어진다. 지방간은 당뇨병을 비롯한 대사 질환들이 시작되고 있다는 강력한 증거다.

지방간을 예방하려면 저탄고지 하라

　지방간 발생을 줄이려면 간에서 남아도는 포도당을 없애면 된다. 적당량의 탄수화물을 섭취하되, 설탕이나 액상 과당 같은 정제 탄수화물 말고 통곡물, 뿌리채소 같은 좋은 탄수화물을 섭취하자. 그리고 적당한 운동 등 활발한 활동을 습관화하면 된다. 이때 적당량의 탄수화물이란 '순탄수화물 기준 150g 이내'인데, 하루에 밥 세 공기 이외의 탄수화물을 먹지 않으면 되는 양이다.

또한 혈당을 적극적으로 관리하여 혈중 인슐린 농도를 꾸준히 낮추는 것이 지방간을 없애는 좋은 방법이다. 탄수화물이 인슐린 수치를 급격히 높이는 것은 익히 알고 있는 사실인데, 단백질도 탄수화물만큼은 아니지만 인슐린을 자극한다. 그러므로 인슐린 수치를 낮추려면 탄수화물 섭취를 최대한 줄이고, 단백질은 적당히 섭취하고, 간헐적 단식을 하면 된다. 이것만으로도 지방간을 없애고, 그로 인해 생기는 많은 대사질환을 예방하고 치료할 수 있다. 이 얼마나 명확하고 쉬운 방법인가?

최종 당화산물은 당화 독소라고도 불리는데, 오늘날 가장 독한 독소로 평가된다. 당과 단백질의 결합이 최종 당화산물의 출발인데, 이 둘의 결합은 불륜과 같은 것이다. 끈적끈적한 것(당)이 결합되면서 단백질의 기능이 저하 또는 상실되는데 이때 만들어지는 것이 최종 당화산물이다.

단백질은 우리 몸을 구성하는 중요한 물질이다. 혈액, 피부, 모발, 손발톱, 대동맥, 연골, 각종 효소와 호르몬에는 다양한 단백질이 분포되어 있으며 필요한 기능을 한다. 그런데 단백질에 당이 달라붙어 변질되면 조직과 기관이 손상되어 다양한 문제를 야기한다. 예를 들어 뇌세포에 침착되면 치매를 일으키고, 혈관에 침착되면 동맥 경화, 망막에 침착되면 노인성 황반 변성을 유발한다. 좋은 지방과 단백질로 이루어져야 하는 우리 몸 곳곳에 최종 당화산물이 들러붙어 염증을 만듦으로써 세포를 망가뜨리는 것인데, 기능에 조금 이상이 생기는 정도가 아니라 심각

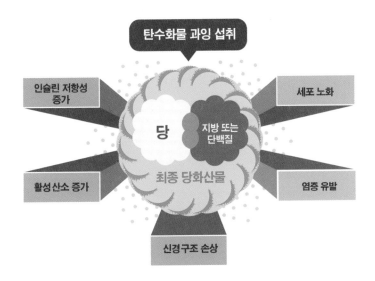

한 문제를 일으켜 불가역, 즉 되돌릴 수 없는 상태로 망가뜨린다. 결국 고혈당이 우리 몸 구석구석을 파괴하는 것이다.

고혈당과 최종 당화산물은 세포를 노화시키는 활성 산소와도 밀접한 관계가 있다. 활성 산소는 스트레스가 심하거나 운동을 심하게 할 때 또는 과식을 할 때 증가하며, 지방을 섭취했을 때보다 탄수화물을 섭취했을 때 훨씬 많이 증가한다. 특히 최종 당화산물이 생성될 때 엄청나게 많은 활성 산소가 만들어진다. 최종 당화산물을 빠르게 만들어내려면 활성 산소가 필요하기 때문인데, 단백질이 활성 산소를 만나면 최종 당화산물이 만들어지는 속도가 10배 정도 빨라진다.

결론적으로 최종 당화산물 및 활성 산소가 생성되는 것은 과도한 탄수화물의 섭취가 원인이므로 이를 최소화하려면 평소 혈당을 과도하게 올리는 탄수화물 위주의 식습관을 피해야 한다.

참고로 당화 혈색소(HbA1c)를 측정하여 몸 안의 최종 당화산물의 정도를 확인할 수 있다. 이것은 당뇨병증을 진단하는 수치로도 쓰인다. 당화 혈색소는 5.2% 이하로 유지하는 것이 가장 이상적이며, 당화 혈색소를 낮추는 가장 쉬운 방법은 탄수화물 섭취를 줄이는 것이다.

TIP │ 간의 해당 기능

간은 우리 몸에서 해독을 담당하는 중요한 기관이다. 그리고 해당(解糖)이라는 중요한 역할을 하는데, 해당이란 우리 몸에 탄수화물이나 알코올이 증가하면 간에서 이를 쪼개어 포도당으로 만드는 것이다. 그런데 탄수화물을 많이 섭취해 간이 해당에 힘을 쏟다 보면 중요한 해독 작용을 제대로 수행할 수 없는 상태가 된다. 결국 간은 점점 피로해지며 망가지고 만다.

간은 해독의 역할을 하기에도 바쁘다. 탄수화물 섭취를 줄이면 해당의 임무에서 벗어나게 할 수 있다. 제발 소중한 간을 쉬게 해주자!

──────── 간은 우리 몸의 화학 공장 – 간은 또 어떤 기능을 할까? ────────

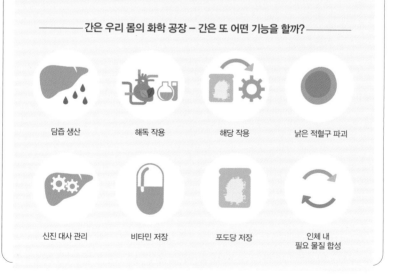

담즙 생산   해독 작용   해당 작용   낡은 적혈구 파괴

신진 대사 관리   비타민 저장   포도당 저장   인체 내
필요 물질 합성

기적의 식단

07

지방과 콜레스테롤은
정말 건강의 적인가

지방은 우리 몸에 꼭 필요한 3대 영양소 중 하나로 세포의 막을 구성하는 성분이고, 몸의 대사를 조절하는 호르몬의 재료가 된다. 즉 지방이 없으면 세포는 형태를 유지하지 못하고, 제대로 기능도 하지 못하며, 대사를 조절하는 기능까지 잃게 된다. 또한 지방은 세포와 뼈에 칼슘을 흡수시키는 역할을 한다. 칼슘을 체내에 흡수시키려면 비타민 D가 필요하고 혈중의 칼슘을 뼈에 보내려면 비타민 K가 필요한데, 이들 지용성 영양소의 흡수를 위해서도 지방은 꼭 필요하다. 이처럼 지방은 우리 몸에 해롭기는커녕 건강을 지키기 위해 꼭 필요한 성분이다.

지방의 누명 – 의학 역사상 최대의 사기극

지난 수십 년간 주류 의학계에서는 포화 지방과 콜레스테롤을 심장병 및 심혈관 질환의 원인으로 낙인찍었고, 포화 지방 섭취를 줄이라고 경고해 왔다. 포화 지방을 섭취하면 콜레스테롤 수치가 올라가니 건강하게 오래 살고 싶으면 동물성 지방을 자제하고 채소나 곡물을 많이 먹어야 한다는 주장이다. 지방을 섭취하더라도 식물성 지방이 좋다는 주장도 여기에서 비롯된 것이다.

포화 지방과 콜레스테롤이 심장을 망가뜨린다는 논리는 앤셀 키스의 논문에서 시작되었는데, 이후 이 이론은 과학적으로 입증된 것이기는커녕 실험 결과까지 조작한 허위였다는 사실이 밝혀져 큰 파문을 일으킨 바 있다. 하지만 우리 사회는 여전히 날조된 실험 결과에서 비롯된 허위 경고를 건강의 절대 지침처럼 생각하고 있다. 지방에 누명을 씌운 그 사기극이 어떤 것이었는지 자세히 살펴보자.

대다수의 사람들은 '콜레스테롤'이라고 하면 '뭔지 정확히는 모르지만 아무튼 몸에 나쁜 것'이라고 생각할 것이고, 건강에 조금 관심이 있는 사람이라면 '콜레스테롤이 심장 질환의 주범이며, 혈액에 쌓여 동맥경화를 일으킨다.'는 인식을 갖고 있을 것이다. 국내 최대 포털 사이트 중 한 곳에서도 "콜레스테롤과 심장 질환 사이에 인과 관계가 있으므로 콜레스테롤이 다량 함유된 음식은 많이 먹지 않는 것이 좋다."고 친절하게 설명하고 있다.

'콜레스테롤은 심장의 적'이라고 처음 규정한 이는 앞서 말했듯이 앤셀 키스라는 생리학자다. 1940년대 후반 22개 나라에서 50~60개에 이르는 대대적인 연구를 진행한 그는 1953년에 "콜레스테롤이 많이 함유된 포화 지방을 먹으면 심장병에 걸린다."는 결과를 발표했다. 이 주장을 근거로 1977년 미국식생활지침자문위원회는 저지방 식단을 건강 식단으로 발표하기에 이른다. 이후 이 주장은 만고불변의 진리처럼 통용되어 왔고, 지금도 여전히 영향력을 발휘하고 있다.

그런데 앤셀 키스가 22개국 중 자신의 주장과 연관된 연구 결과가 나오지 않은 15개국의 자료는 누락시킨 채 단 7개국의 내용만을 가지고 이 같은 주장을 했다는 사실이 한참 뒤에 밝혀졌다. 그의 주장이 얼마나 허무맹랑한 것이었는가 하면, 누락시킨 15개국의 자료까지 분석하자 오히려 지방을 많이 섭취할수록 심장 질환으로 인한 사망률이 줄어든다는 결과가 나왔다. 또 그가 인용한 7개국의 자료에서도 콜레스테롤과 심장 질환의 연관성은 찾을 수 없었다고 한다. 자신이 주장하는 바에 부합하는 대목만을 선별해 가져다 쓰며 포화 지방에 누명을 씌운 것이다. 결국 앤셀 키스는 1997년 "음식을 통한 콜레스테롤 섭취는 심장 질환과 아무 연관이 없다."고 시인했고, 심장 질환이 콜레스테롤 때문이

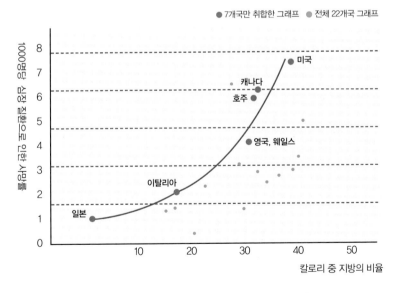

앤셀 키스의 콜레스테롤 연구((Lipid Hypothesis,1953년)

라는 그의 연구는 '의학 역사상 최대 사기극'으로 꼽히고 있다.

이처럼 학자의 양심을 저버린 그의 사기극이 낱낱이 규명되었지만, 우리는 여전히 지방과 콜레스테롤을 혐오하는 시대에 살고 있다. 보건복지부가 2015년에 제시한 '한국인 영양소 섭취 기준'에서는 19세 이상 성인의 콜레스테롤 하루 권장량을 300mg 미만으로 제한하고 있다. 이 수치대로라면 하루 달걀 2개만 먹어도 섭취 권장량을 초과한다(달걀 1개의 콜레스테롤 함유량은 200~240mg).

그런데 미국식생활지침자문위원회는 이미 콜레스테롤 수치가 높은 음식에 대한 입장을 바꿨다. 2014년 콜레스테롤을 위험 식품 목록에서 제외했고, 2015년에는 성인 기준 1일 300mg으로 제한했던 콜레스테롤 권장 섭취량을 아예 폐지했다. 당시 위원회는 "음식으로 섭취하는 콜레스테롤이 혈중 콜레스테롤을 증가시킨다는 과학적 증거가 없다."면서 "콜레스테롤은 과잉 섭취를 걱정할 영양소가 아니다."라고 못 박았다. 아이러니하지만 이 위원회는 이런 결론을 내리기 불과 5년 전인 2010년에는 "콜레스테롤을 하루 300mg 이하로 섭취하라."는 기준을 제시한 바 있다. 미국심장협회 역시 2015년 콜레스테롤과 관련된 파격적인 발표를 했다. "LDL* 콜레스테롤 수치를 100mg/dL 미만으로 유지하라."고 했던 목표 수치를 없애버린 것인데, "LDL 수치를 기준에 맞춘다고 해서 심혈관 질환이 줄어든다는 근거가 확인되지 않았다."는 것이 이유였다.

이웃 나라 일본도 2015년 5월 콜레스테롤 권장량 제한을 폐기했다.

✓ LDL(Low Density Lipoprotein, 저밀도 지질 단백질): 혈중 콜레스테롤을 운반하는 지단백 중의 하나. LDL 수치가 높으면 혈관에 침착해 염증을 일으키는 것으로 알려져 있다.

기적의 식단

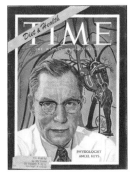 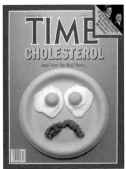 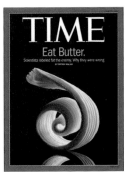

과거에는 동물성 포화 지방이 심장 질환의 원인이라는 입장(1961년, 1984년)을 밝혔으나 이제는 건강하려면 버터를 먹으라고 권장하고 있다(2014년).

일본은 성인 남성 750mg, 성인 여성 600mg로 미국보다 1일 콜레스테롤 섭취 권장량이 높은 편이었는데 이마저 없애버린 것이다. 일본 후생노동성은 단순히 콜레스테롤 권장량 제한을 폐기하는 데 그치지 않고 "콜레스테롤 섭취를 제한하려고 동물성 단백질이 함유된 음식을 멀리하면 단백질 부족으로 영양에 문제가 생길 수 있다."며, 콜레스테롤 섭취를 제한하는 식습관을 지양하라는 경고까지 했다.

콜레스테롤을 바라보는 시선의 변화는 세계적 시사 주간지 〈TIME〉의 표지도 바꾸어놓았다. 〈TIME〉은 1961년 앤셀 키스의 사진을 표지에 실으면서 음식의 포화 지방이 동맥을 막아 심장 질환을 일으킨다는 커버스토리를, 1984년에도 같은 주장을 하는 커버스토리를 게재했으나 2014년에는 기존의 입장을 180도 뒤집어 "버터를 먹어라."라는 도발적인 문구로 커버스토리를 장식했다. 콜레스테롤의 적에서 우군으로 극적인 전향을 한 셈이다.

2018년 9월 과학 전문 월간지 《임상 약리학 전문가 리뷰(Expert Review of Clinical Pharmacology)》에 실린 논문 하나가 화제를 몰고 왔다. 전 세계 수십 명의 심장 전문의가 "LDL 과다가 심장병을 유발하지 않는다."는 연구 결과를 발표한 것이다. 미국, 영국, 스웨덴, 프랑스, 일본 등의 심장 전문의 17명은 129만여 명을 대상으로 임상 실험을 한 결과, 혈중 LDL 수치가 높은 것과 동맥 경화 사이에는 연관이 없다고 밝혔다. 또 급성 심근 경색 환자들의 LDL 혈중 수치가 정상 수준을 밑돌았고, 오히려 "LDL 수치가 낮은 사람들에게 감염 질환과 암 발생률이 현저히 높게 나타났다."고 소개했다. LDL 수치가 높은 노인들이 가장 오래 산다는 사실도 이 논문에서 밝혀졌다. '포화 지방 ⋯→ 콜레스테롤 ⋯→ 심장 질환'을 도식화했던 기존의 통설이 잘못되었다는 사실을 주류 의학계가 증명한 것이라고 하겠다.

한편 이미 수십 년 전에 "콜레스테롤은 심장 질환과 아무 연관이 없으며, 오히려 포화 지방을 많이 먹어야 건강해진다."고 주장한 사람이 있었다. 탄수화물을 제한하고 고기 위주의 식사를 한다고 해서 '황제 다이어트'라고도 불리는 '앳킨스 다이어트'의 창시자, 바로 로버트 앳킨스 박사다. 앳킨스 박사는 1972년 출간한 《다이어트 혁명(Diet Revolution)》이라는 책에서 탄수화물과 당분이 인슐린 농도를 높여서 혈관이 막힌다고 주장했다. 하지만 '황당한 궤변'으로 내몰려 언론과 여론의 뭇매를 맞았고, 저탄수화물 식단을 권장하는 그의 주장은 지방 섭취가 건강에 나쁘다고 생각하던 당시 학계의 주장에 밀려 호응을 얻지 못했다. 지방을 '악마'로까지 묘사하던 당시 분위기에서 오히려 지방을 많이 먹어야 건강해질 수 있다는 그의 주장은 이단의 주문이나 다름없었을 것이다.

앳킨스 박사의 사망 원인에 대한 루머

앳킨스 다이어트는 저탄고지 다이어트의 가장 초기 모델이라고 할 수 있다. 그런데 앳킨스 다이어트의 창시자인 로버트 앳킨스 박사는 사망 당시 매우 뚱뚱했으며 심장 질환을 앓고 있었는데 그 원인이 앳킨스 다이어트 때문이라는 설이 인터넷에 파다하며 아직도 유력 언론들에서는 이를 근거로 저탄고지 식단에 문제가 있다고 보도한다. 하지만 이 주장은 사실이 아니다.

2003년 앳킨스 박사는 출근하는 도중 자신의 클리닉 앞 빙판길에 넘어지면서 머리를 다쳤다. 병원 치료를 받았지만 호전되지 않고 일주일 만에 사망하였다고 한다. 병원에 입원하기 전 당시 그의 키는 대략 180cm에 체중은 약 88kg이었으니 상식적인 기준에서 보면 결코 뚱뚱하지 않았다.

하지만 앳킨스 박사를 비판하던 채식주의 의사회에서 유가족의 동의 없이 앳킨스가 사망 당시 몸무게가 117kg이었고, 사망 원인은 심장 질환이라고 발표했다.

당연히 유가족은 반발했고, 반박 자료를 내며 진실을 밝히려 했다. 입원 중 투여된 수액 때문에 체중이 증가했으며(한 번이라도 입원해 본 경험이 있다면 공감할 것이다.) 앳킨스 박사의 심장 질환의 원인은 사망하기 수년 전 극동 지역을 여행하다가 생긴 바이러스성 감염증 때문이라고 그의 주치의가 증언한 바 있다. 하지만 언론에 의해 일파만파 퍼진 잘못된 기사와 '카더라' 통신은 근거 있는 반박 자료에도 수정되지 못했다. 지금도 근거 없는 거짓 기사로 매일 피해자가 속출하는 것을 보면 당시의 상황을 유추하는 것이 어렵지는 않다.

아직도 앤셀 키스의 잘못된 연구를 근거로 심혈관 질환의 원인이 지방의 섭취에 있다고 주장하는 의사들이 있는 것을 보면 잘못된 상식이 바뀌는 데는 참으로 오랜 시간이 걸리는구나 싶다.

> 콜레스테롤이 심장 질환을 일으킨다는 주장은 단 한 번도 과학적으로 입증된 적이 없어요!

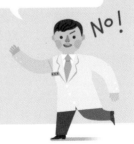

08

우리 몸은
콜레스테롤이 필요하다

오랜 세월에 걸쳐 억울한 누명을 쓰고 살아온 콜레스테롤은 사실 우리 몸에 없어서는 안 될 매우 중요한 존재다. 동물성 제품으로 섭취하거나 간에서 생성되는 콜레스테롤은 뇌 및 신경계 조직의 중요한 구성요소인데, 실제로 체내 콜레스테롤의 약 25%는 뇌에서 발견된다.

콜레스테롤은 지질 단백질로 이루어져 있는데, 지질 단백질은 혈액을 통해 지방, 콜레스테롤, 지용성 비타민 같은 지용성 영양소를 세포에 운반해 주는 셔틀버스 같은 역할을 한다. 또 콜레스테롤은 지방의 흡수를 돕는 담즙산의 원료가 되고 스테로이드 호르몬, 특히 성호르몬이나 대사에 관여하는 부신 피질 호르몬을 합성하는 데 꼭 필요하다.

콜레스테롤은 크게 '좋은 콜레스테롤'로 알려진 HDL과 '나쁜 콜레스테롤'로 알려진 LDL로 나뉜다. 우선 HDL(High Density Lipoprotein)은 고밀도 지질 단백질이라는 뜻이다. HDL은 우리 몸에 콜레스테롤이 과도하게 늘어났을 때 불필요한 콜레스테롤을 간으로 이동시켜 파괴하는 중요한 역할을 한다. 혈관을 청소해 주기 때문에 '몸에 좋은 콜레스테롤', '심장을 건강하게 하는 콜레스테롤'이라고도 불린다.

반대로 LDL(Low Density Lipoprotein, 저밀도 지질 단백질)은 동맥에 들러붙어 죽상 동맥 경화를 일으킨다고 해서 흔히 '나쁜 단백질'로 구분된다. 콜레스테롤이 심장병의 원인이라고 하는 인식도 여기에서 비롯되었다. 그런데 LDL을 이렇게 단순하게 정의해서는 안 된다. LDL 중에서도 좋은 것과 나쁜 것이 엄연히 구분되기 때문인데, 좋고 나쁨은 입자의 크기에 좌우된다.

LDL에서 입자의 크기가 큰 패턴 A형(Large LDL)은 신체를 산화 스트레스로부터 보호하기 위해 더 많은 지용성 영양소와 항산화 물질을 운반하는 역할을 한다. 심장을 보호하는 것도 Large LDL의 장점 중 하나다.

──────────── LDL 입자 크기와 심장병의 관계 ────────────

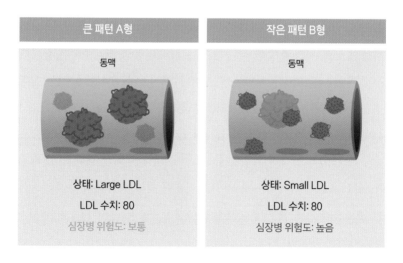

HDL과 유사한 역할을 하는 것이다. 반대로 입자의 크기가 작은 패턴 B형(Small LDL)은 산화되기 쉽다. 또 동맥 내부로 들어갈 수 있을 만큼 작은 크기인데 혈관 안쪽에서 산화된 Small LDL들이 뭉쳐 있으면 혈관이 막히는 원인이 된다. 따라서 Small LDL은 심혈관 질환과 높은 연관성이 있다.

이렇게 보면 동맥 내부로 들어간 Small LDL이 산화되어 혈관 내벽에 들러붙고, 이것이 혈관을 막히게 해서 동맥 경화 등의 심혈관 질환을 일으키니 "콜레스테롤이 심장병의 원인이 된다."는 논리도 틀린 것은 아니다. 결국 콜레스테롤을 만들어내는 것은 포화 지방이니 "포화 지방이 심장병의 원인"이라는 논리도 성립될 수 있다. 그런데 여기서 중요한 것은 왜 LDL이 큰 것과 작은 것으로 구분되는가 하는 점이다.

HDL, Large LDL 같은 좋은 콜레스테롤을 만드는 가장 큰 동력은 바로 포화 지방이다. 포화 지방은 혈관을 청소해 주는 HDL 콜레스테롤 수치를 높여줄 뿐만 아니라 Small LDL을 Large LDL로 바꿔주는 작용을 한다. 동물성 포화 지방 위주의 식단을 하는 아프리카 마사이족이나 식물성 포화 지방 위주의 식사를 하는 남태평양 토켈라우족은 심장병 문제가 없는 것으로 나타났는데, 포화 지방이 LDL 수치를 높여서 심장병을 유발한다는 단순한 논리로는 설명할 수 없는 결과라고 하겠다.

반대로 저지방식은 LDL의 입자를 줄여서 몸에 나쁜 패턴 B형으로 바꾸기 때문에 심장병 위험을 높일 수 있다. 탄수화물 과다 섭취 역시 Small LDL을 증가시키는 요인이다. 인슐린 저항성이 혈중 유리 지방산의 농도를 높여 중성 지방의 생성을 촉진함으로써 Small LDL의 생성을 증가시키기 때문이다.

기적의 식단

결국 포화 지방을 충분히 섭취하는 식습관은 좋은 콜레스테롤을 증가시켜서 심장을 튼튼하게 해준다. 반대로 포화 지방 섭취를 극도로 제한하거나 고탄수화물 위주인 식습관은 나쁜 콜레스테롤을 증가시켜서 심장병이 발병할 가능성을 높인다고 하겠다.

질병을 예방하는 콜레스테롤

콜레스테롤은 여러 질병의 예방에도 큰 역할을 한다. 인간의 몸은 콜레스테롤 수치가 낮으면 암을 비롯해 치매와 알츠하이머병 발병 가능성이 높아지며, 우울감 및 폭력성도 높아질 가능성이 농후하다. 분유보다 모유를 먹고 자란 아이가 건강하다는 것은 모두가 주지하는 사실인데, 이는 모유 속에 엄청난 양의 콜레스테롤이 들어 있는 것과 밀접한 관련이 있다. 모유의 성분 중 포화 지방 비율이 50%가 넘기 때문이다. 모유를 먹은 아이는 분유를 먹은 아이보다 감기에 걸려도 빨리 낫는다는 연구 결과도 있다.

콜레스테롤 수치가 낮으면 면역력이 저하되고 감염의 위험이 높아져 건강에 치명적일 수 있다는 사실은 이미 어느 정도 알려져 있는데, 그렇다고 콜레스테롤 수치가 계속 올라가도록 방치해도 된다는 얘기는 아니다. 콜레스테롤 수치가 300~400mg/dL까지 치솟는 사람들도 있는데, 이 경우에는 갑상샘이나 간과 담즙 분비, 장의 기능 등에 이상이 있는지 살펴야 한다. 이런 문제가 콜레스테롤 수치가 상승하는 원인이 되기 때문이다. 또 이런 상태일 때는 저탄고지 식단을 한다고 해서 무조건 좋은 결과를 볼 수 있는 것은 아니므로 전문적인 검사와 상담을 받을 것을 권한다.

특히 Apo E4 유전자형을 가진 사람들은 고기를 너무 많이 먹거나 유제품, 특히 치즈만 먹어도 체내 인슐린 수치와 포도당 수치가 급격히 상승할 수 있고, 순환기 질환과 알츠하이머병 발병 위험성이 높기 때문에 콜레스테롤 수치가 높은 식품은 멀리해야 한다. 이들에게는 채식 위주로, 동물성 포화 지방이 과하지 않은 저탄고지 식단을 권장한다.

콜레스테롤 수치가 너무 높은 경우가 아니라면 더 이상 지방을 겁내지 말자. 정부의 '1일 콜레스테롤 섭취 권장량'도 신경 쓰지 말자. 미국, 일본 등은 콜레스테롤 1일 권장 섭취량 제한을 폐지했다. 탄수화물이 심장 질환 사망률과 높은 연관이 있으며, 반대로 지방을 많이 먹을수록 몸속의 염증을 치료해 심장 질환 사망률이 낮아진다는 연구 결과도 발표되었다.

포화 지방 때문에 콜레스테롤이 증가해서 심혈관 질환을 유발한다는 주장은 지방에 씌워진 누명 가운데 가장 억울한 누명이었을 뿐이다.

저탄고지 후에 콜레스테롤이 계속 상승한다면? 🔍

저탄고지 후에도 콜레스테롤이 계속 상승한다면 다음을 확인해 보자.

- 체내 염증 관련 수치(hs-CRP, 호모시스테인, 페리틴, 활성 산소) 등이 높은지 확인해 본다.
- 지단백 분석 검사를 통해 A형인지 B형인지 알아볼 수 있다.
- 갑상샘 저하가 없는지 확인해 본다[free T3 감소, 갑상샘 자극 호르몬(TSH) 증가].
- 변비가 있으면 적극적으로 해결한다(변비는 담즙 배출을 감소시킨다).
- 장내 가스로 인한 복부 팽만감이나 역류성 식도염 증상이 있다면 감미료나 매운 음식을 피하여 가스를 줄인다(로 포드맵 식단).

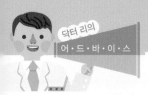
저탄고지와 콜레스테롤

1 저탄고지 식이 요법은 고탄수화물 저지방 식이 요법보다 심장을 건강하게 하는 HDL 콜레스테롤을 증가시킨다.

2 HDL 콜레스테롤은 불필요한 콜레스테롤을 세포에서 간으로 이동시켜 파괴하는 중요한 역할을 한다.

3 저탄고지 식단은 혈관에 문제를 일으키는 Small LDL을 감소시키는 반면, LDL의 덩치를 키워서 HDL과 같은 역할을 하도록 해준다.

4 저탄고지 식이 요법은 혈액 내 유해한 VLDL* 콜레스테롤 농도를 감소시킨다. 탄수화물을 과다 섭취하여 간에 지방이 쌓이면(지방간) 간은 지방을 분해해서 VLDL로 만들어 혈액으로 흘려보내기 때문이다.

5 콜레스테롤 수치는 더 이상 심혈관 질환의 지표가 아니다. 심혈관 질환의 지표는 중성 지방, 고감도 C반응 단백질(high-sensitivity C-reactive protein, hs-CRP), 호모시스테인(homocysteine), 아포 지질 단백질, 페리틴 등이며 저탄수화물 고지방 식은 이 모든 검사 결과를 호전시킨다.

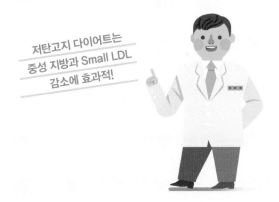

저탄고지 다이어트는
중성 지방과 Small LDL
감소에 효과적!

✓ VLDL: 초저밀도 지질 단백질로 중성 지방이 주 구성 요소이다. VLDL은 중성 지방을 몸으로 보내 세포에 에너지를 제공하는 역할을 한다. 당과 탄수화물 섭취가 늘면 혈중 VLDL 농도가 올라가는데 혈중 중성 지방(triglyceride) 수치로 확인할 수 있다. 이 수치는 지방간, 염증, 심혈관 질환의 지표가 된다.

09

호르몬 대사에는
지방이 필요하다

앞서 인슐린과 렙틴을 설명하면서 언급했듯이, 호르몬은 우리 몸에서 대사를 담당하는 중요한 물질이다. 우리 몸은 수많은 호르몬이 대사를 통제하는 각각의 스위치 역할을 하는데, 지방은 이런 각종 호르몬을 합성할 때 쓰이는 필수 재료이다. 그러니 지방이 부족해지면 어떻게 될까. 단순히 생각하더라도 호르몬의 생성에 제약이 생기는 것이 당연하며, 따라서 원활한 대사를 기대하기 힘들다.

스트레스와 만성 피로 극복의 열쇠, 지방

"당신은 오늘 하루 행복했나요?" 이 질문에 자신 있게 "네"라고 답할 수 있는 현대인은 과연 얼마나 될까. 우리는 가정에서, 학교에서, 직장에서 매일매일 스트레스를 받으며, 주어진 일과 씨름하며 살고 있다.

동물이든 사람이든 스트레스를 받으면 스트레스를 완화시키는 체계를 가동시켜 몸을 보호하려 하는데, 우리 몸은 빠르게 대사를 촉진하는

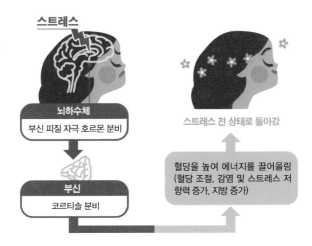

스트레스

뇌하수체
부신 피질 자극 호르몬 분비

부신
코르티솔 분비

스트레스 전 상태로 돌아감

혈당을 높여 에너지를 끌어올림
(혈당 조절, 감염 및 스트레스 저
항력 증가, 지방 증가)

정상적인 대사에서는 위와 같은 스트레스 완화 체계가 가동된다. 하지만 과도한 스트레스가
계속되면 코르티솔이 과다 분비되고 혈당을 높이기 위해 근육을 녹여 포도당을 생성한다.
이는 인슐린 증가로 이어지고 결국 비만을 유발한다.

호르몬을 분비하여 원래의 상태로 되돌리려 한다.

이 역할을 하는 호르몬은 코르티솔*로 부신에서 분비된다. 코르티솔
을 '스트레스 호르몬'이라고 부르기도 하는데, 코르티솔이 많이 분비될
수록 스트레스가 높은 상태라는 뜻이기 때문이다.

스트레스가 일상화하면 코르티솔이 자주 분비되고, 스트레스가 점점
커지면 코르티솔 호르몬이 과다 분비되어 결국 고갈 상태에 빠질 수 있

✓ 코르티솔(cortisol): 콩팥 위 부신에서 분비되는 호르몬(부신 피질 호르몬)으로 스트레스를 받
으면 분비량이 늘어 스트레스 호르몬이라고도 한다. 이 호르몬은 혈당을 올려 몸의 에너지를 끌어
올린다. 이를 바꿔 말하면, 스트레스를 받으면 코르티솔 분비가 늘고 코르티솔 분비가 늘면 혈당
을 올려 인슐린이 자극된다는 것이다. 즉 지속적인 스트레스에 노출되면 인슐린 저항성으로 이어
진다.

다. 이렇게 되면 우리 몸은 스트레스에 취약해지는 것은 물론, 세포들이
망가지는 지경에 이르게 된다. 스트레스를 가볍게 생각해서는 안 되는
이유가 여기에 있다. 그런데 코르티솔 호르몬이 고갈되었을 때 이것을
다시 만들어내는 재료가 바로 지방이다. 지방이 부족한 몸일수록 스트
레스에 취약할 수밖에 없고, 그로 인해 건강에 심각한 적신호가 켜지게
되는 것이다.

지속된 스트레스로 인해 코르티솔이 고갈되면 신경 전달 물질이 과
소비되어 자율 신경계의 조절 능력이 떨어진다. 스트레스를 받으면 우
리 몸은 혈당이 오르고 교감 신경이 활성화된다. 처음에 교감 신경이

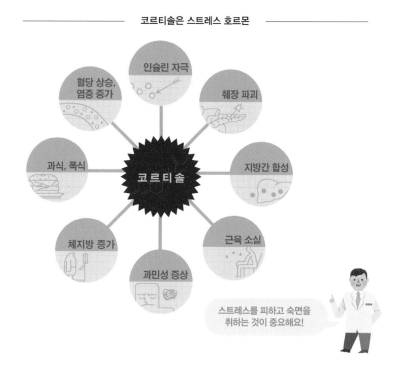

코르티솔은 스트레스 호르몬

코르티솔

인슐린 자극

췌장 파괴

지방간 합성

근육 소실

과민성 증상

체지방 증가

과식, 폭식

혈당 상승, 염증 증가

스트레스를 피하고 숙면을
취하는 것이 중요해요!

기적의 식단

활성화하면 열이 나서 대사가 활발해지므로 근육에 힘이 생기고 전투욕이 넘쳐나기도 한다. 그런데 이런 상태가 장기화하면 신경 전달 물질이 고갈(과소비)되고, 칼슘·마그네슘·비타민 B군 같은 영양소들이 부족해지며, 코르티솔 분비 능력도 바닥까지 떨어진다. 이런 상태를 '부신 허탈'이라고 한다. 억지로 대사를 끌어올려서 유지하는 상태가 계속되다 보니 어느 순간 갑자기 부신 허탈이 오고, 부신의 자율 신경계도 망가지는 것이다.

부신의 기능이 망가지면 에너지 대사가 원활하지 않은 것을 비롯해 순환 장애, 면역력 저하 등을 불러오며, 갑상샘 호르몬과 성호르몬 같은 다른 호르몬들의 균형도 망가지게 된다. 우리가 흔히 '만성 피로'라고 부르는 상태, 즉 자고 일어나도 몸이 무겁고, 눈이 건조해서 잘 떠지지 않으며, 머리가 늘 복잡하고, 감각이 예민해지고, 몸에 힘이 없어 오후만 되면 쓰러질 것 같고, 막상 밤이 되면 잠이 오지 않는 증상들은 부신 기능의 저하에서 비롯하는 것이다.

부신 허탈, 좋은 지방으로 이겨내자

한번 고갈된 코르티솔이 다시 생성되어 제 역할을 하려면 재료가 충분히 있어야 하는데, 부신에서 나오는 코르티솔 호르몬, 성호르몬의 재료가 바로 콜레스테롤이다. 따라서 지방을 충분히 섭취해 콜레스테롤 대사가 잘되면 코르티솔이 원활히 생성·분비되어 스트레스를 잘 이겨낼 수 있는 건강한 몸으로 돌아간다.

보통 병원에서는 부신 기능이 떨어지고 염증이 많아졌을 때 스테로이드제를 쓰는데, 어쩌다 한 번 급성으로 사용하는 것은 치료에도 효과적이고 몸에도 그리 나쁘지 않을 것이다. 하지만 스테로이드제를 장기간 사용하면 면역력이 더욱 떨어질 뿐만 아니라 쿠싱 증후군, 당뇨병, 녹내장, 백내장 등의 합병증이 유발될 가능성이 있다.

혈당을 즉시 공급해서 에너지를 올려주는 것도 코르티솔의 중요한 역할인데, 혹사를 당해서 몹시 지친 상태의 부신을 회복시키고 코르티솔 분비를 안정화할 수 있는 가장 좋은 방법이 바로 저탄고지다. 에너지원을 공급하면서도 인슐린을 자극하지 않으므로 몸에 힘이 나게 하면서도 부신은 휴식을 취할 수 있기 때문이다.

저탄고지를 하면 혈당이 안정되고, 몸 전체의 호르몬이 잘 생성될 수 있는 환경이 만들어지며, 심리적 안정감을 주는 부교감 신경이 활성화하여 교감 신경도 안정된다. 반면 부신이 피로·허탈한 상태가 되면 혈당을 끌어 올리고자 당 섭취와 과식을 불러오기 때문에 비만의 원인이 되는데, 저탄고지는 혈당을 안정시키고 부신의 피로를 해소해 주므로 체중 감량에도 도움이 되는 것이다.

결국 부신의 기능을 건강하게 만드는 가장 안전하면서도 효과적인 방법은 좋은 지방을 섭취하는 것이라고 필자는 확신한다. 당신은 혹시 몸에 힘이 없고 자주 피로함을 느끼는가? 그렇다면 혈당 수치를 올리고 젖산을 만들어 피로를 누적시키는 당분, 하등 몸에 좋을 것이 없는 이 당분을 당장 줄여야 한다. 그리고 좋은 지방의 섭취량을 조금 늘려보자. 머지않아 늘 활력이 가득 찬 하루하루를 보내는 자신을 만날 수 있을 것이다.

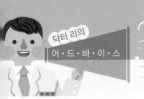
부신 힐링하기

공기가 맑고(산소) 햇살이 좋은 날(비타민 D)

나무가 울창한 숲속 길을 천천히 걸어보세요(산책).

속은 가볍게(간헐적 단식), 나무 사이로 불어오는 바람을 느끼면서

말이죠.

산책을 마친 뒤 반숙란(콜레스테롤, 아미노산)에 소금(천일염)을

넉넉히 찍어 먹고는 반신욕을 즐겨보세요. 온천물이나

유황이 들어간 입욕제를 쓰면 더욱 좋아요.

눈을 지그시 감고 천천히 복식 호흡을 하면서 잠시 명상을 해보세요.

그리고 충분히 땀을 뺀 뒤 따뜻한 물이나 말차 한 잔(테아닌)을

마십니다.

아로마(라벤더, 일랑일랑) 마사지를 받고 신선한 채소를

듬뿍 넣은 소고기(활력을 높여주는 비타민 B군, 트립토판, 아르기닌, 철분,

코엔자임Q10) 샤브샤브를 기분 좋게 먹은 다음,

디저트로 다크 초콜릿(마그네슘) 한 조각을 먹어보세요.

피로했던 당신의 부신이 재충전될 거예요.

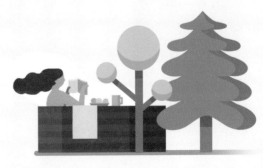

저탄고지로 비만과 탈모를 극복하다

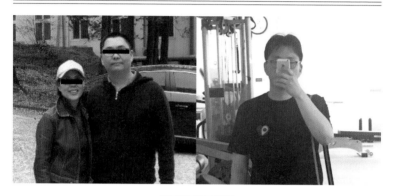

조규영 님(남, 40대)

"배불리 먹고도 체중이 줄어드는 것이 신기해서 더욱더 깊이 저탄고지에 빠져들었어요."

지난 2014년, 갑자기 원형 탈모가 시작되었습니다. 지금 돌이켜 보면 스트레스를 케이크, 아이스크림, 쿠키, 각종 빵을 먹는 것으로 풀어버린 내게 몸이 보낸 신호였던 것 같습니다.

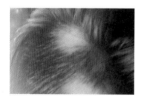

처음엔 50원짜리 동전만 하던 원형 탈모는 점점 커졌고, 다른 곳에도 생겨났으며, 더 이상은 머리카락으로 가려지지 않아서 삭발까지 해야 했습니다. 하지만 원형 탈모가 생긴 자리에는 모근까지 죽어서 더욱 지저분해 보였고, 결국은 스님들처럼 삭발 후 면도까지 하게 됐죠. 스테로이드가 포함된 샴푸를 사용하고 내복약을 먹으면 잠시 동안은 좋아졌지만 원형 탈모가 재발될 때마다 체중은 증가했습니다.

그러던 중 2016년 방영된 다큐멘터리 〈지방의 누명〉을 시청하다가 "살을 빼기 위해선 오히려 지방을 섭취해야 한다."는 얘기에 너무나 놀랐습니다. 이해도 되지 않았고요. 당시 많지 않았던 고지방 식이와 관련된 자료를 수소문해 찾아 읽어보니 저탄고지를 통해 개선할 수 있는 질환은 만성 비염, 과체중, 염증, 피부 질환 등 저에게 해당하는 것이 대부분이었습니다. 어디서 용기가 났는지 모르겠습니다. 한참을 고민 끝에 '한번 해보자~'는 생각으로 무작정 저탄고지 다이어트에 뛰어들었습니다. '지금 건강 상태보다 나빠져 봐야 얼마나 더 나빠질까?' 하는 생각에 겁없이 시작했습니다.

104kg이던 체중은 현재 75~80kg을 유지하고 있고, 만성 비염, 팔꿈치와 무릎의 하얀 각질, 모공 각화증(닭살) 등도 개선되었고, 원형 탈모는 완치되었습니다. 처음 식단을 시작했을 때는 배불리 먹고도 체중이 줄어드는 것이 신기해서 더욱더 깊이 저탄고지에 빠져들었습니다.

그러다가 왜 이런 결과가 나오는지 궁금해서 공부하며 하나씩 하나씩 원리를 알아갈수록 쾌감이 느껴졌습니다. 그동안 믿어온 건강 상식들이 완벽한 정답은 아니었고, 나의 의지가 부족해서가 아니라 잘못된 지식으로 인해 내가 고통받고 있었다는 것을 말이죠.

조금 더 과학적인 정보가 담긴 논문과 기사들을 보기 시작했고, 나만 아는 데서 그치지 않고 다른 사람에게도 하나씩 공유하다 보니 3년이란 시간이 지났습니다. 예전보다 저탄고지에 대한 많은 정보를 알고 있고 식단 실천 요령도 늘었지만 지금도 저는 매일 이 말을 되뇌며 마음을 다잡습니다. 그리고 이 말은 지금 막 저탄고지를 시작하려는 사람들에게도 해당할 것입니다.

"앞으로 몇십 년은 식단을 계속해야 하고, 아직 3년밖에 지나지 않았어. 몇십 년이 될지 모르지만 오늘 하루 부족했다고 해도 앞으로의 시간은 실수하는 횟수가 줄어들 거야. 그러니 지치지 말자. 그게 나를 건강하게 살게 하는 유일한 방법이야."

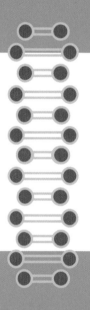

이 장은 저탄고지 다이어트의 '실천' 편이라고 할 수 있다. 앞 장에서는 저탄고지 다이어트가 어떤 원리로 체중 감량과 건강을 모두 잡을 수 있는지 설명했다. 그렇다면 가장 중요한 것, 즉 무엇을 먹어야 하는지의 문제가 남았다.

몸에 필요한 영양소를 제대로 섭취하면 에너지가 넘치고 살은 찌지 않는다. 몸에 필요한 영양소를 제대로 섭취하는 가장 좋은 방법은 가공식품은 최대한 배제하고 자연 그대로의 식재료로 간단한 조리 과정을 거친, '리얼 푸드'를 먹는 것이다.

Chapter

3

이렇게 즐거운
다이어트는 없다!

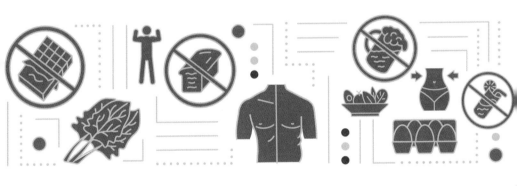

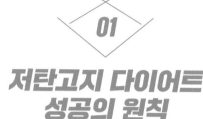

저탄고지 다이어트
성공의 원칙

3주 만에 10kg을 뺄 수 있다거나, 50일이면 연예인 몸매로 만들어준다는 다이어트 프로그램들이 있다. 이런 속성 다이어트와 비교하면 저탄고지 다이어트는 느리다. "마음껏 먹으면서 살도 뺀다."는 말에 반색했다가 그 효과를 보려면 시간이 좀 걸린다는 점에 실망하는 사람이 적지 않다. 하지만 저탄고지 다이어트는 단기간에 체중을 감량하기 위한 것이 아니라 라이프스타일 자체를 변화시키는 일이다. 따라서 조금 느긋한 마음으로 이 식단을 받아들였으면 하는 바람이다. 당장 다가올 휴가에 맞춰 내 몸을 옥죄는 단기 속성 다이어트 정도로 여긴다면 여타 다이어트를 하다 실패한 경험을 또다시 되풀이하게 될지도 모른다.

저탄고지는 아궁이에 장작을 때는 것과 같다. 장작에 라이터로 불을 붙인다고 생각해 보자. 몇 분 동안 라이터를 대고 있으면 한 귀퉁이에 불이 붙은 것처럼 보이기도 하지만 라이터를 끄는 순간 곧바로 불씨도 사그라진다. 또 아궁이에 습기가 너무 많거나, 쓰레기가 잔뜩 들어 있거나, 너무 추워서 아궁이가 얼어 있으면 불이 잘 붙지 않는다. 이런 때는

기적의 식단

아궁이부터 청소해야 한다. 또 장작불을 피울 때는 몇 개의 장작 아래 종이, 마른 잎, 잔가지 등을 놓고 거기에 불을 붙인 뒤 한참 동안 부채 질을 해 불을 키워줘야 한다. 그렇게 해서 장작 하나에 불이 제대로 붙으면 그때부터 본격적으로 장작을 넣어주는데, 이때도 한꺼번에 장작을 너무 많이 넣으면 자칫 여태까지의 노력이 수포로 돌아갈 수 있으니 불을 잘 살피면서 더하는 것이 중요하다. 드디어 모든 장작에 불이 잘 붙었다면 이제부터는 불문만 열었다 닫았다 하면 밤새 불을 유지할 수 있다.

저탄고지의 원리도 이와 같다. 먼저 아궁이에 해당하는 내 몸이 저탄고지 식단을 잘 받아들일 수 있도록 청소해야 한다. 보통은 석 달, 길면 반년까지도 아궁이를 덥히고 불길을 키우는 시간이 소요될 수 있다. 하지만 그 시간을 인내하면서 잘 견디면 방을 데우는 것은 물론이고 쇳덩

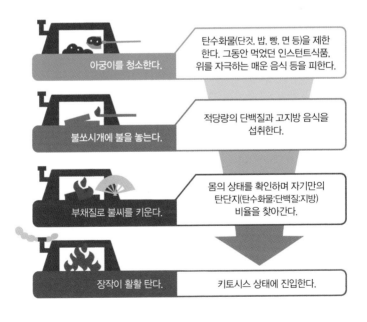

이도 녹일 수 있는 좋은 불, 충전 한 번에 서울에서 부산까지 달리는 연비 좋은 자동차가 된다. 체지방이 감소되어 다이어트 효과를 보는 것은 물론이고 여러 질병도 호전되는 건강한 몸이 되는 것이다.

무리한 감량보다 '건강'을 중심에 두자

본인의 몸매에 스스로 만족하기 위해서 또는 다른 사람에게 멋지게 보이기 위해서 다이어트를 하는 것이겠지만, 이런 식의 다이어트는 결국 자기 몸을 망치는 일이 될 수밖에 없다.

정상 체중인데도 더 마른 몸을, 글래머러스해서 멋져 보이는데도 젓가락처럼 마른 몸을 원하는 것은 건강과는 상관없는 다이어트, 자기 몸을 해치는 다이어트다. 배고픔과 운동의 고통을 참아야 하고, 그것 때문에 스트레스를 받고, 몸은 약해지고……. 이런 다이어트를 하면서 어떻게 자기 자신을 위한 일이라고 하는 것인지! 다이어트 공화국이 만들어 낸 매우 잘못된 현상이라고 생각한다.

그래서 필자는 저탄고지 다이어트를 하는 분들에게도 꼭 강조하는 것이 있다. "저탄수화물 식이 요법으로 자연스럽게 살이 빠지는 것을 넘어 인위적으로 살을 빼려고 하지 말라."는 것이다. 필자 역시 과거에 혹독한 다이어트로 무려 24kg을 감량한바 있다. 그래서 한때는 '엄격한 저탄고지 식이 요법을 해서 다시 그 시절로 돌아가볼까?' 하는 생각도 했지만, 이제는 아니다. 건강한 식습관을 실천해서 자연스럽게 살이 빠지는 게 아니라면 몸에 무리가 오는 것은 당연한 결과이고, 그렇게 해봤자 결코 행복해지지 않는다는 것을 직접 경험했기 때문이다. 저탄고지 다이어트는 내 몸의 소리에 귀 기울여 나를 알고 사랑하는 과정이다.

자연스러운 감량 그 이상으로 살을 빼는 것은 마치 공기가 가득 찬 풍선을 두 손으로 억지로 누르고 있는 상태와 같다. 손을 놓으면 풍선은 다시 부풀어 오를 수밖에 없다. 언제까지 풍선을 누르고 있을 건가? 억지로 몸무게를 줄이는 일은 단지 풍선을 누르고 있기 위해서 두 손이 할 수 있는 여러 가지 일을 모두 포기하는 것처럼 어리석은 선택이라고 말하고 싶다.

제대로(순리대로) 저탄고지를 하면 미용(날씬한 몸매여야 아름답다고 여기는 기준으로서의) 측면에서는 어떻게 보일지 모르지만 건강을 중심에 놓고 생각했을 때 자신에게 맞는 적정 체중을 갖게 될 것이다.

'탄수화물 제한'이 우선이다

저탄고지는 탄수화물 섭취를 줄이는 것이 기본이고, 전부다. 탄수화물을 줄이는 것과 지방을 늘리는 것을 같은 무게로 생각하기 쉬운데, 결코 그렇지 않다. 좋은 지방을 많이 먹는 것도 물론 중요하지만, 탄수화물을 줄이는 것이 훨씬 중요하고, 이 식단의 성공을 좌우하는 핵심 과제라고 할 수 있다.

따라서 가장 먼저 떨쳐버려야 할 것은 "우리나라 사람은 밥심으로 산다."는 생각이다. 먹을 것이 부족하던 시절에는 정말 든든한 밥 한 그릇이 좋은 영양식이었을지 모른다. 그러나 지금은 다르다. 당신이 먹는 밥 한 그릇은 힘으로 쓰이는 경우보다 살로 저장되는 경우가 훨씬 많다. 굳이 밥에 미련을 갖지 말자.

저탄고지를 시작하고 키토시스 상태에 빠르게 진입하려면 일단 탄수화물을 하루 20~30g 미만으로 줄이는 것이 좋은데, 이것이 누구에게

나 맞는 방법은 아니다. 사람마다 탄수화물을 줄였을 때의 반응이 각각 다르기 때문인데 다음을 참고하여 자신에게 맞는 탄수화물 제한 단계를 찾아보자.

✛ "저탄고지를 했더니 몸이 따뜻해지고 기운도 난다."는 사람들은 저탄수화물 식단이 잘 받는 몸이니 그 식단을 유지하면 된다.

✛ "저탄고지를 했더니 기운이 없다."는 사람들도 있다. 이런 경우는 탄수화물 양을 50g → 70g → 100g 이런 식으로 조금씩 늘려보면서 내 몸에 맞는 비율을 찾아 유지하는 과정이 필요하다. 일정 수치까지 탄수화물을 늘린 식단에 몸이 잘 적응하면 그때부터 탄수화물을 조금씩 줄여나가자.

✛ "저탄고지를 했더니 장이나 갑상샘에 문제가 생겼다."는 사람들은 지방을 먹어도 바로 에너지화되지 않기 때문에 일단 불쏘시개가 될 탄수화물이 필요하다. 아궁이에 불을 지필 때 장작에 곧바로 불이 붙지 않으면 번개탄이나 토치램프를 이용해 우선 불씨를 만드는 것과 같은 원리다. 이때도 탄수화물 양을 50g → 70g → 100g 식으로 늘려가며 에너지가 원활하게 공급되는 몸을 만든 다음 자신에게 맞는 최적의 탄수화물 양을 찾아보자.

✛ 평소에 저지방식으로 자주 다이어트를 했던 사람은 지방 비율을 갑자기 늘리면 지방이 소화가 안 되어 오히려 살이 찌기도 한다. 이런 경우는 처음부터 탄수화물 양을 많이 줄이지 말고 150g → 100g → 70g 이런 식으로 서서히 줄여나가야 한다.

기적의 식단

✚ 탄수화물을 끊기가 많이 힘든 사람 역시 150g → 100g → 70g 식으로 서서히 탄수화물을 줄여나갈 것을 권한다.

자신에게 맞는 탄수화물 섭취량을 찾은 다음에는 단백질 섭취량을 조절하면서 부족한 부분을 지방으로 채워나가면 된다. 이렇게 하면 자신에게 가장 잘 맞는 탄단지 황금 비율을 찾을 수 있을 것이다. 시작부터 탄수화물을 줄이는 것과 단백질, 지방을 늘리는 것을 뒤섞어서 하면 자기 몸에 맞는 대사를 찾기가 매우 힘들다는 점을 잊지 말자.

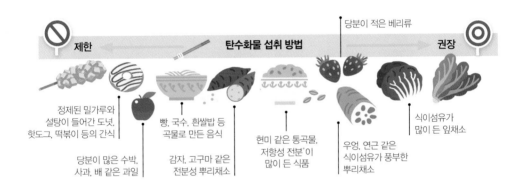

제한 ← 탄수화물 섭취 방법 → 권장

당분이 적은 베리류

정제된 밀가루와 설탕이 들어간 도넛, 핫도그, 떡볶이 등의 간식

당분이 많은 수박, 사과, 배 같은 과일

빵, 국수, 흰쌀밥 등 곡물로 만든 음식

감자, 고구마 같은 전분성 뿌리채소

현미 같은 통곡물, 저항성 전분'이 많이 든 식품

우엉, 연근 같은 식이섬유가 풍부한 뿌리채소

식이섬유가 많이 든 잎채소

1 탄수화물은 우리가 먹는 식재료 대부분에 들어 있다. 탄수화물 섭취는 식이섬유가 풍부한 잎채소를 중심으로 하고 당분 및 전분성 탄수화물을 되도록 제한하는 것이 좋다.
2 당도가 높은 과일, 특히 열대 과일은 제한한다.
3 소화가 잘되지 않는 사람에게는 통곡물 섭취를 권하지 않는다.

✔ 저항성 전분(resistant starch): 소화 효소에 의해 잘 분해되지 않는 전분으로, 아밀라아제가 포도당으로 분해되지 못해 신체에 흡수가 되지 않는다. 하지만 대장에서 박테리아에 의해 분해되면서 식이섬유와 비슷한 역할을 한다(일반 전분의 열량이 1g당 4kcal인 것에 비해 저항성 전분은 1g당 2kcal다).

지방에 대한 거부감을 버려라

탄수화물을 과감히 줄였다면 그다음으로 걷어내야 할 것은 우리 마음속에 오랫동안 자리 잡은 '지방에 대한 거부감'이다. 단순히 느끼한 것을 싫어하는 식성이라면 지방을 담백하게 먹는 방법은 얼마든지 있다. 그러나 지방과 관련된 막연한 공포감은 우리가 저탄고지 식단을 향해 한 발짝 더 나아가는 데 큰 걸림돌이 된다.

물론 지방을 먹을 때도 주의해야 할 점은 있다. 트랜스 지방이나 식물성 불포화 지방처럼 산화되거나 염증을 일으키는 지방은 먹지 말아야 한다. 가공으로 만들어진 대두유, 카놀라유, 옥수수유, 해바라기씨유, 포도씨유, 마가린 등이 이에 속한다. 이와 달리 동물성 지방은 일단은 좋은 지방이라고 생각해도 된다. 물론 육류 속의 호르몬이나 잔류성 유기 화합물은 분명 의심의 여지가 있지만 이 부분은 앞으로 좀 더 연구가 필요한 과제라고 생각된다. 어쨌든 동물성 지방은 탄수화물을 다량 섭취하거나 가공식품을 먹는 것과 비교하면 '훨씬' 안전하다. 그리고 동물성 지방은 포유류인 우리 인간의 몸에 좋은 작용을 하는 측면이 굉장히 많다.

목초 사육 소고기(grass-fed beef)나 오메가 밸런스가 좋은 육류 등 더 좋은 동물성 지방을 선택하는 것이 가장 좋기는 하겠지만, 그럴 여건이 안 된다고 해서 너무 실망하지 말자. 탄수화물을 줄이는 것만으로도 우리 몸의 염증 수치를 엄청나게 낮출 수 있다. 앞에서 소개한 '탄수화물 제한 우선순위' 및 '탄수화물 섭취 우선순위'를 잘 지키는 것만으로도 더 좋은 동물성 지방을 먹는 것 이상의 효과를 얻을 수 있음을 명심하자.

지방의 종류

포화 지방산 고기나 버터 등 동물성 지방에서 섭취할 수 있는 가장 안정적인 형태의 지방산으로, 산화의 위험이 적고 빠르게 에너지로 활용할 수 있어 키토제닉 다이어트에서 가장 우선적으로 섭취해야 하는 지방산이다.

불포화 지방산 불포화 지방산은 단일 불포화 지방산과 다가 불포화 지방산으로 나뉘는데, 그중에서도 다가 불포화 지방은 오메가-3와 오메가-6로 나뉜다. 다가 불포화 지방산은 필수 지방산이지만 몸에서 합성이 되지 않으므로 반드시 식재료를 통해 섭취해야 한다. 다만 오메가-6의 비율이 높으면 염증 반응을 일으키므로 적절한 비율을 지키며 적당량을 섭취하는 것이 중요하다.

트랜스 지방 수소와 결합된 불포화 지방산으로 심혈관 질병의 발병률을 높인다. 마가린과 같은 경화된 식물성 유지에 많이 들어 있다.

일반적으로 포화 지방은 녹는점이 높고, 불포화 지방은 녹는점이 낮다. 상온에서 고체 형태로 존재하면 포화 지방(버터, 라드, 코코넛 오일 등), 액체 형태로 존재하면 불포화 지방(올리브유, 콩식용유, 포도씨유 등)으로 생각하면 쉽다.

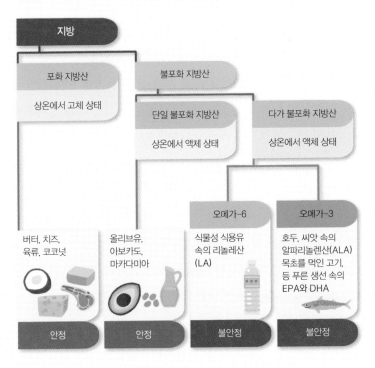

탄단지 비율의 강박에서 벗어나라!

저탄고지 다이어트를 하는 사람들 중에 탄수화물:단백질:지방(이하 탄단지) 비율을 따라서 하는 사람이 적지 않다. 필자가 운영하는 '저탄고지 라이프스타일' 카페에서도 탄탄지 비율에 대한 이야기가 많다.

"탄단지 비율을 얼마로 하는 것이 좋다고 해서 그대로 따라 했는데 살이 안 빠져요." 그러면 누군가가 댓글을 단다. "저는 버터를 하루에 100g 먹었고, 소고기를 500g 먹었더니 살이 빠졌어요." 그런데 몇 주 뒤에 또 댓글이 달린다. "그대로 따라 했는데 오히려 살이 쪘어요."라고.

저탄고지가 궁극적으로 건강에 좋은 식이 요법이라고 하더라도 모두에게 똑같은 공식이 적용되지는 않는다. 건강 문제나 처해진 상황에 따라 달라질 수밖에 없다. 그러니 가장 중요한 것은 자신의 몸 상태에 맞는 최적의 식단을 찾아가는 것이다. 기초 대사량도 생활 습관도 서로 다른데, 감량에 성공한 누군가의 방법을 절대적이라고 생각하고 따라 하는 것처럼 어리석은 선택은 없다. 처음엔 조금 더딜 수 있겠지만 나에게 딱 맞는 방법을 찾은 다음부터는 누구보다 수월하게 식단을 이어 나갈 수 있고, 효율적으로 체중을 감량할 수 있을 것이다.

내 몸에 최적화된 탄단지 비율을 찾을 수 있는 것은 나를 가장 잘 아는 사람, 바로 나 자신이다. 어떤 고기를 어느 정도 먹었을 때 소화가 잘 되었는지, 채소는 어느 정도 먹으면 속이 편안했는지 등등 각 식재료와 내 몸의 궁합을 나만큼 아는 다른 사람은 존재할 수 없다.

저탄고지 다이어트에서 영양 성분의 관리 순서는 '탄 → 단 → 지'다. 우선 탄수화물을 왕창 줄여서 컨디션이 어떻게 변화하는지 살펴본 다음, 탄수화물 양을 조절해 가면서 어느 정도가 최적인지를 찾아야 한다.

기적의 식단

처음 탄수화물을 줄인 다음 다시 탄수화물 양을 늘려 몸의 상태를 살펴볼 때는 탄수화물 양을 많다싶게 늘리는 것이 좋다. 너무 조금씩 늘리면 판단이 어렵기 때문이다. 탄수화물을 왕창 줄였다가 양을 확 늘리면 그 차이가 느껴질 것이다. 그 상태에서 탄수화물을 다시 줄여나가면 자신에게 맞는 탄수화물 양을 보다 쉽게 찾을 수 있다.

가장 경계해야 할 것은 무턱대고 '탄수화물은 전혀 안 먹겠다.', '오늘부터 지방만 먹겠다.', '버터 커피가 잘 맞으니 삼시 세끼 버터 커피만 먹어보겠다.'는 식의 결심을 하는 것이다. 이런 접근은 분명 몸에 해가 될 수밖에 없다. 지방이 좋다고 하지만 오로지 삼겹살, 버터, 달걀만 먹는 다이어트는 저탄고지 다이어트의 가장 나쁜 표본이다.

원칙과 상식을 벗어나면 당연히 내 몸을 위협하는 칼이 될 수도 있다. '엉터리 식이'를 해도 건강이 좋아지고 군살도 빠지는 정말 좋은 식이 요법? 그런 건 세상에 없다. 확실한 것은 엉터리 식이는 반드시 건강을 해친다는 것이다.

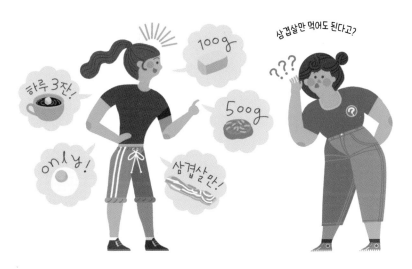

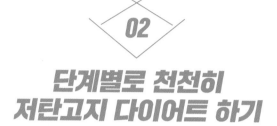

단계별로 천천히
저탄고지 다이어트 하기

'저탄고지 라이프스타일' 카페의 저탄고지 실패담을 보면 자신의 몸 상태에 맞추기보다는 단기간의 체중 감량을 목표로 급하게 살을 빼려다 건강을 해치고 요요 현상을 겪는 경우가 많다.

빨리 키토시스에 진입할 욕심에 처음부터 섭취 제한량을 높이 잡았지만 지나친 다이어트의 반복으로 대사가 떨어진 상태라면 물에 젖은 장작에 불을 붙이는 것과 같은 형국이다. 따라서 탄수화물을 혹독하게 제한해도 원하는 결과는 바로 나오기 쉽지 않다. 탄수화물 섭취가 많았던 사람이 단번에 탄수화물을 끊기란 쉽지 않은 데다가 드라마틱한 체중 감량이라는 결과도 바로바로 나오지 않는다면 열에 아홉은 그만두기 마련이다.

그리고 처음 저탄고지 식단을 시작하면 식재료의 선택부터 고려해야 할 사항이 많다. 초기에는 준비할 것도 많고 알아봐야 할 것도 많다. 준비 기간을 갖는다는 가벼운 마음으로 실천할 수 있을 정도의 목표를 설정하는 것이 바람직하다. 이 기간은 실질적으로 몸이 지방 대사에 익숙해지도록 적응하는 시기가 될 것이다. 조금은 반응도 효과도 느리게 나타나겠지만 몸에 무리가 가지 않고 스스로 건강 상태를 점검해 볼 수 있는 정말 중요한 시간을 가질 수 있다.

지방 섭취를 늘리는 것도 탄수화물을 제한해 줄어든 칼로리를 지방으로 채운다는 정도로 생각하면 되겠다. 탄수화물을 제한하는 동시에 전체적인 섭취량도 줄이면 더 빨리 더 많이 살을 뺄 수 있지 않을까 생각하는 사람들이 있는데 이것은 저칼로리 다이어트지 저탄고지 다이어트가 아니다.

다시 한번 강조하지만 저탄고지 식이의 궁극적인 목표는 '지방을 태우는 몸 만들기'이다. 그러므로 칼로리원에서 지방의 비율을 높이는 것이 중요하지만 그렇다고 처음부터 무작정 지방을 많이 먹는 것은 좋지 않다. 초기에는 지방을 별도로 섭취한다기보다 식재료에 포함된 지방만으로도 충분하다. 지방 대사가 원활해지고 탄수화물 섭취량이 줄면 자연스레 지방의 비율은 올라가게 되어 있다.

처음부터 지방 대사를 잘할 수 있는 사람은 드물기 때문에 천천히 지방 대사에 익숙해지는 몸을 만드는 시간이 필요하다. 그래서 초기에는 탄수화물 섭취량을 100g →50g →30g처럼 단계적으로 줄여나가는 것이 좋은 방법이다(132쪽 닥터 리의 저탄고지 3단계 로드맵 참고). '탄수화물 섭취를 조금씩 줄이면서 부족한 에너지를 지방으로 조금씩 채워나간다.'고 생각하면 된다. 그리고 탄단지에서 지방의 비율은 처음에 50~65% 정도로 잡고 시작하는 것이 좋다. 그런 다음에 몸 상태를 봐가면서 올리거나 내리면서 맞추면 된다.

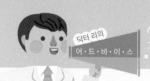

닥터 리의 저탄고지 3단계 로드맵

같은 저탄고지 식단이라고 하더라도 탄수화물 제한 정도에 따라 단계가 나눠지는데 처음부터 탄수화물을 엄격히 제한하기보다는 앞서 말했듯이 단계적으로 줄여가는 것이 좋다. 각각의 단계를 거치면서 몸의 컨디션을 점검해 보면 어떤 단계가 내 몸에 제일 잘 맞는지도 알 수 있을 것이다.

저탄고지를 라이프스타일로 오랜 기간 유지하는 사람들의 식단은 체중 감량이 목표가 아니라 본인들의 상태에 맞는 저탄고지 건강 식단을 유지하는 것이다.

어찌 보면 이 고수들의 식단은 굉장히 유연하게 구성되어 있다. 자세히 살펴보면 식단으로 인한 스트레스를 최소화하면서도 키토시스-인/아웃을 효과적으로 관리하고 있다. 하지만 말 그대로 이것은 고수들이나 가능하다. 따라서 체중 감량이 목적이거나 저탄고지를 이제 시작하는 사람이라면 엄격한 관리가 필요하다.

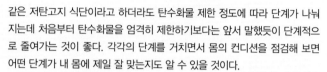 **당 제한** (탄수화물 섭취 100g 미만)

- 설탕, 과당이 들어간 모든 음식 및 과일 제한(가공식품은 한 끼 당류 섭취 1g 미만만 허용).
- 하루 한 끼(특히 저녁)는 모든 탄수화물 제한.
- 탄수화물이 들어가는 모든 간식 금지.
- 한국 술 기준으로 소주 3잔 이내, 맥주는 300cc 이내, 막걸리는 금지.
- 탄수화물을 섭취하는 끼니는 지방, 단백질을 포함해 전체 칼로리 조절 (500kcal가 넘지 않도록).

탄수화물 섭취를 조금씩 줄이면서 부족한 에너지를 지방으로 조금씩 채워나간다는 느낌으로~~!

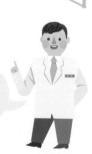

2단계 곡류 탄수화물 제한 (탄수화물 섭취 50g 미만)

- 탄수화물 섭취는 하루 한 끼만. 대신 평균적인 정량을 넘지 않는 수준(예를 들어 밥 한 공기).
- 밀가루나 백미보다는 현미나 잡곡 같은 복합 다당류 섭취. 고구마 허용, 감자 금지.
- 맥주·소주·막걸리·과실주 금지. 드라이 와인·위스키·고량주·증류식 소주·일본식 소주 등의 증류주 정도만 허용.
- 모든 종류의 견과류와 우유 섭취 가능.

3단계 엄격한 탄수화물 제한 (탄수화물 섭취 30g 미만)

- 녹황색 채소류(식이섬유)를 제외한 모든 탄수화물 제한.
- 가공식품의 경우 부득이하게 들어가는 당분은 허용(단, 당류 섭취 1g 미만만).
- 지방 대사가 원활해진 케톤 적응 과정(ketoad aptation state) 이후 키토시스 상태를 유지할 수 있는 범위에서 탄수화물 소량 섭취 허용(개인마다 허용치가 다름).
- 술은 원칙적으로 금지(때에 따라 단맛 없는 와인이나 증류주만 소량 섭취).
- 견과류 중 아몬드·땅콩·캐슈너트 섭취 제한, 우유 섭취 제한(유제품은 치즈와 버터만 허용).

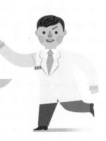

탄단지에서 지방의 비율은 처음에
50~65% 정도로 잡고 올리거나 내리면서
최적의 컨디션을 찾아보세요.

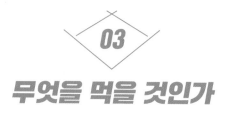

무엇을 먹을 것인가

"저탄고지는 삼겹살만 먹는 건가요?"라고 묻는 사람이 의외로 많다. 저탄고지는 굶지 않고도 살도 빼고 건강도 챙기는 식이 요법이지만, 이 것저것 아무거나 마음껏 먹을 수 있다는 얘기는 아니다. 그렇다고 또 먹을 것이 삼겹살밖에 없는 것도 아니다. 우리 주변에 힘들이지 않고 구할 수 있는 저탄고지 권장 음식들은 어떤 것이 있는지 알아보자.

좋은 음식을 잘 챙겨 먹는 것이 저탄고지 다이어트에 성공하는 가장 쉬운 지름길이다. 또한 같은 영양소라 하더라도 어떤 식재료를 통해 섭 취하는가도 매우 중요하다. 최대한 가공식품을 배제하고 자연 그대로 의 식재료, 리얼 푸드를 먹자.

오른쪽 그림은 어떤 식품을 어느 정도의 비중으로 먹으면 되는지를 음식 피라미드로 표현해 본 것이다. 육류와 채소는 충분히 먹는 것이 좋고 유제품과 견과류는 적당히 소량 먹는 것이 좋다.

저탄고지에 적합한 식품과 섭취 방법을 알아보자.

LCHF FOOD / REAL FOOD

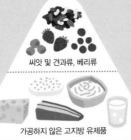

씨앗 및 견과류, 베리류

가공하지 않은 고지방 유제품

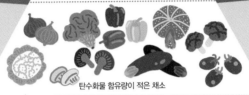

탄수화물 함유량이 적은 채소

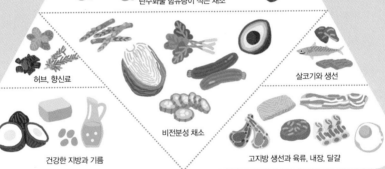

허브, 향신료

비전분성 채소

살코기와 생선

건강한 지방과 기름

고지방 생선과 육류, 내장, 달걀

음료

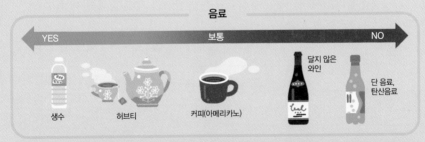

YES   보통   NO

| 생수 | 허브티 | 커피(아메리카노) | 달지 않은 와인 | 단 음료, 탄산음료 |

| **피해야 할 식품** | 단맛 나는 알코올성 음료, 가공식품, 탄산음료, 과일 주스, 설탕, 당도 높은 과일, 저지방 식품, 가공육, 곡류(+글루텐), 식물성 오일(해바라기씨유, 콩기름, 카놀라유, 옥수수유) |

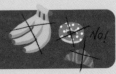

No!

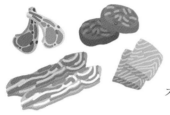

1. **육류** 소고기, 돼지고기, 닭고기, 양고기 등 육류는 가장 좋은 지방 공급원이며, 특히 꽃등심, 차돌박이, 삼겹살, 대창 등 지방이 많은 부위를 추천한다.

육류 중에서는 소고기를 권하는데, 철분과 비타민 B12가 풍부하여 에너지 대사를 올리는 데 도움이 되며 다른 동물보다 사육 환경이 좋은 편이다. 사정이 허락한다면 자연 방목 소고기를 선택하면 더 좋다.

우리나라 사람들은 여러 가지 이유로 소고기보다 돼지고기를 더 많이 섭취하는데, 돼지고기에는 비타민 B1이 풍부해 당화 물질 생성을 줄이고 피로 해소에 도움이 되지만 히스타민과 다가 불포화 지방이 많아 염증 유발률이 높으니 유의해야 한다. 가능하다면 무항생제나 오메가 밸런스가 좋은 돼지고기를 섭취하는 것이 더 좋다.

닭고기의 경우는 지방 함량이 다른 육류보다 적으므로 버터 등 다른 지방을 곁들여 먹는 것이 좋다. 오리 고기의 경우는 훈제든 생고기든 지방이 풍부하다. 풍부한 지방의 섭취율을 높이려면 채소 등과 함께 굽거나 탕으로 먹는 것이 좋다.

 고기 대신 햄이나 소시지, 베이컨과 같은 육가공품을 먹어도 되나요?

탄수화물 식품을 먹는 것보다는 낫겠지만 자연 그대로의 식재료가 아닌 가공식품에는 식품 첨가제 및 단맛을 내는 감미료가 포함되어 있는 경우가 많다. 자연 그대로의 육류는 100g당 순탄수화물이 1g 미만인 데 비해 가공육의 경우 순탄수화물이 꽤 높은 것도 있으니 포장지의 영양 정보 표시를 꼭 확인하는 것이 좋다.

기적의 식단

2. 생선/갑각류 정어리, 삼치, 고등어와 같은 등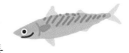
푸른 생선의 지방에는 오메가-3가 풍부하다. 특
히 장어류는 지방 비율이 높아 추천하는 생선이다. 그러나 생선은 알레
르기 유발률도 높다. 가열하지 않은 상태의 생선 지방은 장에서 소화가
안 되고 문제를 일으킬 수 있으므로 날것(회)으로 먹는 것은 추천하지
않는다. 갈치, 조기, 옥돔, 가자미 같은 흰 살 생선에도 지방이 많다. 다만
연안에서 잡은 생선은 환경 호르몬의 영향을 받았을 가능성이 높고, 참
치과 같은 큰 생선은 중금속이나 미세 플라스틱의 오염도가 높으므로
기왕이면 좋은 환경에서 잡은, 크기가 작은 생선을 먹는 것이 좋다. 또한
새우, 가재, 게와 같은 갑각류는 콜레스테롤의 보고다. 환경적으로 깨끗
한 것으로 골라서 먹자.

 3. 달걀 달걀은 필수 아미노산 및 다양한 비타민과 무기질
이 풍부한 좋은 저탄고지 식품이다. 값도 싸서 부담 없고 다
양한 요리에 사용할 수 있어 유용하다. 달걀 1개당 순탄수화
물은 1g 미만이므로 개수 제한 없이 충분히 섭취해도 된다. 다만 달걀
흰자는 알레르기 유발률이 높으므로 알레르기가 있는 사람은 주의하는
것이 좋다.

사골 국물 등 한국식 탕은 훌륭한 저탄고지식!
한국인의 식성에 맞는 기름기 있는 국물 음식, 사골곰탕, 갈비탕, 돼지국밥의 국물,
닭백숙, 오리백숙, 소고기미역국, 소고기국, 차돌박이된장국, 추어탕, 장어탕 등은
모두 훌륭한 저탄고지식이다. 우리가 전통적으로 '보양식'이라 생각했던 모든 음식
을 찬찬히 떠올려 보면 그 속에서 훌륭한 저탄고지 음식들을 만날 수 있을 것이다.
단, 밥을 말아 먹는 것은 절대 금지!

4. 유제품 버터, 치즈, 크림치즈, 생크림 등의 유제품은 좋은 저탄고지 식품이지만 가공된 제품이 많으므로 잘 골라 먹어야 한다.

치즈는 가공 치즈가 아닌 자연 발효 치즈가 좋다. 그게 아니라면 지방 비율이 높은 크림치즈를 추천한다. 가공 치즈의 경우에는 원재료 및 함량 정보를 확인하여 어떤 첨가물이 들었는지 꼭 확인하는 습관을 갖자.

버터 역시 첨가물이 들어 있지 않은 자연 버터가 좋고 목초 사육 소에서 나온 것을 추천한다. 인도식 기(Ghee) 버터는 고온에도 안전하며 '지용성 영양소의 보고'라 할 정도로 비타민 D·K가 풍부해 강력 추천하는 식품이다.

우유는 유당이 들어 있고 한 번에 많이 먹게 되므로 키토제닉 다이어트 초기에는 피하는 것이 좋고, 요거트는 좋은 유산균주로 직접 발효시켜 먹을 것을 추천한다. 여의치 않다면 당분을 첨가하지 않은 플레인 요거트나 그릭 요거트를 선택하는 것이 좋겠다.

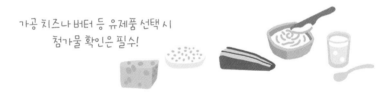

가공 치즈나 버터 등 유제품 선택 시
첨가물 확인은 필수!

 기 버터가 궁금해요

기 버터는 인도에서 널리 사용되는 버터인데 고온에서 버터를 끓여 정제하는 방식으로 만든다. 고온 정제 과정에서 순수 지방만 남기 때문에 소화에 문제를 일으키는 유당이나 카세인(포유류의 젖에서 널리 발견되는 인 단백질의 일종)이 제거되어 유제품 섭취에 문제가 있는 사람들도 먹을 수 있다. 또한 쉽게 산패하지 않고 발연점이 높아 조리용으로 사용하기에도 좋다.

마가린을 버터로 혼동하지 마세요

마가린은 식물성 경화유로 만든 것으로 버터와는 성분 자체가 다르다. 모양이 비슷하다고 혼동하지 말자.

기적의 식단

5. 코코넛 오일/MCT 오일 코코넛 오일은 포화 지방
의 함량이 80% 이상으로 식물성 지방 중에서 가장
추천하는 식품이다. 하지만 다량 섭취 시 장을 자극
하거나 설사를 유발할 수 있으므로 몸의 상태를 보고 조금씩 늘려가는
것이 지혜로운 방법이다.

MCT 오일은 코코넛 오일에서 중사슬 지방산만 추출한 것인데 중사
슬 지방산은 별도의 분해 과정을 거치지 않고 바로 에너지로 쓸 수 있
어 지방 에너지의 효율을 높일 때 효과적이다. 그러나 이 역시 많이 먹
으면 두통이나 신경계 부작용을 일으킬 수 있으므로 한 번에 많은 양을
섭취하는 것은 좋지 않다. 또한 MCT 오일은 발연점이 높지 않아 조리
용으로는 좋지 않다.

6. 올리브유/아보카도유 단일 불포화 지방산으로도 불리는 올레인산
형태의 오일로 비교적 안전하다. 특히 올리브유와 아보카도유의 좋은
점은 생으로 먹어도 좋지만 산패에 강하고 발연점이 높아 고온 조리가
가능하다는 것이다. 반면에 흔히 먹는 대두유(식용유), 카놀라유, 옥수수
유, 해바라기씨유, 포도씨유, 마가린 등의 식물성 다가 불포화 지방산을
가열해서 섭취하는 것은 좋지 않다. 특히 산패된 것은 절대 먹으면 안
된다.

오일류는 산패 방지를 위해 직사광선을
피해 어두운 곳에 보관하는 게 좋아요.

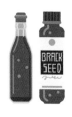

7. **들기름, 블랙 큐민시드 오일, 사차인치 오일, 헴프시드 오일** 다가 불포화 지방으로 오메가-3인 알파리놀렌산이 풍부하고 염증 치료에 효과가 탁월하다. 그러나 볶아서 고온 압착하면 오메가-3가 대부분 파괴되므로 냉압착한 제품으로 골라서 먹자. 또한 이런 종류의 오일은 산패가 잘되므로 소량 구매해서 가급적 빨리 소모하는 것이 좋다.

8. **견과류** 당분이 적고 미네랄이 풍부한 브라질너트, 마카다미아, 피칸, 호두, 잣 등은 권한다. 하지만 아몬드, 땅콩, 캐슈너트는 당 함량이 많아 권하지 않는 견과류다. 대신 지방이 풍부한 아몬드버터나 땅콩버터는 당 함량이 적은 제품으로 잘 고르면 유용하게 활용할 수 있다. 유제품 알레르기가 있는 사람이라면 당 함량이 적은 견과류를 활용할 수도 있다.

9. **카카오** 아주 훌륭한 지방 공급원이며, 폴리페놀과 마그네슘이 풍부하다. 카카오가 90% 이상 함유된 초콜릿이나 카카오닙스 등은 좋은 간식이 될 수 있다. 그러나 위장을 자극할 수 있고, 카페인이 들어 있으니 몸의 상태에 따라 적절하게 활용하면 좋겠다.

10. **채소** 시금치, 근대, 배추 같은 잎채소와 브로콜리, 케일, 양상추 같은 십자화과 채소˙, 버섯류는 좋은 저탄고지 식재료다. 탄수화물 함유량이 낮기 때문이다. 하지만 대부분의 뿌리채소, 즉 고구마, 감자

Good !

✔ 십자화과 채소: 배추처럼 꽃의 모양이 네 갈래의 십자가 모양으로 생긴 채소로 브로콜리, 양상추 등이 있다.

기적의 식단

등은 탄수화물을 많이 함유하고 있으므로 피하는 것이 좋다. 비교적 탄수화물 양이 낮은 뿌리채소면서 일상적인 요리에 많이 쓰이는 당근, 양파 등은 총 탄수화물 섭취량에 주의하면서 섭취한다. 쉽게 생각해서 땅 위에서 자라는 잎이나 줄기를 먹는 채소는 OK, 땅 밑에서 자라는 뿌리채소는 멀리하거나 주의해야 한다고 기억하면 좋다.

땅 밑에서 자라는 전분성 뿌리채소(감자, 고구마 등)는
탄수화물 함량이 많으니 주의하세요.

11. **과일** 블루베리, 체리, 딸기류는 비교적 당 함량이 적어 저탄고지 시 약간의 섭취가 허용된다. 아보카도는 과일 중 지방, 특히 올레인산이 풍부하다. 칼륨도 풍부해서 저탄고지 다이어트 초기에 전해질 불균형에서 올 수 있는 키토플루를 개선하는 데 도움이 된다. 단, 다량 섭취 시 알레르기나 과민성 대장 증상을 유발할 수 있다.

12. **해조류** 해조류는 좋은 저탄고지 식재료가 될 수 있다. 특히 해조류에는 수용성 식이섬유가 많아 장 문제를 해결하는 데 도움이 된다. 다시마는 당 함량이 높아 권하지 않지만, 다시마를 우려낸 국물은 괜찮다.

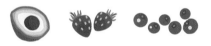

Good !

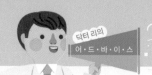

동물성 식품에 들어 있는 비타민 & 미네랄을 잘 챙기자

저탄고지 식단을 하면 비타민이 많이 들어 있다고 생각하는 과일 등을 멀리하게
되어 비타민이 부족할까 하는 우려도 생기는데 육류 등 동물성 식품은 영양적인
측면에서는 비타민과 미네랄이 풍부한, 완전식품에 가깝다. 다음 표를 참고하여
영양소 균형에 빈틈이 생기지 않도록 살코기만 구워 먹지 말고 동물의 내장, 어
패류도 골고루 먹자.

비타민 C가 많이 함유된 동물성 식품

다음은 100g당 비타민 C가 가장 많이 함유된 동물성 식품 목록이다.

식품	100g당 함유량	식품	100g당 함유량
소 비장(지라)	45.5mg	소 흉선	34mg
돼지 간	25.3mg	닭 간	17.9mg
염지 연어 살	16mg	닭 곱창	13.1mg
양 신장	11mg	갑오징어	5.3mg
오징어	4mg	굴	3.7mg
게	3.5mg	가리비	3mg
오리	2.8mg	소 간	1.3mg

출처: USDA(미농무부)   (조리하지 않은 상태 기준)

비타민 B6가 많이 함유된 동물성 식품

다음은 비타민 B6가 풍부하게 들어 있는 식품이며 비타민 B6는 뇌의 세로토닌과 도파민 생성을
돕고 산소를 순환시켜 주며 신장 결석 생성 억제 및 심혈관 건강에 도움이 된다.

식품	100g당 함유량	식품	100g당 함유량
소 간	1.1mg	닭 간	0.9mg
자연산 연어	0.8mg	닭가슴살	0.8mg
돼지 안심살	0.8mg	우둔살, 혹살	0.7mg
소 목살	0.6mg	양식 연어	0.6mg
참치(통조림)	0.5mg	달걀노른자	0.4mg

출처: USDA(미농무부)   (조리하지 않은 상태 기준)

비타민 B2(리보플래빈)가 많이 함유된 동물성 식품

다음 음식들은 비타민 B2의 좋은 공급원이다. 비타민 B2는 항산화 영양소와 같은 역할을 하며 활성 산소의 손상을 예방할 수 있다. 비타민 B2는 에너지 생산에 있어 무기질 흡수를 지원하고 갑상샘 활동 및 면역과 소화 체계 강화에 도움을 준다.

식품	100g당 함유량	식품	100g당 함유량
돼지 간	3.0mg	소 간	2.8mg
닭 간	2.3mg	연어 알	0.8mg
치마살	0.7mg	자연산 연어	0.5mg
달걀	0.5mg	칠면조 다리	0.6mg
돼지 어깨 살	0.5mg	닭다리	0.3mg

출처: USDA(미농무부)   (조리하지 않은 상태 기준)

마그네슘이 많이 함유된 동물성 식품

다음은 100g당 마그네슘이 가장 많이 함유된 동물성 식품 목록이다.

식품	100g당 함유량	식품	100g당 함유량
달팽이	250mg	앤초비(통조림)	69mg
가리비	56mg	황다랑어	50mg
굴(동부 굴)	47mg	게	45mg
정어리(통조림)	11mg	연어	31mg
랍스터	27mg	돼지고기(폭찹)	25mg
양다리	23mg	소 심장	21mg
닭다리	21mg	돼지갈비	21mg
소 목살(구이용)	19mg	닭 간	19mg

출처: USDA(미농무부)   (조리하지 않은 상태 기준)

동물성 식품에도 비타민과 미네랄이 많이 함유되어 있답니다!

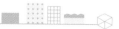
영양 정보와 원재료 표시를 꼭 확인하자

제품화된 식재료 및 가공식품에는 원재료 및 영양 정보를 기재하는 것이 의무화되어 있으니 구입 시 이를 꼼꼼히 살펴서 좋은 재료로 만든 제품을 선택하고 탄수화물 함량이 높은 제품을 피하는 것이 좋겠다.

영양 정보에는 칼로리, 나트륨, 탄수화물(당류), 지방(포화 지방, 트랜스 지방), 콜레스테롤, 단백질 6가지 항목을 표시하도록 규정되어 있는데 현대인의 과도한 당분 섭취에 경고하기 위해 당류를 별도로 표시하는 것이 의무화되고 있다(보건복지부는 2016년 시리얼, 코코아 가공품을 시작으로, 2019년 드레싱, 소스류 등, 2022년 과일·채소류 가공품류 등으로 당류 표시 의무화 품목을 확대한다는 정책을 발표, 시행하고 있다).

하지만 당류로만 탄수화물 섭취량을 계산하지 말고 탄수화물에서 식이섬유를 뺀 것을 대강의 순탄수화물(당질)이라고 생각하는 것이 좋겠다. 왜냐하

영양 정보 체크 포인트

영양 정보	총 내용량 000g 000kcal
총 내용량	1일 영양 성분 기준치에 대한 비율
나트륨 00g	00%
탄수화물 00g	00%
당류 00g	
지방 00g	00%
포화 지방 00g	00%
트랜스 지방 00g	
콜레스테롤 00mg	00%
단백질 00g	00%
1일 영양 성분 기준치에 대한 비율(%)은 2,000kcal 기준이므로 개인의 필요 열량에 따라 다를 수 있습니다.	

식이섬유의 수치에도 주목

식이섬유는 인간의 소화 효소로는 소화시킬 수 없어 섭취하면 배설 작용도 좋아지고 다이어트에도 효과적이다. 식이섬유 양이 표시되어 있다면 이것도 꼼꼼히 체크!

영양 정보 표시의 기준을 확인할 것!

영양 정보의 기준은 제품마다 다르다. 어떤 것은 총 내용량을, 어떤 것은 100g을 기준으로, 과자 같은 경우에는 총량을 표시하고 1회분으로 나눠서 따로 표시하기도 한다. 칼로리 등을 적게 보이게 하려는 꼼수이므로 속지 말고 제대로 따져봐야 한다. 그리고 여기서 말하는 %는 1일 총 섭취 칼로리를 2,000kcal라고 가정한 상태에서의 비율이므로 이것보다는 실제 함유량(g)에 집중하도록 한다.

탄수화물 및 당류를 확인할 것

신경 써서 체크할 부분은 탄수화물 및 당류 함유량. 당류량이 낮은 것을 고르되 여기에는 다당류나 합성 감미료가 포함되지 않으므로 당류가 0g이라고 표시되어 있더라도 당질이 전혀 없는 것이 아님을 명심하자. 0g이라고 안심해서 많이 섭취하는 것은 금물.

면 단당류와 이당류만 당류로 분류되고 있어 다당류나 당알코올, 합성 감미료 등은 제외되기 때문이다.

가공식품에는 원재료 및 함유량을 표시하도록 규정되어 있는데 여기서 포함된 식재료와 식품 첨가물을 확인할 수 있다. 저탄고지 식단을 하게 되면 특히 햄이나 소시지, 유제품을 많이 먹게 되는데 이들 식품을 고를 때 고기 함량이 높은 것을 고르고 식품 첨가물 중 인슐린을 자극하는 재료가 있는지를 꼼꼼히 체크하는 것이 좋다.

원재료 표시 체크 포인트

제품명: 깅황먹인 오리 바베큐 슬라이스
원재료명 및 함량: 오리정육 93.41%(정육/국산), 복합스파이스FD1{유청분말 DL(유당95(우유/미국산), 유청분말(우유/외국산) 95%, (우유/국내산) 5%)}, 정제소금(국산), 혼합제제(젖산나트륨, 초산나트륨, 이산화규소), 소브산칼륨(보존제) 아질산나트륨(발색제)

사용된 원재료 확인

사용된 원재료, 식품 첨가물들 중 함량이 많은 순서대로 기재된다. 설탕, 밀가루 등이 포함되었는지 알 수 있다. 원재료 표시는 단순할수록 좋다.

감미료 및 첨가물 확인

무설탕 제품이라고 표시되어 있어도 설탕 외 단맛을 내는 감미료가 포함되어 있을 수 있다. 그 외 착색제나 유화제 등의 식품 첨가물이 표시되니 살펴보도록 한다.

탄수화물 함량이 높은 재료인지 확인

함량이 많은 순서대로 표시되므로 처음에 설탕이나 밀가루, 감자 등의 고탄수화물 식재료가 기재되어 있으면 요주의!

주의해서 살펴봐야 할 식품 첨가물

1 당분의 다른 이름에 주의하자: 보리 엿기름, 당밀, 캐러멜, 사탕수수액, 옥수수 시럽, 포도당, 갈락토스, 몰트 시럽, 엿당, 밀당, 원당, 자당, 덱스트린, 라이스 시럽

2 보존제로 사용되는 소르빈산칼륨, 소르빈산, 프로피온산나트륨, 안식향산나트륨, 데히드로초산나트륨, 파라옥시안식향산 등은 암을 유발하고 눈, 피부, 점막을 자극해 간질과 경련을 유발하기도 하니 주의해야 한다.

3 화학 조미료인 L-글루타민산나트륨(MSG)의 안전성에 대한 논란은 많으나 입맛을 중독시키고, 신선하지 못하거나 나쁜 맛을 감추는 역할도 하기 때문에 좋지 않다고 보는 것이 맞다.

4 착색제, 발색제로 쓰이는 타르 색소, 아질산나트륨, 아초산나트륨 등은 암을 유발하며, 간 및 혈액 질환, 콩팥 장애, 아토피, 천식, 빈혈 등을 유발할 수 있다.

5 유화제인 글리세린 지방산 에스테르는 장 점막을 손상시키고 다른 영양소의 흡수를 방해한다.

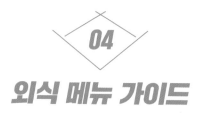

04

외식 메뉴 가이드

언제나 집에서만 원하는 음식을 차려 먹을 수는 없다. 현실적으로 식사의 상당 부분은 밖에서 먹게 되는데, 저탄고지 식이를 유지하거나 덜 흐트러지도록 도와주는 식당 선택법은 무엇일까?

1. 저탄수화물식이 불가능한 음식점은 피하자

한식집, 중식당, 일식집, 분식집, 낙지볶음·찜닭·매운 닭발·아구찜 전문 식당, 빵집, 피자집 같은 탄수화물 위주의 음식들만 파는 곳에 가게 되면 선택의 여지가 없을뿐더러, 탄수화물의 유혹 때문에 몸도 마음도 힘들어질 수 있으니 처음부터 가지 않는 것이 좋다.

양념된 음식은 메뉴 선택에서 과감히 아웃시키자. 식당에서 파는 양념된 음식에는 대부분 설탕이 많이 들어가 있으니 소금 간 정도만 해서

기적의 식단

구워 먹는 음식을 선택하는 것이 좋겠다. 김치와 된장에도 설탕이 들어 있음을 명심하자.

2. 자신의 탄수화물 적정량을 알아두자

어쩔 수 없이 탄수화물 음식 위주의 식당에서 먹게 될 때는 내 몸에 허용되는 탄수화물 양을 고려해서 메뉴를 고르자. 예를 들어 빵집에서는 크루아상, 바게트, 발효빵, 호밀빵 등 혈당을 덜 올리는 종류의 빵을 고르고, 면 요리가 먹고 싶다면 베트남 쌀국수를 소스 없이 먹거나, 설탕 같은 감미료 없이 육수만 넣은 제대로 된 평양냉면을 선택하는 것이 방법이 될 수 있다. 중식당에서는 찐만두, 마파두부, 동파육 등을 고를 수 있겠고, 햄버거집에서는 빵을 하나 빼고 대신 패티를 하나 추가한다면 의외로 좋은 저탄고지 음식이 될 수 있다.

내가 하루에 먹어도 되는 탄수화물의 양을 미리 파악해 놓으면 어떤 식당을 가더라도 부담 없이 음식을 먹을 수 있다.

3. 한식을 고집하지 말자

서양식 레스토랑 중에는 저탄수화물 고지방식이 가능한 곳이 많다. 그릴 레스토랑, 스테이크 하우스, 프랑스 식당, 스페인 식당 등은 곁들여지는 빵과 디저트만 피하면 그 자체로 저탄수화물 고지방식인 요리가 많으며, 이탈리아 식당의 경우에는 스테이크와 샐러드, 화덕 피자, 올리브유 스파게티를 친구들과 나누어 먹는 식으로 메뉴를 잘 조합하면 어느 정도 저탄고지 식단에 가깝게 먹을 수 있다. 여기에 화이트 와인 한 잔을 곁들이는 정도는 괜찮다.

일본 요리 중에는 철판 요리, 꼬치구이, 홋카이도식 양갈비 등을 선택할 수 있으며, 정종이나 하이볼(위스키에 탄산수를 섞은 술)을 한두 잔 곁들이는 정도는 나쁘지 않다.

4. 때로는 지방을 챙겨 다니자

끼니때마다 꼭 고지방식을 먹어야 할 필요는 없지만, 집 밖에서는 저탄수화물식보다 고지방식을 챙기기 어려운 경우가 많다. 만약 지방 섭취가 부족하다고 생각된다면 버터나 치즈를 챙겨 다니면서 간식으로 먹어도 좋고, 외식 때는 본인의 메뉴에 곁들이면 보다 만족스러운 저탄고지를 할 수 있다. 작은 용기에 들기름이나 올리브유 등을 가지고 다니는 것도 권장한다. 고깃집에서 나오는 기름장의 품질을 믿기 어려울 때 직접 챙긴 내 전용 오일이 정말 고마울 것이다.

5. 양보다 질이 좋은 음식점으로!

식재료의 질이 좋으며, 가공 식재료를 덜 사용하고, 자연식품을 많이 사용하는 음식점을 가자. 하지만 그런 식당들이라도 설탕이나 조미료를 적게 사용했을 거라고 기대하기는 힘들다. 이런 경우에는 음식의 양을 적게 먹거나, 애초부터 양을 조금 주는 음식점으로 가는 것도 좋은 방법이 될 수 있다. 고급 한정식집은 설탕 대신 꿀이나 과일청을 넣는 경우가 많으니 괜찮지 않을까 생각하는 건 오산이다. 그렇다 하더라도 당분인 것은 매한가지다. 고급스럽고 건강한 당분은 없다!

6. 식사 시간은 항상 즐겁게!

집에서나 밖에서나 당신의 식사 시간만큼은 항상 즐거워야 한다. 가족, 친구, 연인과의 외식에서 저탄수화물 고지방식을 고집하느라 스트레스를 받을 필요는 없다. 때로는 즐거움을 위해 치팅이라는 과감한 선택을 해보자. 건강한 사람이라면 한 끼 혹은 하루 정도의 치팅으로 몸에 무리가 오거나 저탄고지 식단이 영향을 받지 않는다.

저탄고지 식단을 하고 있는 지인이 치팅을 하면서 이렇게 얘기한 적이 있다. "저는 치팅을 할 때마다 이런 생각이 듭니다. 행복한 치팅을 하기 위해 저탄수화물 고지방식을 하고 있는 것이 아닌가 싶어요." 중요한 것은 치팅 후에 저탄수화물 고지방 식단으로 빠르게 다시 돌아오는 것이다. 어차피 피할 수 없다면 치팅을 두려워 말고 즐기자!

TIP │ 외식의 요령

1 여럿이 같이 갈 때는 적극적으로 나서서 되도록 탄수화물을 적게 먹을 수 있는 식당으로 유도하자.

2 내게 허용되는 탄수화물의 양을 미리 숙지해서 적당량을 크게 벗어나지 않는 범위 안에서 즐겁게 먹자.

3 저탄수화물식이 가능한 식당을 미리 알아놓고 적극 활용하자. 우리나라 음식점 중에는 생각보다 고지방 메뉴를 내놓는 곳이 많다. 이런 곳들 가운데서 저탄수화물식이 가능한 곳이면 어디든 좋다.

구이류 삼겹살, 대창, 막창, 곱창, 생선구이, 오리구이, 장어구이 등
국물류 곰탕, 설렁탕, 갈비탕, 돼지국밥, 추어탕, 장어탕, 해장국 등
찜류 돼지고기 또는 소고기 수육, 족발(설탕이나 캐러멜이 덜 들어간), 달걀찜 등
주류 당분이 첨가되지 않은 증류 소주, 라이트 맥주 등

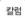 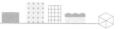
닥터 리의 한국식 저탄고지 라이프스타일

저탄고지 식단을 진행하다 보면 '이렇게 먹을 때 속도 편하고 컨디션도 가장 좋다.'고 느끼는 기준이 생긴다. 사람마다 대사량도 소화 능력도 다르기 때문에 같은 식단을 진행해도 결과는 저마다 다를 수 있다. 저탄고지를 라이프스타일로 만들기 위해서는 나에게 맞는 식단을 스스로 설계해야 한다. 설계라고 하니 거창하게 들릴 수 있는데, 내 몸이 가장 좋아하는 저탄고지 스타일을 찾아가는 것을 말한다.

극도로 탄수화물 섭취를 제한하면 키토시스 상태를 만들어 건강에 긍정적인 변화를 줄 수도 있지만, 이미 대사가 망가져 건강이 좋지 않거나 단백질과 지방을 소화하기 어려운 사람들에게는 부정적인 상황을 초래할 수도 있다. 이럴 때는 탄수화물을 극도로 제한하는 정통의 방법을 따르는 것보다 좋은 식재료를 섭취하도록 노력하면서 좀 더 느슨하게 진행하는 것도 도움이 될 수 있다. 그렇게 해서 권하는 것이 '한국식 저탄고지'이다.

먼저 한국식 저탄고지의 전제가 되는 요점부터 알아보자.

1. 탄수화물을 섭취할 때는 GI 지수가 낮은 탄수화물을 골라 먹는 것이 도움이 될 수 있다. 당분은 피하고, 통곡물과 저항성 전분을 위주로 먹는 것이 좋다.

2. 우리나라 사람 중 상당수가 위산 저하증을 겪고 있으며, 육류를 소화하기 힘들어하는 사람이 많다. 이 경우 소화가 잘되는 단백질 식품 및 조리법을 선택할 필요가 있다.

3. 전통적으로 곡식과 채소를 기반으로 하는 식생활을 하는 우리나라 사람은 서양인에 비해 렉틴의 영향이 덜하다.

4. 탄수화물을 많이 섭취하는 식습관을 그대로 둔 채 포화 지방의 섭취를 늘린다면 지방간을 악화시키고, 체중을 증가시키는 지름길이 될 수 있다. 그러나 좋은 불포화 지방은 큰 영향을 주지 않는다.

5. 전통적인 한식의 제철 식재료로 만든 요리와 김치, 된장 같은 발효 식품은 우리에게 친숙하며 장내 환경을 개선하는 데 도움을 준다.

6. 염증을 올리지 않으려면 좋은 식재료를 선택해야 하며, 가공식품을 피하고 자연에서 나온 진짜 음식을 먹는 것이 좋다.

7. 육류와 유제품 위주로만 먹는 경우 특히 여성에게서 성호르몬과 관련된 질환이 발생하는 경우가 있다.

한국식 저탄고지 식단의 대상	한국식 저탄고지 식단의 내용
• 저탄고지 후에 콜레스테롤 수치가 계속 상승할 때(특히 Apo E4 유전자 유형) • 육류 섭취가 잘 받지 않는 경우 • 장 건강이 안 좋아 치료가 필요한 경우 • 저탄고지를 하면서 기존에 알려진 보편적인 건강 상식을 지키고 싶은 사람	• 포화 지방의 과다 섭취를 줄인다. • 올리브유 같은 좋은 불포화 지방을 먹는다. • 전통 한식에서 주로 먹는 제철 식재료와 음식을 활용한다. • 가공식품과 저지방 식품은 철저히 배제하고 다양한 음식을 골고루 먹는다.

한국식 저탄고지의 방법

순탄수화물의 섭취는 총 칼로리의 20% 미만(여성 100g, 남성 120g 미만)으로 잡는다. 단, 곡물을 소화하기 어렵다면 백미나 쌀국수, 당면, 파스타 면 등을 위주로 섭취하되 하루에 순탄수화물 기준 여성 70g, 남성 90g을 넘지 않아야 한다.

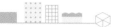
곡물과 채소

- GI 지수가 낮은 곡물과 전분성 뿌리채소 위주로 먹는다.
  현미, 통밀, 잡곡, 당근, 비트, 연근 등
- 잎채소, 십자화과 채소(브로콜리, 콜리플라워, 양배추 등)는 속이 불편하지 않을
  만큼 충분히 섭취한다.
  # 채소 섭취 후 불편감이 있으면 채소를 물에 데쳐서 소량 섭취하고 양을 천천
  히 늘려간다. 이후 괜찮으면 생채소도 조금씩 섭취량을 늘린다.

과일

- 베리류, 사과, 그린 바나나 등 당 지수가 낮은 과일을 소량 먹는다.

육류

- 소화가 잘되는 생선, 해산물, 닭고기, 달걀 등의 동물성 음식을 선택한다.
  # 소고기, 돼지고기 등의 육류가 식사 한 접시 기준으로 절반 이상일 때는 하루
  한 번(한 끼에만)만 섭취한다.
  # 목초 사육, 오메가-3 강화, 무항생제, 동물 복지 등의 질이 좋은 육류를 선택
  하여 먹는다.
  # 수육이나 샤브샤브같이 삶거나 끓여서 부드럽게 먹는다.

지방

- 아보카도, 올리브유, 생들기름, 블랙 큐민시드 오일 등 오메가-6 비중이 낮은
  불포화 지방을 충분히 섭취한다.
- 포화 지방은 총 섭취량을 생각하여 조절하면서 먹는다.
  # 목초 사육 버터와 코코넛 오일은 주 끼니 음식 한 끼에만 포함, 버터 커피는
  하루 1잔 이내 또는 마시지 않기

견과류

■ 브라질너트, 마카다미아, 피칸, 피스타치오, 잣 등의 견과류는 음식에 곁들이는 정도로 먹는다.

발효 음식

■ 김치, 된장, 낫토, 식초, 사우어크라우트 등 단맛이 적은 발효 음식은 적극적으로 섭취한다.

한국식 저탄고지 식단의 예

- 시래기 된장국에 삼겹살 수육
- 소고기 미역국, 갈치구이에 나물
- 고등어김치조림에 상추쌈
- 양배추 소고기말이찜
- 키토 김밥 등

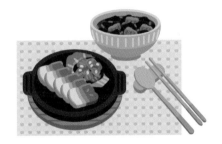

한국식 저탄고지 브런치의 예

- 시금치 달걀말이
- 치킨 아보카도 샐러드 덮밥(밥은 1/3공기만)
- 연어 아보카도 샐러드 덮밥(밥은 1/3공기만)
- 채소를 충분히 넣은 샤브샤브 등
- 두부 부침과 나물
- 팽이 버섯 차돌말이

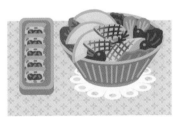

한국식 저탄고지 식단의 장점 및 주의점

- 대사를 원하는 만큼 상황에 따라 조절할 수 있음
- 염증을 완화하는 식단
- 특정 환경 호르몬의 과잉 예방
- 위와 장을 보호하는 식단
- 급격한 탄수화물 제한에서 오는 문제 완화
- 내 몸에 맞춘 라이프스타일 식단
- 과민성 대장 증상이 있는 경우는 채소 섭취에 주의 요망

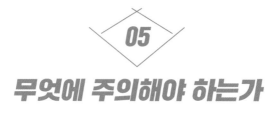

무엇에 주의해야 하는가

중요하지만 가려 먹어야 할 단백질

저탄수화물 고지방 식단에서 간과되는 부분이 있는데 바로 단백질의 중요성이다. 영양가가 높고 포만감을 주는 좋은 단백질을 섭취하는 것은 매우 중요하다. 저탄고지 식단 가운데서도 탄수화물을 극단적으로 줄인 식단에서는 상황에 따라 단백질 섭취마저 제한하는 경우가 있지만, 일반적인 저탄수화물 고지방 식단의 경우에는 단백질을 크게 신경 쓰지 않아도 된다.

단백질은 글루카곤이라는 호르몬을 자극하여 근육의 대사를 증가시켜주고 인슐린 감수성을 높여주어 다이어트에 도움을 줄 수도 있다. 단백질의 양에 집착할 필요가 없는 또 하나의 이유는 음식에 따라 인슐린 자극의 정도도 다르기 때문이다. 유제품의 카세인이나 콩단백의 경우 인슐린을 많이 자극할 수 있으나 육류의 단백질은 상대적으로 인슐린 자극이 덜하기 때문에 걱정할 필요가 없다는 시각도 있다. 단, 조심할 것은 지방 없이 단백질만 너무 많이 먹는 것이다. 단백질도 인슐린을 자극하기 때문에 단백질 과잉이 되면 체중을 조절하기 어려울 수 있고, 어떤 경우에는 급격한 혈당 상승도 유발할 수 있으며, 너무 많이 섭취하면 콩팥에까지 영향을 미친다. 따라서 지방을 둘러싼 기존의 잘못된 인식을 완전히 버리지 못해 '고기는 많이 먹되 지방은 피하자.'고 생각하는 것은 건강에 좋지 않은 결과를 불러올 수 있다.

그래서 전문가들은 단백질 섭취량이 제지방 체중*(lean body mass) 1kg당 1~1.3g을 넘지 않을 것을 권장한다. 운동을 꾸준히 하는 사람들은 이보다는 조금 더 먹어도 되며, 신장 이식을 받아야 할 정도로 신장이 망가진 사람이라면 단백질을 제지방 체중 1kg당 0.8g 미만까지 줄여야 한다.

필자는 굳이 계산까지 하면서 단백질 섭취를 줄이라고 권하지는 않는다. 그리고 단백질을 줄이려고 일부러 지방을 늘리는 것에는 반대한다. 특별히 신장에 문제가 있지 않다면 단백질을 의도적으로 제한할 필요는 없기 때문이다.

단백질 과잉 섭취를 해결하는 방법은 지방을 굳이 제거하지 않은 육류, 즉 지방과 단백질이 섞여 있는 그대로의 음식을 먹는 것이다. 단백질에서 생성되는 GLP-1이라는 아미노산 펩타이드 호르몬은 인슐린 저항성을 줄여주고, 포만감을 유지시킨다. 거기에 렙틴 저항성을 줄여주는 지방을 같이 먹으면 포만감을 느껴 식욕도 억제된다. 그래서 지방과 단백질을 같이 섭취하면 많은 양을 먹지 않아도 포만감이 오래 유지되

✓ 제지방 체중: 체중에서 체지방을 제외한 나머지를 말한다. 제지방량이라고도 한다.

고, 몸에 필요한 만큼 적당량의 음식만 섭취할 수 있게 되는 것이다. 이런 식생활은 간혹 한 끼 정도는 건너뛰어도 불편하지 않을 정도의 에너지를 공급해 준다.

꼭 기억해야 할 또 한 가지가 있다. 단백질 과잉을 막는 가장 좋은 방법은 폭식과 과식을 하지 않도록 늘 마음을 다스리고, 충분히 숙면하는 것이다.

또 단백질의 양보다 질에 신경을 써야 하다. 단백질은 대사율을 올려주는 역할을 하기에 '에너지 탱크'라 불린다. 근육을 만드는 주원료이며, 그 밖에도 우리 몸을 구성하는 여러 조직을 만들어준다. 또 앞서 소개했듯이 식욕을 억제하는 데도 도움이 되기 때문에 충분히 섭취하는 것이 중요하다. 그런데 좋은 면이 있으면 나쁜 면도 있는 법. 단백질은 우리 몸을 이루는 중요 구성 성분이기도 하지만, 염증을 일으키는 원인 물질이 되기도 한다. 그래서 양질의 단백질을 골라 먹는 것이 중요하다고 강조하는 것이다.

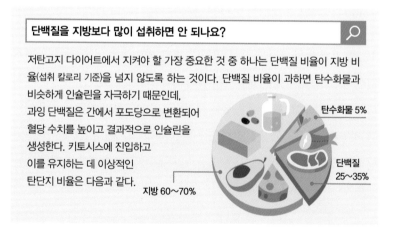

단백질을 지방보다 많이 섭취하면 안 되나요?

저탄고지 다이어트에서 지켜야 할 가장 중요한 것 중 하나는 단백질 비율이 지방 비율(섭취 칼로리 기준)을 넘지 않도록 하는 것이다. 단백질 비율이 과하면 탄수화물과 비슷하게 인슐린을 자극하기 때문인데, 과잉 단백질은 간에서 포도당으로 변환되어 혈당 수치를 높이고 결과적으로 인슐린을 생성한다. 키토시스에 진입하고 이를 유지하는 데 이상적인 탄단지 비율은 다음과 같다.

탄수화물 5%

단백질 25~35%

지방 60~70%

콩은 NG, 콩 발효 식품은 OK

세계보건기구가 육류를 발암 물질로 지정해 육류를 경계하는 시각이 퍼지면서 상대적으로 식물성 단백질의 중요성이 대두되었다. 이 과정에서 대체품으로 각광받게 된 것이 '밭에서 나는 소고기'라 불리는 콩인데, 안타깝게도 콩은 그렇게 건강한 식품이 아니다.

콩에는 난소화성 단백질이 많이 들어 있으며, 이 난소화성 단백질에는 단백질 분해 효소인 트립신을 저해하는 효소가 들어 있어 장에서 소화가 잘되지 않는다. 소화되지 못한 난소화성 단백질은 장에서 염증을 일으키는 원인이 되며 장 내부에 상처를 내고 장 누수 증후군을 악화시키는 역할도 한다. 이 밖에도 콩에는 피트산이 들어 있는데 칼슘, 철분, 마그네슘과 같은 미네랄의 흡수를 방해하는 물질이다.

콩의 나쁜 점은 이것만이 아니다. 콩은 구리 함량이 높아서 구리-아연의 불균형을 초래한다. 구리-아연의 불균형은 알레르기를 유발하고, 성호르몬 불균형을 야기하며, 감정 조절을 어렵게 하는 등 여러 문제를 일으키는 원인이 된다. 그리고 갑상샘 호르몬을 교란시켜 갑상샘 비대증을 유발하는 원인 물질로 작용하기도 한다. 심지어 우리가 먹는 콩의 상당수는 유전자 변형(GMO) 콩이다. GMO가 안전한지 위험한지 아직 결론이 난 것은 아니지만, 위에 좋지 않은 작용을 한다는 점까지 두루 고려한다면 콩이 굳이 챙겨 먹어야 할 음식은 아니라는 점을 충분히 판단할 수 있을 것이다. 그런데 우리 전통문화에는 콩을 건강하게 먹는 아주 좋은 방법이 있다. 두부, 된장, 청국장이 그것이다.

먼 옛날 고려 말부터 기록이 존재하는 전통 음식 '두부'는 장을 자극하지 않고 소화가 잘되도록 콩을 먹을 수 있는 방법이다. 두부는 콩의 난소화성 단백질 문제와 트립신 저해 효소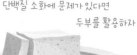
문제를 해결해 주는 음식이어서, 필자는
호르몬과 관련된 문제가 없는 어르신들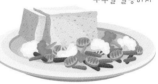
이라면 치아가 안 좋은데 굳이 고기를
먹기보다 차라리 두부를 충분히 활용할 것
을 권하고 있다. 단, 공장에서 나오는 두부는 첨가물이 많이 들어가기
때문에 권장하지 않으며, 되도록이면 전통 방식으로 만들어진 두부를
먹는 것이 좋겠다.

콩을 발효해서 먹는 된장과 청국장 등 발효된 콩의 이점은 한두 가
지가 아니다. 단백질 분해 효소가 나와서 소화를 돕는 식재료로 변하는
것은 물론이고, 비타민 K2가 생성되면서 혈액 순환에도 도움을 준다.
장내 세균총의 긍정적 변화도 가져올 수 있다.

동양과 서양은 콩이 유통되는 방식이나 먹는 방식이 많이 다르다. 서
양의 경우 생콩이나 통조림 콩을 많이 먹는 데 반해 우리나라와 일본,
중국 등은 콩을 건조하여 보관하다가 푹 삶아 먹거나 두부로 만들어 먹
고 된장 등의 발효 식품으로 먹는다.

이 때문에 서양에서는 콩의 유해함을 들어 권장하지 않지만 일본에
서는 콩류를 좋은 당질 제한 식품으로 추천한다. 아무래도 유통이나 조
리 방식 등의 영향이 있을 것이다. 필자는 콩을 권장하진 않지만 필요
에 따라 요리에 곁들이는 선에서 적당히 활용하는 것은 괜찮다고 생각
한다. 그러나 앞에서 이야기했듯이 콩을 '건강식'이라고 생각해서 일부
러 챙겨 먹지는 말자. 저탄고지 다이어트에서 콩은 결코 '밭에서 나는
소고기'가 될 수 없다.

　　　　　　　　　　　　　　　　　　　　기적의 식단

김치는 충분히 발효된 것으로

김치의 유산균은 장내 세균의 균형에 도움이 되므로 충분히 숙성시켜 발효가 된 김치를 먹을 것을 권장한다. 이때 파김치, 배추김치, 열무김치 등은 먹어도 되지만 당 함량이 높은 깍두기나 겉절이 김치는 피하는 것이 좋다.

가장 이상적인 것은 설탕을 첨가하지 않고 땅속에서 완전히 공기가 밀폐된 상태로 숙성된 김치인데, 현실적으로 구하기가 쉽지 않으므로 최대한 이 조건에 가깝게 만들어진 김치를 먹는 것이 좋겠다.

과민성 대장 증상이 있는 사람들은 장을 자극할 수 있는 고춧가루, 마늘 등을 줄인 백김치나 동치미를 담가서 먹을 수도 있다. 양배추를 이용한 독일식 백김치 사우어크라우트도 괜찮다.

가공식품과 술은 최대한 멀리

육류의 단백질이라고 무조건 건강한 것이라고 보면 안 된다. 가공육은 되도록 배제하는 것이 좋다. 햄이나 소시지 같은 가공육에는 폴리인산나트륨(sodium tripolyphosphate), 아질산나트륨(sodium nitrite), 수크랄로스(sucralose), 아스파탐(aspartame)과 같은 가공 첨가물이 많이 들어 있다. 그리고 히스타민 수치가 높아 알레르기가 있는 사람들에게는 염증을 증가시키는 요인도 된다. 따라서 저탄수화물 고지방 식단이라고 하면 '가공식품을 배제하고 천연 식품을 섭취하는 식단'이라고 생각하는 것이 정답이다.

물론 처음에는 '탄수화물만 아니면' 하는 마음으로 가볍게 시작하는 것도 괜찮다. 소시지나 햄을 조금 먹는다고 당장 몸에 문제가 되지도 않을 것이다. 그러나 저탄고지 식단은 결국 건강을 위해 한 끼, 한 끼를 좋은 음식으로 채우는 식단이다. 되도록이면 가공식품은 식단에서 배제하자. 부득이하게 가공식품을 구입해야 한다면 반드시 뒷면의 원재료 및 함량 정보를 확인해서 '최대한 첨가물이 적게 든 것'을 선택하는 것이 좋겠다.

술은 되도록 피하는 것이 좋다. 어떤 술이든 과음은 좋지 않지만, 그래도 구분해서 마셔야 할 기준은 있다. 당분이 거의 없는 위스키, 고량주, 안동 소주나 일본 소주 같은 증류식 소주, 단맛이 덜한 드라이 와인까지는 조금씩 즐겨도 된다. 반면 희석식 소주, 맥주, 막걸리는 당분이 많으니 멀리하는 것이 좋다. 특히 맥주와 막걸리는 탄수화물 함량이 높아 가급적 마시지 않는 것이 좋은데, 맥주는 라거 맥주 기준으로 300cc 한 잔이 상한선이다. 최근 출시된 우리나라의 증류식 소주는 병 표면 라벨을 보면 당의 첨가 여부를 알 수 있으니 꼭 한 번 확인해 보자.

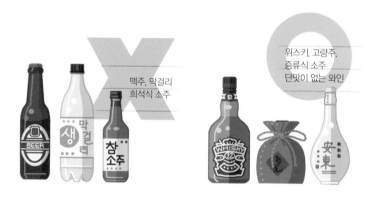

맥주, 막걸리
희석식 소주

위스키, 고량주,
증류식 소주
단맛이 없는 와인

기적의 식단

커피와 차는 좋은 저탄고지 음료… 그러나 '하루 2잔'을 지키자

커피는 좋은 지방과 폴리페놀이 함유된 좋은 음료다. 건강을 위해서는 좋은 원두를 사용한 드립 커피가 가장 좋으며, 믹스 커피나 인스턴트커피는 되도록 마시지 않는 것이 좋다. 커피 원두의 유통 과정에서 곰팡이가 생겨 문제를 일으킬 수 있다는 시각도 있는데, 최근에는 커피콩의 겉과 속을 고르게 볶아 곰팡이를 최소화한 원두도 얼마든지 시중에서 구할 수 있으므로 이 이유를 들어 멀리할 필요는 없다. 커피는 하루에 2잔 이하가 적당하며, 더 많이 마시면 부신에 무리가 와서 몸이 더욱 피로해질 수 있다.

요즘 체중 감량에 효과가 있다고 알려지면서 각광받고 있는 커피도 있다. 바로 버터 커피로, 데이브 아스프리(Dave Asprey)가 그의 책《최강의 식사(The Bulletproof Diet)》에서 버터 커피라는 이름으로 소개하여 유명해졌다. 커피에 코코넛 오일 또는 MCT 오일˚과 버터를 섞어서 만든 것인데 순간적으로 강한 힘을 내게 해주는 에너지 부스터로 유용하다. 그러나 매 끼니를 버터 커피로 먹는 것은 결국 원 푸드 다이어트이므로 건강에 좋지 않다.

최근에는 인스턴트 버터 커피가 출시되어 간편하게 즐길 수 있게 되었지만 장 건강에 나쁜 영향을 끼칠 수 있는 유화제와 식품 첨가물들이 포함되어 있으니 잘 골라 먹는 것이 좋겠다.

버터 커피를 마시는 방법 가운데서 가장 큰 효과를 볼 수 있는 조합

✓ MCT 오일: MCT 오일은 옥탄가 기준 C8, C10, C12까지를 말한다. 지방은 카르티닌 셔틀을 통해 미토콘드리아 내로 들어가는데 MCT는 바로 아세틸-CoA로 전환되어 에너지를 만들고, 케톤으로 바로 전환될 수 있기 때문에 상당히 효율적인 에너지원이다. MCT 오일 중에서도 옥탄가가 낮을수록, 즉 C8(카프릴산)의 순도가 높을수록 에너지로 빨리 전환되고, 열효율도 매우 높다.

은 '기 버터-MCT 오일' 조합이다. 특히 목초 사육 소의 젖으로 만든 기 버터는 지용성 영양소의 보고이며, MCT 오일은 좋은 에너지 부스터다. 따라서 이 둘을 버터 커피에 이용하는 것은 지용성 영양소를 공급하면서 에너지도 쉽게 낼 수 있는 최적의 궁합을 의미한다.

MCT 오일은 다른 것에 비해 소화, 분해 등의 과정 없이 바로 에너지로 쓸 수 있는 양질의 에너지원이다. 자동차 연료로 치면 고급 휘발유 같은 역할을 하는 효율성이 좋은 오일이라고 생각하면 된다. 그렇다고 MCT 오일이 누구에게나 좋은 것은 아니다. 효율성이 아주 높으면 에너지를 즉각적으로 얻는 데는 도움이 되나, 초과된 에너지가 신경 조직 손상이나 급격한 자율 신경계 항진 등 몸에 무리를 줄 수도 있기 때문이다. 그리고 이미 부신 피로가 있고 교감 신경 활성이 높은 상태라면 효율성이 아주 높은 에너지는 두통, 현기증, 구토, 심계항진(심장 두근거림) 및 눈의 조절 장애 등 교감 신경 과다 증상을 일으킬 수 있다. 이러한 증상들은 부신을 망가뜨리는 결과를 낳기도 한다. 그리고 장이 안

제로 칼로리 다이어트 음료수는 괜찮은가요? 🔍

음료수 중에 '0kcal'라고 표시된 제품이 종종 있는데 정말일까. 이런 것은 먹어도 되지 않을까 한 번쯤 고민을 했을 것이다. 제로 칼로리가 존재할 수 있는 이유는 표기법상 100g당 5kcal 미만의 열량일 경우는 '0'으로 표시가 가능하기 때문이다. 물론 다른 음료수보다야 열량이 낮으므로 살이 덜 찌기야 하겠지만 이런 음료수에는 단맛을 내는 감미료가 들어 있기 때문에 저탄고지 다이어트에는 결코 도움이 되지 못한다. 단맛에 길들여져 탄수화물을 끊어내는 것을 어렵게 하기 때문이다.

참고로 지방, 당류 또한 100g당 0.5g 미만일 경우, 트랜스 지방은 0.2g 미만일 경우 '0'으로 표시가 가능하다. 식품 성분표상에는 '0'kcal가 존재할 수 있어도 실제로는 '0'kcal는 없다는 점을 알아두자.

기적의 식단

좋다면 MCT 오일이 장을 자극할 수도 있으니 조심해야 한다.

따뜻한 차는 일과 중에 중간중간 마시는 것이 도움이 된다. 대부분의 차에 들어 있는 카페인은 일시적으로 혈압을 올리고 교감 신경을 자극해서 대사를 활성화시킨다. 또 도파민 생성을 유도해서 각성 효과를 내며, 식욕을 억제하고, 기억력과 집중력을 향상시켜 준다. 원활한 배변에도 도움이 된다.

그렇지만 카페인은 부신을 피로하게 만들고, 위를 자극하며, 이뇨 작용으로 인해 몸을 탈수시키는 역할도 한다. 그래서 차나 커피는 각각 하루에 2잔 이하로 마시는 것이 좋으며, 부신 피로를 겪는 사람들은 카페인이 함유된 커피나 차는 마시지 않는 것이 좋다.

필자에게 특별히 차 한 가지를 추천하라면 서슴없이 '말차(가루 녹차)'를 추천하겠다. 녹차 잎을 가루로 만든 말차는 녹차에 함유된 비타민 A·E, 카테킨, 식이섬유를 100% 그대로 섭취할 수 있게 해주는 것이 장점이다. 또 말차에는 알파파 상태를 유지해서 집중력을 높이고, 심리적 안정감을 주며, 카페인의 부작용을 상쇄시켜 숙면에 도움을 주는 테아닌*이 풍부하게 들어 있다.

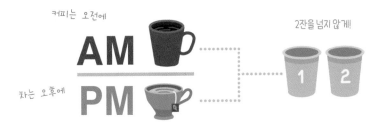

✓ 테아닌(theanine): 차와 일부 버섯 품종에만 들어 있는 천연 유리 아미노산으로, 특히 홍차와 녹차에 많이 함유되어 있다.

양념과 소스를 조심하라

우리나라 사람들은 맵고 짜고 단 양념에 길들여진 경향이 있어 이 양념을 끊어내기가 쉽지는 않다. 하지만 매운 양념에는 탄수화물이 많이 들어 있고 자극적인 데다 '밥'을 부른다. 특히 고추장에는 많은 양의 밀가루(또는 쌀가루)와 설탕이 들어 있으므로 저탄고지 식단에서는 금해야 할 양념이다.

저탄고지 식단에 경험이 쌓여 섭취한 탄단지가 머릿속으로 그려지고 대체 식품을 찾아 적절히 대응할 수 있게 되기까지는 소스나 양념 없이 최대한 담백하게 소금 간 위주로 먹는 것이 좋다.

가장 많이 쓰는 양념인 설탕과 간장 등은 시중에서 쉽게 구할 수 있는 저당질 식품으로 대체하고, 서양식 소스의 경우에도 만드는 과정에서 밀가루가 들어가는 것이 많으므로 잘 따져서 먹는 것이 좋겠다.

TIP │ 추천하는 감미료

천연 감미료는 올리고당이나 당알코올의 형태이기 때문에 장이 예민한 경우는 피하는 것이 좋다. 천연 감미료 역시 인슐린을 자극한다는 보고가 많고, 렙틴 저항성을 악화시키기도 하기 때문에 설탕의 단맛을 천연 감미료로 대체하는 것보다는, 입에서 단맛을 빼고 자연 그대로의 맛을 음미하는 습관을 들이도록 하자.

	혈당 지수(GI)	순탄수화물 (100g당)	비고
스테비아	0	5g	특유의 쓴맛으로 단독으로는 사용되지 않음
에리스리톨	0	5g	과일과 발효 식품에서 만들어진 천연 제품을 추천(GMO 옥수수 제품에 주의)
알룰로스	0	0~5g	비교적 안전한 인공 감미료
나한과	0	0~25g	

※ 일반적으로 사용하는 조미료에는 당분 등 탄수화물이 많이 들어 있는 경우가 많다. 설탕 대신 혈당 수치를 올리지 않고 탄수화물 함량이 낮은 천연 감미료를 사용하고, 간장은 재래식 국간장이나 100% 콩간장을 찾아 먹는 것이 좋다.

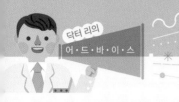

버터와 버터 커피만으로 저탄고지 다이어트가 가능할까?

버터는 저탄고지 다이어트에서 매우 유용한 식재료다. 건강한 동물성 지방으로 만들어진 건강 식재료인 만큼 잘 활용하면 키토시스 상태를 유지하고 에너지를 꾸준히 공급하는 데 큰 도움이 된다. 하지만 제대로 된 음식을 먹지 않고 버터만 먹는 것은 체중 감량에도 건강에도 도움이 되지 않는다.

버터 커피도 다르지 않다. 저탄고지 식단에서 버터 커피는 에너지를 빠르게 채울 요량으로 또는 한 끼 정도의 식사 대용으로 먹는 것인데, 버터 커피를 만드는 업체들의 과장 광고만 보고 버터 커피만 먹으면 살이 빠진다고 생각하는 사람들이 있다.

버터 커피를 먹는다고 그냥 살이 빠지지 않는다. 버터 커피는 지방을 쉽게 섭취할 수 있는 방법 중의 하나일 뿐이다. 또한 저탄고지 식단이 병행되지 않는다면 고탄고지를 하고 있는 것밖에 되지 않는다.

버터 커피를 다이어트 음료라고 생각하고 있다면 당장 생각을 바꿔라. 저탄고지 다이어트는 그냥 지방을 많이 먹는 다이어트가 아니다. 누누이 강조하지만 탄수화물은 제한하고 그로 인해 부족해진 에너지를 양질의 지방으로 채우는 식단이다. 버터만 먹거나 버터 커피만 마신다면 영양 불균형을 초래하는 원 푸드 다이어트와 무엇이 다르겠는가!

또 버터 커피를 저탄고지 다이어트 필수품으로 생각하지는 않았으면 좋겠다. 결국 이것도 사람마다 차이가 있다. 포화 지방 섭취가 잘 안되는 사람, 유전적인 이유로 포화 지방 섭취를 줄여야 하는 사람, 알레르기나 호르몬 질환 때문에 유제품을 줄여야 하는 사람, 부신 피로 때문에 카페인을 줄여야 하는 사람은 버터 커피를 남용하지 않도록 주의해야 한다.

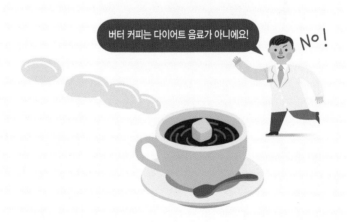

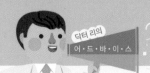

살을 빼려면 3-7-7 법칙을 기억하라!

저탄고지 다이어트는 비만을 예방하고 치료하는 데 무척 좋은 솔루션이다. 그
런데 저탄고지 식단을 잘 지키고 있다고 생각하는데도 살이 안 빠진다며 고민
을 토로하는 사람들이 많다. '저탄고지 라이프스타일' 카페에서도 가장 단골로
올라오는 질문인데 사연을 들어보면 결국 이유는 식단을 제대로 실천하지 못
하고 있기 때문이다.

살을 빼려면 좀 더 엄격한 저탄고지 식단이 필요하다. 살이 빠지기 시작할 때
까지 최소 10일 걸린다는 것을 명심하고 20일 이상을 꾸준히 견뎌내면 어느
정도의 체중 감량 효과는 누구나 누릴 수 있다. 체중 감량의 지름길은 없다. 살
을 빼려면 3-7-7 법칙을 기억하라!

 첫 3일 엄격한 저탄고지 식단으로 키토시스 상태에 진입한다

키토시스 상태에 빠르게 돌입하려면 3일 동안은 엄격한 저탄고지 식단을
고수해야 한다. 탄수화물은 최대한 억제하고 에너지 효율이 높은 음식을
섭취한다(품질 좋은 고기와 지방 등의 고열량 영양식).

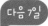 **다음 7일** 키토시스 상태를 유지한다

살 빠지는 몸을 만들려면 7일은 키토시스 상태를 유지해야 한다. 안정적
인 지방 대사가 이뤄져야 살이 빠지기 때문이다. 그러나 이 기간 동안 한
번이라도 키토시스 상태에서 벗어났다면 처음으로 돌아가 다시 시작한다.

다음 7일 안정적인 키토시스 상태를 지속한다

이제 비로소 안정적인 지방 대사가 가속화되며 살이 빠지는 단계에 진입한
것이다. 역시 한 번이라도 키토시스 상태를 벗어났다면 말짱 도루묵! 1일부
터 다시 시작이다.

오랜 기간 저탄고지를 라이프스타일로 유지하는 사람들의 식단은 체중 감량이 목표가 아니라 본인들의 상태에 맞는 저탄고지 건강 유지 식단이라고 봐야 한다. 어찌 보면 이 고수들의 식단은 굉장히 유연하게 구성되어 있다. 자세히 살펴보면 식단으로 인한 스트레스를 최소화하면서도 키토시스-인/아웃을 효과적으로 관리하고 있다. 하지만 말 그대로 이것은 고수들이나 가능하다. 따라서 체중 감량이 목적이거나 저탄고지를 이제 시작하는 사람이라면 엄격한 관리가 필요하다.

Q 저탄고지 고수라는 선배들은 가끔 라면 같은 것도 먹던데 나도 한 번쯤은 괜찮겠지?

그들은 라면을 먹어도 키토시스-아웃 상태로 가지 않도록 관리가 가능하며 연달아 먹는다든지 빈번하게 먹는 것을 억제할 수 있는 고수들이다. 나는? 카페에서 유행하는 표현으로 "입 터져서 계속 먹게 된다."

또 가공 소시지, 소스 뺀 돈가스, 피가 얇은 만두 등 흔히 저탄고지인들이 '야매키토'라 부르는 음식들은 근근이 키토시스를 유지하게는 해줄지 모르나 체중 감량에는 도움이 되지 않는다.

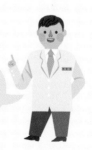

Q 키토 빵은 탄수화물 함량이 적어 괜찮다던데?

키토 빵을 가끔 기분 전환 삼아 먹는 것은 괜찮지만(이것도 초기에는 금지다!) 한번 먹으면 그 맛과 간편함에 빠져 제대로 된 저탄고지식을 지속하기 힘들다. 저탄고지식이 건강식이며 체중 감량 식단인 이유는 영양가 있는 음식을 골고루 먹는 식단이기 때문이라는 사실을 다시 한번 기억하자.

> 증량템은 있어도 감량템은 없어요.
> 살을 빼려면 엄격한 저탄고지식이
> 필요해요.

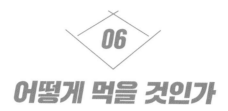

어떻게 먹을 것인가

저탄고지 식단을 시작할 때 식사의 중요한 원칙을 잘 지키는 것이 무
엇보다 중요하다. 원칙을 잘 지키면서 도입기, 지방 대사기, 유지기를
이어나가야 키토시스 상태를 잘 유지할 수 있기 때문이다. 그렇다면 지
금부터 저탄고지 식사의 원칙과 단계별로 유의할 점들을 하나하나 짚
어보기로 하자.

주 끼니와 부 끼니를 구분하자

인슐린 저항성은 고지혈증을 비롯해 각종 성인병의 원인이 되기 때
문에 평상시 인슐린 스파이크를 최대한 낮게 유지해야 한다. 인슐린 스
파이크를 낮추는 가장 좋은 방법은 탄수화물은 최대한 줄이고, 단백질
을 적당히 먹고, 가끔 단식을 하는 것이다. 또 하루 세끼를 당 지수*가

✓ 당 지수(GI-Glycemic Index): 탄수화물에 포함되어 있는 당질의 양을 기초로 음식을 섭취했
을 때의 혈당치 상승을 지수로 나타낸 것이다.

낮은 음식으로 든든하게 잘 챙겨 먹고 간식을 먹지 않는 것이 좋다.

특히 명심해야 할 점은 저탄고지 식이 요법 도입기에는 꼭 세끼를 챙겨 먹어야 한다는 것이다. 친환경 전기 자동차를 사서 서울에서 부산까지 간다고 생각해 보자. 처음에는 한 번 충전으로 부산까지 갈 수 있을지 정확히 알 수가 없다. 그럴 때 가장 좋은 방법은 거리를 정확히 세 구간으로 나누어서 1/3 지점마다 충전을 하는 것이다. 저탄고지 식이 요법도 마찬가지다.

하루에 한두 끼만 먹고 에너지가 부족하지 않게 생활할 수 있을지 처음에는 잘 모르기 때문에 세끼를 정확히 나눠서 먹는 것이 가장 효과적인 방법이다. 이때 주의할 점이 있는데 바로 삼시 세끼 중 중심이 되는 끼니(주 끼니)와 보조가 되는 끼니(부 끼니)를 구분하여 먹는 것이다.

주 끼니와 부 끼니를 구분해야 하는 이유는 하루 세끼를 모두 주 끼니, 즉 보통의 저탄고지 식단으로 먹으면 에너지 과잉 상태가 되기 때문이다. 다이어트를 위해서라도 주 끼니와 부 끼니를 의식적으로 구분해서 먹는 것이 좋으며 이 방식은 과식을 방지하는 효과가 있다. 방법은 간단하다. 주 끼니에서는 필요량만큼의 에너지를 섭취하고 부 끼니 때는 대사량을 유지할 정도로만 먹는 것이다.

지방을 에너지원으로 쓰면 탄수화물을 에너지원으로 쓸 때처럼 혈당이 급격하게 오르거나 떨어지는 일 없이 안정적으로 에너지가 공급된다. 따라서 키토시스 상태에 접어든 이후에는 하루 생활에 필요한 에너지를 한 끼에 몰아서 다 먹어도 되지만, 식단 초기에는 주 끼니와 부 끼니를 구분해서 먹는 습관을 기르는 것이 좋다. 그래야 늘 가벼운 몸 상태를 유지할 수 있다.

저탄고지 식단 초기에는 하루 세끼를 다 챙겨 먹는 게 좋다고 하면 소화가 잘 안되어서 세끼를 다 먹기 부담스럽다는 사람이 적지 않다. 하지만 결론부터 말하자면, 저탄고지로 세끼를 잘 챙겨 먹으면 위가 건강해지므로 소화 불량 문제도 저절로 해결된다.

단, 상당수의 사람들이 이미 스트레스, 찬 음식, 가공식품 등으로 인해 위가 안 좋아진 상태에서 세끼를 저탄고지로 계속 먹으니 처음에는 위가 불편할 수밖에 없다. 하지만 위에 부담이 가지 않도록 주 끼니와 부 끼니로 구분하여 저탄고지 식단을 꾸준히 진행하다 보면 서서히 위장의 기능도 좋아질 것이다.

위가 많이 안 좋은 사람들은 무리하지 말고 주 끼니에서도 고기를 너무 많이 먹는 것은 지양하고 서서히 먹는 양을 늘려나가도록 하자.

앞서 아궁이 이론으로 설명했듯이 아무리 좋은 다이어트라도 현재의 몸 상태에 따라 결과가 달라질 수 있다. 알레르기 체질이거나, 장 기능이 안 좋거나, 난치성 질환 등으로 몸이 안 좋은 사람들은 저탄고지 식단을 시작하기 전에 병원을 방문하여 상담할 것을 권한다.

탄단지 비율, 꼭 맞춰야 할까?

전혀 그럴 필요가 없다. 하루에 먹는 음식이 전체적으로 저지방만 아니면 된다는 정도로, 탄수화물만 제한하면 된다는 마음으로 편하게 먹으면 된다. 그리고 키토시스 상태를 효율적으로 유지하기에는 지방 섭취량이 조금 적다고 생각되면 지방의 비율을 조금 늘리면 된다. 지방의 양이 아니라 '비율'을 말하는 것이다. 그런데 이때 무리해서 억지로 비율을 맞추려 들면 스트레스가 생기고, 지방의 섭취량이 갑자기 늘어나 영양 균형이 깨질 수도 있으니 주의하자. 이럴 경우 체중 감량이 안 되거나, 몸이 상할 수도 있으므로 지방 비율을 조금씩 늘려가는 것이 좋다. 가장 중요한 것은 본인의 몸 상태라는 것을 명심하자.

소금과 물을 충분히 섭취하자

키토시스 상태에 들어가 인슐린 분비가 줄어들면 콩팥에서 나트륨 (염분)을 다시 흡수하지 않기 때문에 몸에서 나트륨과 수분이 빠져나간다. 따라서 저탄고지 식단에서는 물과 소금을 충분히 섭취하는 것이 매우 중요한데, 저염식을 강조하는 다른 다이어트와는 달리 약간 짜다 싶을 정도로 간을 해서 먹는 것이 좋다.

다음과 같은 증상이 발생하면 소금 또는 물이 부족해 생기는 문제일 수 있으므로 소금 또는 물의 섭취량을 늘려본다.

- 교감 신경 조절 능력의 저하로 심계항진(가슴 통증, 두근거림, 호흡 곤란 등), 눈의 조절력 저하, 감각 과민, 수면 장애, 귀 먹먹함, 두통, 어지러움, 메스꺼움 등의 증상이 생긴다.

- 부신 피로 악화로 에너지 생성 및 체력 저하 현상이 생긴다.

- 간의 해독 능력이 저하되어 피로감이 상승한다.

- 갑상샘 기능 저하로 저체온증, 수족 냉증, 부종, 체중 감량 정체 등이 생긴다.

- 염증과 알레르기 증상이 심해진다.

- 위산 분비 저하 및 위장 탈수가 일어나 소화에 문제가 생긴다.

TIP | **식단 초기 부작용을 줄이고 예방하는 방법 5가지**

1 탄수화물을 급격하게 줄이지 말고 점차 줄여간다.
2 물을 하루에 1~1.5리터 이상 충분히 마신다.
3 음식에 소금 간을 충분히 해서 먹는다.
4 채소와 베리류 등 미네랄이 풍부한 음식을 먹는다.
5 견과류, 아보카도, 카카오 등 마그네슘이나 칼륨이 풍부한 식물성 음식을 먹는다.

키토시스 상태에서 인슐린 기능이 억제되면 콩팥에서 나트륨, 수분 외에 칼륨도 빠져 나간다. 칼륨의 보충을 따로 언급하지 않은 이유는 칼륨이 부족해지는 경우는 거의 드물기 때문이다. 하지만 부종, 고혈압, 수면 장애, 메스꺼움, 불안이 지속되고 소금을 섭취해도 근육 경련 증상이 지속된다면 칼륨 부족을 의심해 봐야 한다.

칼륨이 많이 들어 있는 식품은 아보카도, 단호박, 시금치, 코코넛 밀크, 요거트, 버섯 등이다. 단, 콩팥 기능에 이상이 있는 사람은 칼륨이 많은 음식을 섭취하는 데 제약이 있다. 전문의와 상담할 것을 권한다.

눈가가 떨리고, 근육에 쥐가 난다면? 🔍

눈가가 떨리거나 근육에 쥐가 나는 증상은 전해질(마그네슘, 칼륨, 염분 등)의 균형이 맞지 않아서 생기는 현상이므로 마그네슘 영양제를 섭취하면 대개 증상이 호전된다. 그래도 해결되지 않는다면 칼륨도 따로 섭취하기를 권장한다. 무엇보다 물과 염분을 충분히 섭취하는 것이 제일 중요하니 꼭 챙기자.

마그네슘이 풍부한 식품들			
식품	함량	식품	함량
다시마	760mg	밀기울	490mg
밀 씨눈	336mg	아몬드	270mg
브라질너트	225mg	기장	162mg
피칸	142mg	호밀	115mg
현미	88mg	새우	51mg
아보카도	45mg	체더치즈	45mg
파슬리	41mg	해바라기 씨	38mg
보리	37mg	마늘	36mg
게	34mg	브로콜리	24mg
당근	23mg	셀러리	22mg

100g당 마그네슘 함량

기적의 식단

식단 초기에 겪을 수 있는 증상들

식단 초기에는 다음과 같은 증상이 나타날 수 있다. 시작 전에 다음을 숙지하고 예방 및 해결법을 미리 알아보도록 하자.

■ 키토 플루

저탄고지 식단 후 꽤 많은 사람들이 두통, 어지러움, 가슴 두근거림, 근육 경련, 불면증 등의 증상을 겪기도 한다. 이를 통칭해서 키토 플루라고 하는데 이런 증상이 나타났을 때 수분과 염분만 충분히 섭취해도 대부분의 문제가 해결된다. 증상이 심할 때는 마그네슘을 섭취하는 것도 좋은 방법이다(마그네슘 영양제, 카카오 90% 이상 초콜릿, 견과류 등).

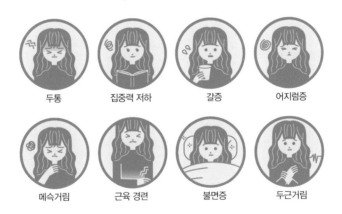

| 두통 | 집중력 저하 | 갈증 | 어지럼증 |

| 메슥거림 | 근육 경련 | 불면증 | 두근거림 |

■ 키토 래시

식단을 무리해서 급격히 진행하면 목 뒤쪽을 비롯한 몸의 여러 부위에 키토 래시라고 하는 피부 발진이 일어날 수 있다. 키토 래시 발생 시 먼저 탄수화물 섭취량을 늘리고, 발진 부위에 보습제를 발라 수분을 충분히 보충하고, 병원에서 약을 처방받는 것이 좋다.

■ 변비나 설사

변비가 생기면 우선 프로바이오틱스를 섭취해 본다. 두 번째로 식이섬유를 늘린다. 그래도 안 되면 식이섬유를 줄이면서 수분이나 염분, 식초 섭취량을 늘려보고 또 경우에 따라 불포화 지방 섭취량을 늘려보는 것도 도움이 된다. 또 영양제 요법으로 마그네슘이나 비타민 C를 대용량 섭취하는 것도 변비 해결의 한 방법이기도 하다. 커피는 사람에 따라 변비에 도움이 되는 경우도 있고, 방해가 되는 경우도 있지만 대체적으로는 도움이 되니 시도해 보고 그렇게 해도 해결이 안 되면 백미나 감자와 같은 전분성 식품을 충분한 물과 함께 섭취해 본다.
반대로 묽은 변이나 설사가 나타나면 지방 섭취량을 조금 줄이는 것이 좋다.

■ 전해질 분균형

염분과 수분을 충분히 보충하자. 저탄고지 식이 초기에는 일시적인 탈수와 눈가가 떨리는 등의 전해질 불균형으로 인한 부작용들이 나타날 수 있는데 비타민과 미네랄을 섭취하는 것이 도움이 된다(비타민 B군, 마그네슘, 비타민 D, 요오드, 프로바이오틱스 등).

대사 증후군이 심하거나 당뇨약을 먹고 있는 환자라면 처음부터 급하게 탄수화물을 끊지 말고 1단계(150g)-2단계(100g)-3단계(50g)로 나눠서 단계적으로 줄여보자. 탄수화물을 줄이는 만큼 천천히 지방을 늘리면서 몸의 반응을 보아가며 키토시스 상태에 진입할 것을 추천한다.

키토시스-인/아웃이 반복되지 않도록 주의한다

일반식을 하는 사람들도 매일 키토시스-인/아웃을 한다. 잠잘 때는 케톤이 조금씩 나와서 사용되기 때문이다. 살짝씩 키토시스-인/아웃이 반복되는 것은 큰 문제가 되지 않지만 고혈당 피크가 반복되는 것은 건강에 해로울 수 있다.

가끔 치팅을 할 수는 있겠지만, 고혈당 피크는 부담이 될 수 있다. 키토시스 상태를 잘 유지하다 갑자기 고혈당 치팅을 하면 급격히 올라간 혈당을 우리 몸이 바로 처리하지 못할 수도 있기 때문이다. 키토시스 상태가 유지되는 동안 인슐린 자극이 없는 상태였다가 갑자기 혈당이 높아져서 인슐린이 자극되니 처음 저탄고지 식단을 시작했을 때에 겪었던 부적응 상황을 다시 겪게 되는 것이다.

이 상태를 필자는 편의상 '혈당 플루'라고 부르는데 열이 나고 으슬으슬 추워지는 증상이 나타나기 때문이다. 그런데 이런 증상을 느끼고 '안 되겠다' 싶어서 키토시스 상태로 다시 돌아가면 이번엔 키토 플루를 겪게 된다.

이렇게 급격한 혈당 플루와 키토 플루를 반복할 바에는 차라리 탄수화물을 조금씩 꾸준히 먹는 것이 낫다. 그렇지 않고 안 먹다가 많이 먹다가를 반복하면 우리 몸은 이쪽에도 저쪽에도 적응하지 못하는 부적응 상태에 계속 노출되기 때문이다.

키토시스-인/아웃이 꼭 나쁘다고 할 수는 없지만 혈당 플루와 키토 플루를 반복하면 몸이 피곤해지는 것은 분명하다. 어쨌든 가장 중요한 것은 과한 탄수화물 치팅을 되도록 피해야 한다는 점이다.

1단계 🔵 **도입 적응기**(3일~2주)

첫 일주일은 글리코겐과 함께 묶여 있던 수분들이 빠지면서 몸무게도 빠르게 줄어드는데, 여성보다는 남성이 좀 더 빠른 효과를 보인다. 2주 정도가 지나면 글리코겐과 수분이 새로운 균형을 찾으면서 체중 감량이 정체되거나 혹은 늘어날 수도 있다. 그러나 이 단계는 길어야 1~2주일이므로 꾸준히 식이 요법을 유지하면 된다.

식단을 처음 시작할 때는 세끼를 다 먹는 것이 좋다. 과식과 폭식을 피하려면 끼니를 든든하게 챙겨 먹는 것이 도움이 된다. 또한 음식은 시간을 두고 천천히, 꼭꼭 씹어 먹도록 하자. 그리고 끼니 이외의 간식 등은 되도록 먹지 않는 것이 좋으며, 효과적으로 키토시스 상태에 진입하려면 식단은 가급적 단순하게 구성하는 것이 좋다. 지방은 자연스럽게 음식을 통해 섭취하고 억지로 추가할 필요는 없다. 도입기의 총 칼로리 중 지방의 비율은 50~65%가 좋다.

키토시스 상태에 진입하기 위해서는 최소한 3일 이상은 탄수화물을 완전히 배제한 식단을 지속해야 한다. 그렇게 해야 체내 케톤이 생성되고 케톤 적응 상태를 유지할 수 있다. 중간에 야금야금 탄수화물을 먹게 되면 그만큼 목표는 멀어진다는 사실을 명심하자.

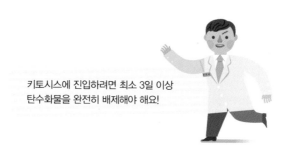

키토시스에 진입하려면 최소 3일 이상
탄수화물을 완전히 배제해야 해요!

기적의 식단

저탄고지 식단 초기에 탄수화물을 급격히 제한하면 어려움을 겪는 경우가 적지 않다. 포도당 대사에서 지방 대사로 바꾸는 과정에서 우리 몸이 적응할 시간이 필요하므로 어찌 보면 당연한 것일 수도 있다. 대표적인 것이 키토플루와 키토래시인데 이럴 때는 좋은 탄수화물을 적절히 섭취하여 몸을 달래주는 것이 좋다. 또한 스트레스를 받지 않도록 노력하고 잠은 푹 자는 것이 좋다.

2단계 **지방 대사기**(2주~3개월 또는 그 이상)

이제 몸이 완전히 적응해서 지방을 에너지원으로 쓰는 키토시스 상태에 진입한 단계이다. 여러 자료를 보면 대부분 탄수화물을 제한하고 2~3주 뒤부터 키토시스 상태에 돌입하고 3주 이후부터 몸속 케톤체 양이 훨씬 늘어난 것을 확인할 수 있다. 이때부터는 체중 감량이 원활히 이루어진다. 그러나 중간에 일시적으로 체중 감량이 멈출 수도 있으며, 체중이 다시 살짝 늘 수도 있다. 이런 현상은 여성들에게 더 많이 일어나는데(특히 생리 기간에), 너무 혼란스러워하지 말고 저탄고지 식단을 계속 유지하는 것이 다이어트를 성공으로 이끄는 현명한 방법이다.

또 처음 식단을 경험하는 것이라면 키토플루를 겪는 적응기가 있기 때문에 다소 긴 시간이 걸릴 수도 있다. 자신이 키토시스 상태에 안정적으로 진입했는지 확인하고자 '소변 케톤 스틱 검사'를 하는 사람이 많은데, 검사에 의존하지 말고 식단이 잘되고 있는지는 컨디션과 에너지로 판단하기를 권장한다.

먹는 양이 자연스럽게 줄어들 텐데, 배고플 때만 먹으면 되고 배가 고프지 않으면 굳이 먹지 않아도 된다. 이 상태에서는 하루 두 끼(간헐적 단식) 또는 한 끼(1일 1식)만 식사를 해도 괜찮다. 그러나 이런 간헐적 단식이 너무 길어지면 체중 감량에 정체가 오거나, 장이 예민해질 수 있으니 주의하는 것이 좋다.

음식을 다채롭게 늘려나가자. 지방 대사기가 되면 체중 감량이 잘되는 소위 '감량템'만 찾아서 먹으려 하는데, 자칫 원 푸드 다이어트에 빠지기 쉽고, 영양 불균형이 올 수도 있다. 그렇기 때문에 다양한 식재료로 자신이 직접 만들 수 있는 저탄고지 레시피를 늘려나가는 것이 좋다. 채소는 점차 늘리고 육류는 적당히, 맵고 자극적인 음식은 조금씩 줄여나가는 것이 좋다.

또한 무리하지 않는 선에서 몸에 맞는 적절한 운동을 하는 것이 도움이 된다. 근력 운동(저항성 운동), 요가 등을 추천한다. 근육을 늘리기 위해 단백질 섭취량을 늘려보거나 운동 1시간 전에 50g 정도의 탄수화물을 먹는 것이 도움이 될 수 있다.

공기가 좋은 날은 햇볕을 충분히 쬐어 비타민 D가 부족해지지 않도록 하고 자신에게 맞는 탄수화물 양을 파악(케톤 상태가 유지될 수 있을 정도)해서 필요할 때 적극적으로 섭취하는 것이 좋다(생리 전, 운동 전 등).

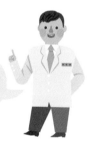

이 단계에서는 가벼운 근력 운동이나 요가 등을 해주면 좋아요.

기적의 식단

3단계 저탄수화물 고지방 라이프스타일 유지하기

지방 대사가 안정되면 체력도 강해지고 정신도 맑아진다. 그런데 상황이 좋아지면 꾀도 생기는 법이다. '이 정도는 괜찮겠지' 하며 치팅의 유혹에 자주 빠질 수 있다. 처음엔 치팅을 해도 쉽게 체중이 늘지 않기 때문에 이를 믿고 나도 모르게 점점 더 탄수화물을 허용하게 된다. 다음 내용을 숙지하여 건강한 저탄고지 라이프스타일을 즐겨보자.

1. 입이 단맛에 길들여지지 않도록 조심하고 간식을 늘리지 말자.

2. 탄수화물 섭취량을 몸에 맞게 점차 늘려나가되, 하루에 150g은 넘지 않는 것이 좋다(전체 칼로리의 25% 이하로 유지하자).

3. 탄수화물을 늘리는 만큼 지방(특히 포화 지방) 섭취량도 적절히 조절하자.

4. 자연 그대로의 음식, 염증을 덜 올리는 음식, 영양가 있는 음식을 먹는다는 마음가짐을 갖자.

5. 조금씩 탄수화물을 허용하다 보면 소위 '중탄고지'가 되기 쉽다. 이 기간이 오래가면 다시 살이 찌고 대사 증후군이 악화되는 쪽으로 넘어갈 수 있다. 대사 증후군이 악화되면 키토시스 상태로 돌아오는 데 짧게는 2주, 길게는 1개월 정도까지 걸릴 수 있으니 유의하자.

6. 버터 커피 대신 채소 녹즙(짜지 않고 갈아서 만든 것)을 한 끼 대용으로 활용하고 발효 식품(식초, 낫토, 백김치, 그릭 요거트 등)을 적극 이용하자.

7. 폭식 욕구가 치솟을 때는 최소 두 끼 이상은 꼭 저탄고지 식단을 고수하도록 하자.

8. 급격히 혈당을 올리는 'GI 지수(Glycemic Index, 혈당 지수)'가 높은 식재료는 피하자. 고당분 식사는 GI 지수가 높다.

9. 음식 섭취량이 늘어나면 저탄고지 식단을 지키고, 줄어들면 탄수화물 비율을 늘려도 된다(여기서 식사량이 줄었을 때 탄수화물의 비율을 늘려도 좋다는 말은 평소의 식사량보다 탄수화물 위주의 음식을 배부르게 먹어도 좋다는 말이 아니니 주의할 것).

TIP │ 당 민감성을 줄이려면?

저탄고지 식단을 오래 하다 보면 당분을 먹었을 때 갑자기 몸에 열이 확 오른다거나, 에너지가 급격히 떨어진다거나, 염증이 증가하는 경우가 있다. 이를 '당 민감성'이라고 하는데, 오랫동안 인슐린 호르몬 자극이 없다 보니 갑자기 혈당이 상승하는 것에 인슐린이 대항하지 못해 일어나는 현상이다.

초기에는 인슐린을 최대한 자극하지 않는 것이 도움이 되겠지만 저탄고지를 라이프스타일로 길게 가져가려고 한다면 평소에 당 민감성을 줄이는 훈련을 해두는 것이 좋다. 가끔 치팅을 하거나 감기 등의 증상으로 탄수화물을 섭취하는 경우도 생길 텐데, 당 민감성이 높다면 저탄고지 식단을 지속하기가 쉽지 않기 때문이다.

당 민감성을 줄이기 위해서는 평소에 채소(잎, 뿌리 할 것 없이)를 꾸준히 섭취해야 하고, 이것만으로 부족할 때는 저항성 전분이나 GI 지수가 비교적 낮은 탄수화물을 적당히 먹는 것이 좋다.

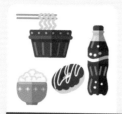

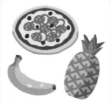

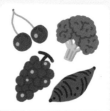

GI 지수 높음: 70 이상
백미, 파스타, 라면, 프레첼, 도넛, 젤리빈, 탄산음료, 수박

GI 지수 보통: 55~69 이상
현미, 중화면, 팬케이크, 피자, 비트, 파인애플, 바나나

GI 지수 낮음: 55 이하
고구마, 포도, 체리, 베리류, 브로콜리, 양상추, 양파

기적의 식단

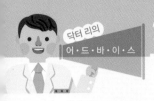
어르신들과 저탄고지 하기

한국인으로 태어나 밥심으로 살아온 지 어언 70~80년. 각종 대사 질환을 몸에 달고 살면서 매일 챙겨 먹어야 하는 약의 종류가 열 손가락으로도 다 꼽을 수 없는 어르신이 적지 않다. 저탄고지를 아는 사람들은 옆에서 보다 못해 걱정스러운 마음에 한마디 할 수도 있을 것이다. "흰쌀밥 많이 드시지 마세요.", "국수로 끼니 때우지 마세요."

그런데 주변의 어르신들 중에는 노령임에도 건강상 아무 문제없이, 젊은이들보다 더 활기차게 생활하는 분들도 있다. 그 이유가 어쩌면 요즘 젊은 사람들이 먹는 음식보다 훨씬 건강하게 드시고 있기 때문은 아닐까? 서울대학교에서 열린 강연회 질의 시간에 축산 쪽 원로 한 분께서 본인의 당뇨와 관련된 질의를 하시기에 이렇게 답한 기억이 있다.

"교수님, 그 연세까지 사는 것이 제 꿈입니다. 그리고 그렇게 건강히 살아오신 것만으로도 존경스럽습니다."라고.

대한민국 사람 거의 대부분은 밥을 주식으로 살아가지만, 어르신들은 정제된 가공식품을 좋아하지 않는 경우가 대부분이고 젊은 사람들처럼 당 중독 상태인 경우는 매우 드물다. 같은 밥심으로 살아가지만, 몸에 나쁜 당을 섭취하는 정도에 차이가 적지 않은 것이다.

그래도 나이가 들수록 나빠지는 신진대사나 대사 질환 등을 관리하려면 저탄고지의 개념을 조금은 심어드리는 것이 필요하다. 그래서 필자는 부모님들께 '보양식'의 개념으로 좋은 지방을 좀 더 챙겨 드리고, 하루에 달걀 2개, 코코넛 오일 1스푼 정도를 꼭 드시도록 하는 것이 좋다고 생각한다. 이 정도만 지킬 수 있다면 부모님 건강을 챙기는 것에서만큼은 자식으로서 도리를 다하는 것이라고 감히 말하고 싶다. 단, 이때 고기의 양이나 조리 방법 등은 치아와 소화 기관의 건강 상태를 보고 달리해야 한다.

청·장년들은 저탄고지를 할 때 저탄수화물이 우선이지만, 어르신들에게는 '고지방'에 무게를 둔 식단을 해드려도 좋을 것이다.

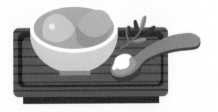

하루에
달걀 2개 + 코코넛 오일 1스푼을
꼭 챙겨드리자!

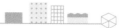

저탄고지는 오메가-3와 오메가-6 비율을 무너뜨린다?

저탄고지를 하면 육류 섭취가 증가하므로 오메가-3와 오메가-6 섭취 비율의 균형이 깨지는 것은 아닌가 하는 우려가 있다. 육류는 오메가-3에 비해 오메가-6 비율이 더 높으므로 오메가-6를 더 많이 섭취하게 되고, 결국 오메가-6 때문에 염증 질환의 위험에 더 노출될 수도 있지 않느냐는 우려다. 그러나 좀 더 자세히 들여다보면 전혀 걱정할 문제가 아니다.

우선 오메가-3와 오메가-6 비율이 왜 중요한가를 간단히 알아보자. 먼저 오메가-3와 오메가-6는 체내에서 합성하지 못하기 때문에 반드시 식품으로 섭취해야 하는 필수 지방산이다. 이 두 지방산은 혈압 조절, 혈액 응고, 염증 반응, 호르몬 합성, 면역 및 알레르기 반응 등 인체의 대사에 광범위하게 작용한다. 특히 이 둘은 상충되어 작용하는 부분이 있는데 오메가-3는 혈행을 원활하게 하고 염증을 억제하는 반면, 오메가-6는 혈전을 만들고 염증을 증가시킨다. 이런 상대적 관계 때문에 오메가-3와 오메가-6의 균형을 맞출 필요가 있다고 하는 것이다.

구석기 시대 인간이 섭취한 오메가-3와 오메가-6 비율은 1:1에 가까웠고 산업화 이전 시기에는 오메가-3와 오메가-6 섭취 비율이 1:4 정도였다. 그런데 산업화 이후 오메가-6 섭취량이 크게 늘면서 무려 1:20~50에 이를 정도로 큰 변화가 일어났다. 오메가-6 섭취량이 계속 늘면 두 지방산 사이의 균형이 무너지고 그로 인해 우리 몸에 이상 현상이 일어나는데, 혈관 질환 및 염증 증가가 대표적이라고 할 수 있다. 그래서 부랴부랴 오메가-3 비율을 높이고자 영양제까지 챙겨 먹기도 하지만, 문제는 영양제 섭취만으로는 체내 오메가-3 대 오메가-6 비율을 바꾸기 힘들다는 점이다.

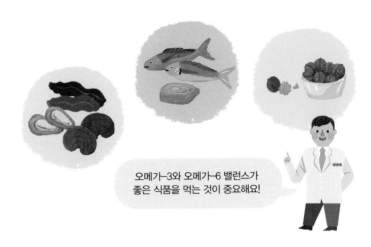

오메가-3와 오메가-6 밸런스가
좋은 식품을 먹는 것이 중요해요!

영양제보다는 오메가-3 대 오메가-6 비율이 좋은 음식을 먹는 것이 훨씬
유용하다. 불포화 지방산은 세포막을 구성하는 인지질로 사용되기 때문에 우
리가 먹는 불포화 지방산은 곧 우리 몸의 세포가 된다. 따라서 우리가 먹은 음
식의 오메가-3 대 오메가-6 비율은 그대로 우리 몸의 오메가-3 대 오메가-6
비율이 된다. 섭취하는 불포화 지방산의 성분 구조가 매우 중요할 수밖에 없
는 것이다. 이것은 비단 육류에만 국한되는 문제가 아니라, 우리가 섭취하는
모든 지방에 해당된다.

보통 소고기의 오메가-3 대 오메가-6 비율을 가지고 건강에 좋으니, 나쁘
니 하는 경우가 많은데 이것은 매우 단편적인 선동에 불과하다. 소고기의 지
방은 대부분이 포화 지방이며 소고기 지방 100g을 기준으로 삼았을 때 그 안
에서 오메가-3 대 오메가-6 비율을 결정하는 다가 불포화 지방산은 3g 정도
에 불과하기 때문이다. 게다가 우리가 하루 100g의 소고기 지방을 먹는 것 역
시 쉬운 일이 아니다. 오히려 조심해야 할 것은 식물성 기름이다. 우리가 흔히
조리유나 샐러드유로 쓰는 식물성 기름의 대부분은 포화 지방 함량보다 다가

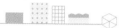

불포화 지방의 함량이 높은데, 소고기 1kg에 들어 있는 오메가-6의 양보다 식용유에 튀긴 감자튀김 몇 조각에 들어 있는 오메가-6 양이 훨씬 많다.

또 오메가-6가 많다고 무조건 염증이 늘어나는 것은 아니다. 오메가-6에 들어 있어 염증을 일으키는 요인이 되는 아라키돈산은 조리 방식에 적지 않은 영향을 받는다. 직화로 굽거나 기름에 튀긴 음식은 아라키돈산을 증가시키므로 매끼 굽거나 튀긴 음식을 먹는 식습관은 멀리하는 것이 좋겠다.

TIP │ **오메가-3 영양제를 고를 때 주의할 점**

오메가-3 영양제를 먹는다고 해서 체내 오메가-3와 오메가-6 비율은 쉽게 바뀌지 않는다. 하지만 지병이 있거나 양질의 지방을 섭취하기 어려운 환경이라면 양질의 오메가-3 영양제를 섭취하는 것도 다소 도움이 될 수 있다. 오메가-3 영양제를 고를 때는 다음을 참고한다.

1 물고기에서 추출한 오메가-3의 경우 히스타민이 많아 염증이 늘 수 있으니 이와 관련된 지병이 있는 사람은 다른 재료로 만든 오메가-3를 선택한다.

2 식물성 오메가-3보다 EPA, DHA가 들어 있는 동물성 오메가-3 제품을 선택한다.

3 식물성 오메가-3 제품은 흡수율 자체가 동물성 제품에 비해 떨어지니 고용량을 선택한다.

4 갑각류 알레르기가 있는 사람은 크릴새우에서 추출한 오메가-3를 섭취할 경우 알레르기 반응이 높아질 수 있으니 주의한다.

5 오메가-3도 지방의 일종이므로 산패할 수 있으니 제조일이 가까운 신선한 것을 선택한다.

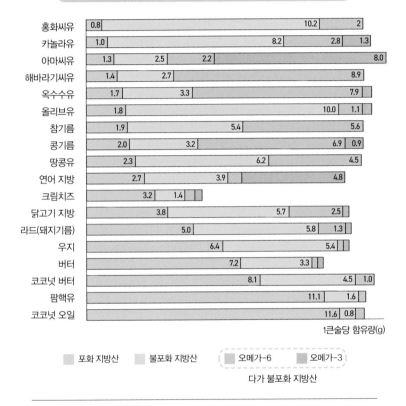

지방 성분 분석표: 오메가-3와 오메가-6 비율에 주목하자!

홍화씨유	0.8	10.2	2
카놀라유	1.0	8.2	2.8 / 1.3
아마씨유	1.3	2.5 / 2.2	8.0
해바라기씨유	1.4	2.7	8.9
옥수수유	1.7	3.3	7.9
올리브유	1.8		10.0 / 1.1
참기름	1.9	5.4	5.6
콩기름	2.0	3.2	6.9 / 0.9
땅콩유	2.3	6.2	4.5
연어 지방	2.7	3.9	4.8
크림치즈	3.2 / 1.4		
닭고기 지방	3.8	5.7	2.5
라드(돼지기름)	5.0	5.8 / 1.3	
우지	6.4	5.4	
버터	7.2	3.3	
코코넛 버터	8.1	4.5 / 1.0	
팜핵유	11.1	1.6	
코코넛 오일	11.6 / 0.8		

1큰술당 함유량(g)

■ 포화 지방산　■ 불포화 지방산　［ ■ 오메가-6　■ 오메가-3 ］
다가 불포화 지방산

다가 불포화 지방산의 경우는 오메가-6와 오메가-3 비중을 잘 따져보아야 한다. 오메가-6는 염증을 유발하기 때문에 오메가-6 비중이 높은 해바라기씨유, 옥수수유, 콩기름 등은 피하는 것이 좋다.

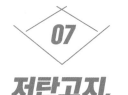

저탄고지,
잘하고 있는 걸까

저탄고지 다이어트 초기에는 이렇게 하는 게 맞는 건지, 키토시스에는 진입한 것인지가 굉장히 궁금하다. 사실 이를 알기 위해서는 내 몸의 변화를 살펴보면 된다. 식단이 잘 진행되었다면 컨디션과 에너지 상태에 변화가 있을 것이다. 저탄고지 식단이 잘되고 있는지, 나와 잘 맞는 것인지를 확인하는 방법은 크게 두 가지다.

첫째, 저탄고지 식단을 하고 나서 컨디션과 에너지 상태를 확인해 보자. 컨디션도 좋고 힘도 넘친다면 지방 대사가 잘되는 사람이다.

둘째, 저탄고지 식단 이후 몸의 변화를 확인해 보자. 현재의 저탄고지 식단이 자신에게 잘 맞는다면 대개의 경우 생리 정상화, 여드름 호전, 탈모 호전, 피로 감소, 셀룰라이트 감소, 알레르기 호전, 수족 냉증 호전, 긴장성 두통이나 섬유 근육통 호전, 역류성 식도염이나 과민성 대장 증상 호전 등을 체감할 수 있다.

저탄고지 식단을 하고 나서 이런 증상들이 호전되지 않고 되레 악화되거나, 계속 컨디션이 좋지 않다면 식단을 되돌아봐야 한다. 탄단지의 비율을 조절해 가면서 자신의 몸 상태를 가장 좋게 만들어주는 비율을 찾아나가야 할 것이다.

이렇게 말해도 키토시스 상태를 정확히 수치로 확인하고 싶다는 사람이 많다. 스트레스만 받지 않는다면 어떤 음식을 먹었을 때 키토-인 또는 키토-아웃이 되는지 컨디션 상태에 따른 케톤 수치의 변화 등을 관찰할 수 있으니 다음을 참고하라. 다시 한번 강조하지만 수치에 일희일비(一喜一悲)하면서 스트레스 받는 일은 없도록 하자.

케톤 수치를 검사하는 방법은 크게 3가지가 있다. 소변, 혈액, 호흡에서 키토시스 상태에서 분비되는 물질의 수치를 확인하는 방법이다.

혈중 케톤 검사법

혈중 케톤 검사는 혈당을 측정하듯이 채혈침(란셋)으로 손가락을 가볍게 찔러 피를 한두 방울 낸 다음 이를 측정하는 기구에 넣어 케톤 수치를 측정한다.

저탄고지식의 대가인 제프 볼렉과 스티브 핀니는 혈중 케톤 검사의 결과를 바탕으로 영양적 키토시스 상태를 지정하였는데, 그 기준은 1.0~3.0mmol/L이다. 그러나 이 기준에 꼭 맞출 필요는 없다. 그리고 케톤 수치가 높다고 꼭 케톤 대사를 잘한다고 보기도 힘들다.

오히려 지방 섭취가 많고 케톤 생성도 많은데 그 케톤을 에너지로 다 쓰지 못한다면 케톤 수치는 5.0mmol/L 이상 높게 나올 수도 있다. 반면에 케톤 수치가 1.0mmol/L 이하로 낮더라도 케톤 대사가 충분히 이루어지고 있을 수도 있다. 0.3~1.0mmol/L 정도만 되어도 키토시스에 진입한 것으로 본다. 그리고 케톤 에너지를 충분히 잘 소모하고 있다면 이 정도 수치에서도 충분히 지방을 태울 수 있다(일본에서는 이 상태를 세미-키토시스 상태라고 부르기도 한다).

이처럼 낮은 수치를 보이더라도 아주 편안하고 좋은 키토시스 상태를 유지할 수 있으며, 필자는 이것이 장기적으로 추구해야 할 바라고 생각한다. 그동안의 경험으로 봐도 케톤 수치가 적당히 낮은 상태에서 몸이 스트레스를 덜 받기 때문이다. 오히려 케톤 수치가 높은 상태보다 환자들의 컨디션도 더 좋았다. 동양인은 서양인에 비교해 대사율 자체가 낮기 때문에 볼렉과 핀니의 기준보다 살짝 낮은 수준이 더 좋다고 생각한다. 따라서 필자가 제안하는 바람직한 영양적 케톤 상태는 0.5~2.5mmol/L 정도이다. 영양제 섭취 여부에 따라 수치가 달라질 수도 있는데, 비타민 B군을 섭취하면 케톤 수치가 낮게 나올 수 있고, 비타민 C를 고용량 복용하거나 주사를 맞으면 케톤이 더 높게 나올 수 있으니 참고하길 바란다.

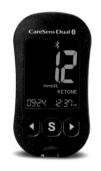

케어센스 듀얼은 혈액에 있는 혈당과 케톤을 함께 측정할 수 있는 기기이다. 타 혈액 측정기에 비해 소량의 혈액으로도 측정할 수 있으며, 애플리케이션 연동을 통해 체계적으로 관리할 수 있다.

기적의 식단

소변 케톤 스트립 검사법

소변 케톤 스트립 검사법은 말 그대로 케톤 스트립에 소변을 묻혀 색상이 변화하는 정도로 케톤 수치를 측정하는 방식이다. 케톤 스트립은 약국에서 구입할 수 있으며 다른 방법에 비해 저렴하고 손쉽다는 점이 장점이다. 그러나 케톤 상태에 진입하였는지 벗어났는지 정도는 판단할 수 있으나 색상의 변화만 보고 케톤의 상태를 정확히 아는 데는 무리가 있다.

또 안정적인 키토시스 상태에서는 케톤을 에너지로 충분히 잘 활용하므로 소변으로 배출되는 케톤 성분의 양이 줄어 수치가 낮게 나올 수도 있다.

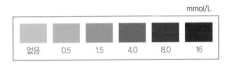

연분홍(케톤 수치 낮음) ↔ 보라색(케톤 수치 높음)으로 표현한다. 검사지에 소변을 묻혀서 색상을 비교해 케톤의 정도를 판단할 수 있다(제품 설명서 참조).

호기 아세톤 측정 검사법

호기(呼氣) 아세톤 측정 검사법은 호흡 중에 내뱉는 아세톤의 양으로 키토시스 상태를 측정하는 방법이다. 피를 뽑지 않아도 된다는 장점이 있고, 휴대폰으로 데이터를 모아서 추이를 볼 수 있다는 것도 장점이다. 그러나 혈액 케톤 측정처럼 절댓값으로 이해하기에는 무리가 있다. 왜

냐하면 폐를 통해서 나오는 아세톤의 정도가 사람마다 다르며, 또 검사 때 호흡의 정도에 따라 오차도 생기기 때문이다. 그래서 절대 수치로 평가하기보다는 개인의 케톤 추세를 파악하는 정도로 받아들이면 좋을 것이다. 처음에 호흡이 일정하도록 몇 번 연습하면 금방 익숙해져서 꽤 개연성 있는 결과 값을 볼 수 있다.

호기 아세톤 측정 방식의 케토 스캔은 우리나라에서 개발한 상품으로, 미국 제품인 키토닉스에 비해 가격이 저렴하면서도 검사 결과는 더 정확하며 앱 연동까지 되어 더 편리하다.

치팅에 너무 죄의식을 갖지 말자! 🔍

치팅(cheating)이란 저탄고지 식단 중에 의도하든 의도하지 않든 탄수화물 섭취를 한 번에 많이 하는 것을 의미한다. 특정 음식을 제한해야 한다는 스트레스를 줄여주는 긍정적인 측면도 있지만, 체중이 증가할 수 있고 때로는 췌장에 무리가 갈 수도 있음을 유의하자.

[치팅 5계명]

1 치팅에 죄책감을 갖지 말자. 이왕이면 스트레스 없이 맛있게 먹자.

2 치팅은 근육의 증가를 돕고, 심리적인 안정감을 주는 효과도 있다.

3 치팅을 해도 그 이전 두 끼, 그 이후 두 끼만 철저히 관리하면 된다. 3일만 식단을 유지하면 이전 상태로 쉽게 돌아온다.

4 치팅을 하더라도 단맛과 매운맛을 멀리하면 다시 입맛을 잡기가 수월하다.

5 당뇨 환자라면 한 번에 탄수화물을 많이 먹는 치팅은 하지 말아야 한다.

✔ 저탄고지 전후 자가 테스트

	YES	NO
에너지가 넘친다	☐	☐
몸이 따뜻해졌다	☐	☐
피로감이 덜하다	☐	☐
불면증이 없어졌다	☐	☐
생리가 규칙적이다	☐	☐
피부가 좋아졌다	☐	☐
모발 및 손톱이 건강해졌다	☐	☐
과민성 대장 증상이 완화됐다	☐	☐
역류성 식도염이 호전됐다	☐	☐
장내 가스(방귀, 트림)가 줄었다	☐	☐
두통이 호전됐다	☐	☐
알레르기 반응이 줄었다	☐	☐
뒷목의 뻣뻣함이 사라졌다	☐	☐

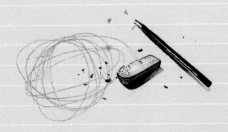

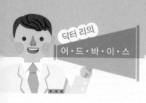

당뇨 환자의 저탄수화물 식단 가이드

1. 꾸준한 저탄수화물이 답이다

순탄수화물 20g 미만으로 섭취하고 간헐적 단식을 병행하자. 이것이 당뇨약을 끊을 수 있는 기준이다.

탄수화물 섭취가 늘어나면 다시 혈당이 치솟을 수 있으므로 지치지 말고 꾸준히 탄수화물을 제한하려고 노력하는 것이 그 무엇보다 중요하다. 단백질과 지방 가운데서는 고지방식이 더 도움이 되지만 고단백식이 의미가 없는 것은 아니다. 같은 맥락의 식단이라고 하지만, 엄격한 키토제닉보다는 당질 제한의 느낌으로 가자. 항상 '꾸준한 저탄수화물!' 이것만 생각하자.

2. 인슐린보다 혈당, 케톤 수치보다 혈당 수치가 중요하다

당뇨병의 원인이 인슐린 저항성이므로, 인슐린을 낮추는 것은 당뇨병 치료에서 중요한 부분이다. 그러나 당뇨병에 뒤따르는 무서운 합병증들은 고혈당 상황에서 발생한다.

그러니 모든 포커스를 우선적으로 '혈당'에 맞춰야 한다. 음식을 먹고 두 시간 뒤에 혈당을 재본 후 혈당 수치를 올리는 음식이 있다면 그 음식은 먹지 말자. 이런 식으로 혈당 수치를 올리지 않는 음식만 골라 먹는 습관을 가지자. 케톤 수치에 너무 연연하기보다는 혈당 수치로 당뇨 조절 정도를 판단하는 것이 더 중요하다.

3. 절대 고탄수화물 치팅을 하지 말자

저탄수화물 식단이 지속되면 인슐린 분비는 쉬고 있는 상태가 된다. 이 상태에서 고탄수화물 치팅을 하면 인슐린 스파이크에 앞서 혈당 스파이크가 일어난다. 인슐린 분비가 쉬고 있던 상태에서 적당한 자극을 통해 인슐린 분비가 정상화되기까지는 대략 3~4일 정도가 걸리기 때문이다.

당뇨병에서 위험한 것이 이 '혈당 스파이크'다. 탄수화물을 먹더라도 서서히 늘리고 또 서서히 줄이자. 급작스러운 탄수화물 섭취량의 변화는, 그것이 설령 양을 줄이는 것이라 하더라도 결코 도움이 되지 않는다.

4. 음식은 천천히 꼭꼭 씹어서 삼키자

당뇨 환자들 가운데는 유난히 소화 효소 분비가 잘 안 되거나 소화 장애를 겪는 경우가 많다. 그래서 음식을 꼭꼭 씹어가며 천천히 먹는 것이 매우 중요하다.

5. 내 몸에 맞는 '탄수화물 제한'을 하자

당뇨 환자에게는 꾸준한 저탄수화물식이 최선일 수 있다. 그렇지만 오랫동안 이를 지켜내기란 여간 어려운 일이 아니다. 어떤 환자에게는 약을 먹으면서 그에 맞게 탄수화물 섭취를 꾸준히 하는 것이, 약을 먹지 않으면서 탄수화물을 먹었다 안 먹었다 하는 것보다 몸에는 훨씬 무리가 덜 간다. 처음부터 '약을 끊어야지.' 하고 욕심 부리기보다는 '합병증이 생기지 않도록 몸을 잘 돌보자.'는 마음을 갖는 것이 좋다.

꾸준히 챙겨 먹는 당뇨약으로는 메트포르민 제제가 도움이 되고, 탄수화물을 먹었을 때 흡수를 억제할 목적으로는 SGLT-2 억제제가 도움이 된다. 이 두 가지 약은 저탄고지식과 같은 방향이다. 하지만 이 둘을 제외한 나머지 당뇨약들은 췌장을 쥐어짜서 당뇨병을 더 악화시킬 수 있으니 어쩔 수 없이 약을 복용해야 하는 단계까지 가지 않도록 식단 관리를 철저히 할 것을 당부한다.

6. 먹을 수 있는 음식의 범위를 최대한으로 넓히자

아무리 몸에 좋은 것만 골라 먹는 것이 저탄고지식이라고 하지만, 몇 가지 식재료만 집중해서 먹다 보면 금방 지치기 십상이다. 그러므로 키토식에서 이야기하는 탄단지 비율이나 식재료를 너무 엄격하게 정하고 고수하기보다는 기존 밥상에서 탄수화물을 최대한 배제한다는 생각으로 식단을 해나가는 것이 좋다. 정제당은 철저히 멀리하고 혈당을 덜 올리는 식재료 위주로 골고루 먹도록 하자.

또 우리가 늘 먹어오던 한식을 저탄고지에 활용할 수 있는 방법을 생각해 보자. 필자가 추천하는 것은 '옛날 밥상'이나 '현미 채식'의 식단 구성에서 밥을 빼고 대신에 육류와 생선, 달걀을 곁들이는 것이다. 제사상, 생일상, 보양식에서 한식풍의 좋은 저탄고지 요리를 찾아보자.

지방을 억지로 많이 먹을 필요는 없다. 처음에는 오직 '탄수화물을 줄이는 것'에만 신경 쓰고, 식단이 몸에 배면 조금씩 단백질 양을 줄이면서 지방의 비율을 올려보자.

TIP | **당뇨병에 좋은 영양소**

- 인슐린 저항성 개선 마그네슘, 크롬, 아연, 이노시톨, 망간, 요오드
- 기능성 장 장애 개선 프로바이오틱스, 소화효소제, 이눌린, 베타인, 펙틴(애플 사이더 비니거)
- 에너지 대사, 신경, 간의 기능 향상 비타민 B군, 코엔자임 Q10, 알파리포산, 글루타티온
- 요산 조절 비타민 C
- 혈관 합병증 개선 안토시아닌(베리), 피크노제놀(소나무 추출물), 오메가-3, 아르기닌

I/N/T/E/R/V/I/E/W

어린이 비염과 아토피에도 저탄고지가 답이다!

구지영 님(초등학생 자녀 사례)

"아이들을 위한 저탄고지나 중탄건지는 쉽습니다. 당을 확실히 줄이고, 요리유만 바꾸면 됩니다."

저희 아이는 어릴 때 아토피 피부염을 약하게 앓았고, 크면서는 비염을 달고 살았습니다. 눈이 급격히 나빠져서 드림 렌즈를 시도하고 나서야 눈에도 심하게 알레르기가 와 있다는 사실을 알게 되었고요. 비염으로 인해 주 1회 이상 코피를 쏟았고, 틱으로만 생각했던 눈 깜박임도 굉장히 심했어요.

저는 아이가 어릴 때부터 생협을 이용하면서 나름 먹을거리에 신경을 써 왔지만, 아이가 학교에 들어가자 길거리 간식들에 본격적으로 노출되었습니다. 그것이 누적되었는지 키나 몸무게 성장 속도가 4학년 무렵부터 더뎌지기 시작했고, 원래 까다로웠던 입맛이 더 까다로워져서 고기는 기피하는 데다 간혹 먹더라도 고기의 물컹한 지방 부위는 떼어냈습니다.

제가 저탄고지를 시도하고 공부하기 시작하면서 이 식이 요법이 아이의 알레르기 치료나 성장 촉진에도 효과가 있겠다고 생각하게 되었습니다. 그래서 저탄고지 기능 의학 병원에 데려가 모발 검사를 한 뒤 그 결과를 보고 깜짝 놀랐습니다. 구리 수치는 최대치를 찍어 아연과의 불균형이 명확히 보였고, 칼슘 수치도 높았어요. 뼈에 들어 있어야 할 칼슘이 모발 쪽으로 빠져나오니 키가 클 리가 없었죠.

병원을 다니면서부터 아이에게 주는 오후 간식을 모두 단백질+지방 조합으로 바꾸었습니다. 마스카포네 치즈+블루베리, 버터 황태채 볶음, 생협 육포, 생협 소시지, 달걀베이컨말이, 삶은 달걀, 콜라겐 팝, 치즈 등입니다. 식사는 저탄고지식에서 밥을 조금 더 먹는 정도고요. 다행히 치즈나 버터를 좋아해서 어느 정도 중탄수화물 식사, 건강한 지방(중탄건지) 섭취가 증가되었습니다. 그리고 시판 간식을 되도록 사 먹이지 않기 시작했습니다.

그렇게 한두 달을 보내고 나니 확연히 코피 나는 횟수가 줄었고 코 훌쩍이는 증상도 좋아졌습니다. 가끔 친구들과 어울리면서 과자 등을 과다하게 먹거나, 명절 때 친척집을 방문해 부침개 등 당 폭탄 음식을 먹으면 어김없이 코피가 납니다. 이런 증상이 나타나는 것이 당류 과다 섭취의 결과임을 아이도 느끼니 스스로 더 자제하려고 하더라고요. 그러던 어느 날, 틱 증상인가 싶어 고민하던 눈 깜빡임이 사라진 것을 알았습니다. 급성 알레르기는 수치상으로 좋아지지 않고 있지만, 중탄건지를 잘하면 증상이 분명히 조절된다는 것을 직접 겪었습니다. 1년이 지난 지금, 아이도 이제는 엄청 단 음식을 먹다 보면 질린다고 합니다. 키 성장 속도도 좋아지고 있고요.

저는 저탄고지를 하고, 큰아이는 중탄건지를 하니 둘째와 셋째 아이도 자연스레 중탄건지를 하고 있습니다. 특히 삼시 세끼를 제가 해 준 음식으로 먹는 방학 동안에는 아이들의 변이 확연히 달라집니다. 아이들을 위한 저탄고지나 중탄건지는 쉽습니다. 당을 확실히 줄이고, 요리유만 바꾸면 됩니다.

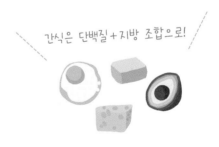

간식은 단백질+지방 조합으로!

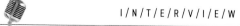
자가 면역 질환, 저탄고지로 물리치다

조은정 님(여, 30대)

**"저탄고지를 만나고서야 그동안 피곤에 찌들어 살았다는 걸 깨달았어요.
지금같이 좋은 몸 상태를 그동안 느끼지 못했기 때문이죠."**

저는 36세 여자로 항상 건강에는 자신 있었고, 혈액 검사 결과도 갑상샘 자극 호르몬 수치가 조금 높을 뿐 대부분은 정상이었습니다. 갑상샘 문제로 내과를 찾았지만 의사로부터 약을 먹을 정도는 아니니 많이 피곤하거나 힘들면 다시 오라는 말을 들었습니다. 그래서 괜찮을 줄 알고 있다가 기능 의학 치료 측면에서 갑상샘 기능 저하로 건강상 문제가 있지 않을까 하여 2017년 10월에 기능 의학 병원을 찾게 되면서 저탄고지를 처음 접하고 이 식단을 시작했습니다.

기능 의학 검사를 해보니 갑상샘 자가 면역 항체(Anti Microsome Ab, TPO Ab) 수치가 172로 높고 초음파상에서도 염증이 보여 하시모토 갑상샘 기능 저하라는 진단을 받고 치료를 시작하였습니다.

당시에는 피로감도 잘 모르겠고, 수족 냉증이야 평생을 그리 살아와서 당연한 것인 줄 알았습니다. 저탄고지를 시작하며 제일 좋아진 건 피로감과 피부 트러블, 수족 냉증입니다. 평생 피로에 찌들어 살다 보니 "갑상샘 기능 저하인데 피로하지 않으세요?" 하고 물어도 "피로하지 않다."고 대답하곤 했습니다. 하지만 몸이 좋아지고 나니 '아, 당시 내가 피곤했었구나'를 느낄 수 있었습니다.

불면증을 모를 정도로 잠이 많았고, 낮이든 밤이든 시간만 있으면 잠을 자야 컨디션이 좋았는데, 지금은 낮잠을 자지 않아도 낮에 활동하는 것이 거뜬

하고, 예전처럼 잠을 많이 자지 않아도 컨디션이 좋아지는 것을 느낍니다.

또 여드름, 뾰루지를 달고 살았는데 밀가루와 첨가물 섭취를 줄이면서 피부가 점차 맑아지고 피부 트러블이 줄어드는 것을 확실히 느낄 수 있었습니다.

비염 증상도 살짝 있었는데, 아직도 환절기가 되면 가벼운 감기로 지나가는 정도이긴 하지만 굉장히 좋아졌습니다. 수족 냉증 역시 좋은 지방 섭취량을 늘리면서 개선돼 몸이 따뜻해지는 것을 느꼈습니다.

현재 저탄고지 식단을 한 지 약 2년 8개월에 접어드는 시점에서 갑상샘 기능 저하가 아직 완벽하게 개선되지 않았지만, 처음 TPO Ab 수치는 172에서 76.8로 계속 감소 추세에 있고, 초음파상에서도 갑상샘 염증이 조금 줄어들었다고 합니다. 대사가 전체적으로 느리니 치료 속도 역시 더디지만 점점 좋아질 것이라고 믿고 있습니다.

자가 면역 질환은 장 기능이 첫 번째로 중요하다 생각합니다. 밀가루와 첨가물 섭취를 줄이고 고기, 생선, 채소 위주의 식사, 즉 저탄고지를 통해 장 기능을 개선한다면 자가 면역 질환도 점차 나아질 것이라 생각합니다.

자가 면역 질환으로 고통받는 많은 분이 저처럼 식이와 치료를 통해 나아져 건강하게 생활하면 좋겠습니다.

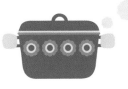

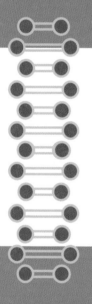

저탄고지의 기본은 양질의 식재료, 진짜 식품을 먹는 것이라 할 수 있다. 그런데 소화 흡수의 가장 기본이 되는 장이 문제라면 아무리 좋은 음식을 먹어도 밑 빠진 독에 물 붓기와 다를 바 없을 것이다. 4장에서는 장 건강이 왜 중요한지, 저탄고지 식단을 진행할 때 장 건강 상태에 따라 조심해야 할 것은 없는지, 장 관련 질환을 가지고 있다면 어떻게 해결해야 하는지 등을 알아본다.

Chapter

4
저탄고지와
장 건강

조금녀 씨는 여전히
저칼로리 다이어트 중이다.

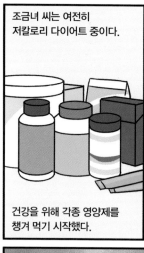

건강을 위해 각종 영양제를
챙겨 먹기 시작했다.

식단도 잘 지키고 있고
운동도 꾸준히 하고
있으니까

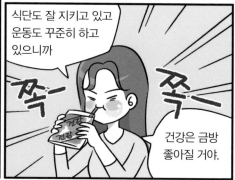

쪽—

쪽—

건강은 금방
좋아질 거야.

하지만 건강은 좋아질 기미가
보이지 않는다.

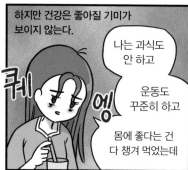

쿠케

엥

나는 과식도
안 하고

운동도
꾸준히 하고

몸에 좋다는 건
다 챙겨 먹었는데

근육도 약하고
대사도 엄청
불안정하다는 거야!

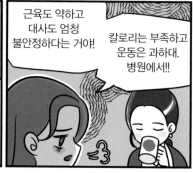

칼로리는 부족하고
운동은 과하대.
병원에서!!

금녀야~
혹시 저탄고지
다이어트라고 알아?

나 요즘은
마음껏 먹으면서
다이어트 하잖아~

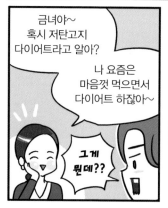

그게
뭔데??

친구의 식단을 들어보니

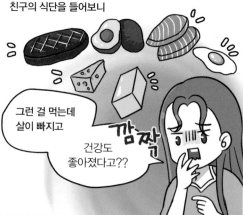

그런 걸 먹는데
살이 빠지고

건강도
좋아졌다고??

깜짝

200

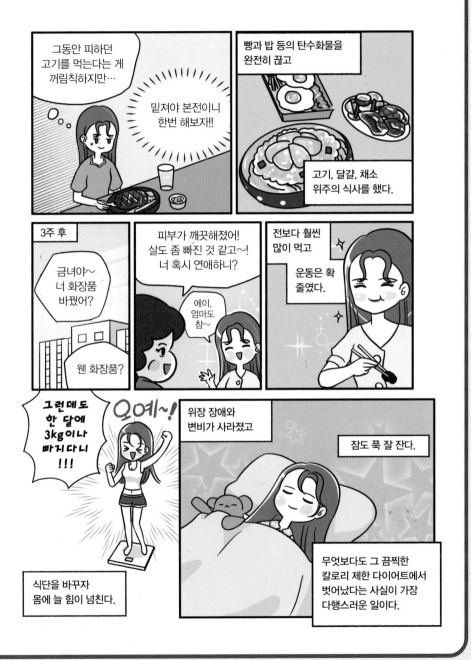

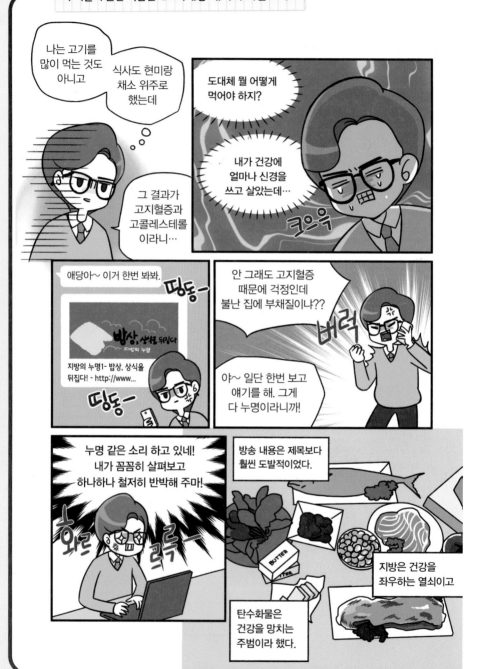

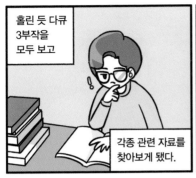

홀린 듯 다큐 3부작을 모두 보고

각종 관련 자료를 찾아보게 됐다.

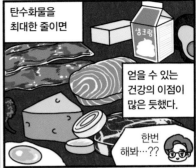

탄수화물을 최대한 줄이면

얻을 수 있는 건강의 이점이 많은 듯했다.

한번 해봐…??

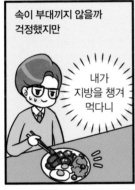

속이 부대끼지 않을까 걱정했지만

내가 지방을 챙겨 먹다니

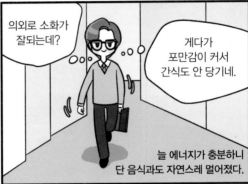

의외로 소화가 잘되는데?

게다가 포만감이 커서 간식도 안 당기네.

늘 에너지가 충분하니 단 음식과도 자연스레 멀어졌다.

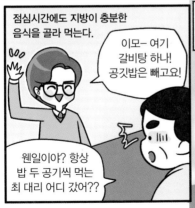

점심시간에도 지방이 충분한 음식을 골라 먹는다.

이모- 여기 갈비탕 하나! 공깃밥은 빼고요!

웬일이야? 항상 밥 두 공기씩 먹는 최 대리 어디 갔어??

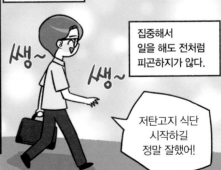

식사 후에도 졸리지 않고

집중해서 일을 해도 전처럼 피곤하지가 않다.

저탄고지 식단 시작하길 정말 잘했어!

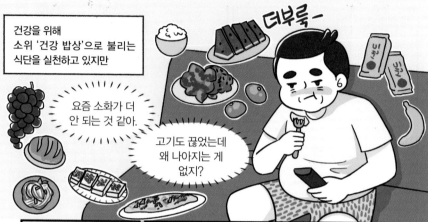

건강을 위해
소위 '건강 밥상'으로 불리는
식단을 실천하고 있지만

요즘 소화가 더
안 되는 것 같아.

고기도 끊었는데
왜 나아지는 게
없지?

더부룩―

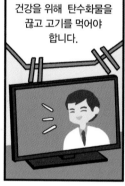

건강을 위해 탄수화물을
끊고 고기를 먹어야
합니다.

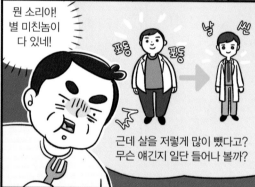

뭔 소리야!
별 미친놈이
다 있네!

근데 살을 저렇게 많이 뺐다고?
무슨 얘긴지 일단 들어나 볼까?

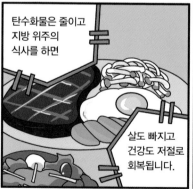

탄수화물은 줄이고
지방 위주의
식사를 하면

살도 빠지고
건강도 저절로
회복됩니다.

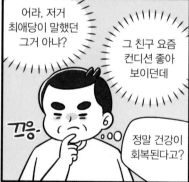

어라, 저거
최애당이 말했던
그거 아냐?

그 친구 요즘
컨디션 좋아
보이던데

정말 건강이
회복된다고?

끄응~

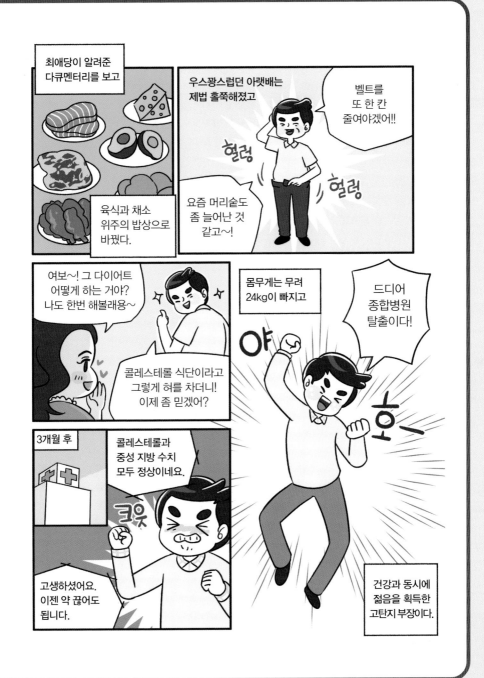

조금녀 씨, 저탄고지로 날씬하고 예뻐지다!

조금녀 씨는 건강 악화의 원인이 저칼로리 다이어트라고 생각하지 않았다. 그래서 건강을 회복하고자 각종 영양제와 건강식품을 챙겨 먹기 시작했다. 칼로리 제한을 잘 실천하고 운동까지 하고 있으니 건강을 금세 회복할 거라는 믿음과 함께. 하지만 몸은 좋아질 기미가 보이지 않는다. 운동도, 영양제도 빼먹지 않고 있는데 뭐가 문제란 거지?

다시 병원을 찾았더니 칼로리가 매우 부족한 상황에서 운동을 과하게 한 탓에 근육도 약해져 있고, 대사도 매우 불안정하다고 한다. 주위 사람들에게 걱정을 털어놓자 지인이 '저탄고지 다이어트'를 소개했다. 과거 혹독한 저칼로리 다이어트 동지였던 그녀는 요즘 마음껏 먹으면서 다이어트를 한다는 믿을 수 없는 얘기를 풀어놓는다. 그녀의 블로그를 보니 먹는 것이 죄다 고기, 버터, 달걀인데 감량도 잘되고, 건강도 아주 좋아졌단다.

육류를 일정량 이상 먹어야 한다는 게 꺼림칙하지만, 몸이 너무 망가졌으니 밑져야 본전이란 마음으로 한번 해보기로 했다. 탄수화물을 거의 먹지 않고 육류, 달걀, 채소 위주 식사를 한 지 3주 정도가 지나자 속도 편해지고, 신기하게 얼굴 이곳저곳에 올라왔던 뾰루지가 사라졌다. 주말에 집에 가니 엄마가 "화장품 바꿨어?" 하신다.

전보다 훨씬 많이 먹고 운동도 하지 않는데 4주 만에 체중이 3kg이나 줄었다! '레알?' 하도 신기해서 몸무게를 몇 번이고 다시 쟀다. 6주 정도 계속하니 이젠 아침을 안 먹어도 오전 내내 허기지는 법이 없다. 몸에 늘 힘이 넘치고 잠도 아주 잘 온다. 위장 장애는 말끔히 사라졌고, 지긋지긋하던 변비와도 이별했다. 무엇보다 그 끔찍한 저칼로리 다이어트를 다시 하지 않아도 된다는 사실이 가장 다행스러운 일이다.

최애당 대리, 저탄고지로 강한 체력을 얻다!

최애당 대리는 현미 채식이 주 식단이었는데도 고지혈증에 중성 지방 수치가 높다는 건강검진 결과가 나오자 지금까지의 삶이 무너지는 것 같은 충격을 받았다. '내가 건강에 얼마나 신경 쓰며 살아왔는데… 도대체 뭘, 어떻게 먹어야 되는 거지?'

친구가 〈지방의 누명〉이라는 다큐멘터리를 추천해 주었다. 지방이 건강에 나쁘다는 말이 다 누명이었다는 되지도 않는 소리를 늘어놓으면서…. "불난 집에 부채질이냐?" 했더니 "야, 일단 한번 보고 나서 얘기해. 쌍둥이 실험을 했는데 현미·채소 위주로 먹은 사람보다 육식을 주로 한 사람이 살도 빠지고 건강도 좋아졌다니까. 아무렴 근거도 없이 프로그램을 만들었겠냐?" 친구의 말이 한편으로는 일리가 있다고 생각한 최애당 대리는 집에 돌아오자마자 〈지방의 누명〉을 보기 시작했고, 10분가량 보고 나자 3부작을 연거푸 다 볼 수밖에 없었다.

방송 내용은 〈지방의 누명〉이라는 제목보다 훨씬 도발적이었다. 지방이 건강을 좌우하는 열쇠이

기적의 식단

저탄고지로 건강과 체중 감량을
한번에 해결했어!

고, 탄수화물은 건강을 망치는 주범이었다니! 방송에서 전문가들이 증명한 내용이니 저탄고지 식단을 따라 해보지 않을 이유가 없다는 생각이 들었다. 탄수화물은 최대한 줄이고, 육류를 비롯한 지방은 좀 더 넉넉하게 먹으면 된다니 특별히 어려울 것도 없었다.

이제 최애당 대리는 점심 식사도 저탄고지 도시락을 싸 오거나 아니면 갈비탕처럼 지방을 충분히 섭취할 수 있는 것을 먹는다. 오전에 허기져서 간식을 먹지도, 점심 식사 뒤에 졸지도 않게 되었으며, 오후만 되면 급격히 체력이 떨어지던 현상도 사라졌다. 어느새 퇴근 시간까지 내내 집중해서 일을 하고 있는 자신을 보고 스스로 깜짝 놀라곤 한다.

고탄지 부장, 저탄고지로 건강을 회복하다!

고탄지 부장은 독하게 마음먹고 현미잡곡밥, 채소, 두부 위주의 '건강 밥상'으로 식단을 바꾸었지만, 대사 증후군과 높은 염증 수치는 요지부동이다. 소화는 더 안 되고, 체중도 여전히 세 자리 숫자다. 그 좋아하던 고기를 끊었는데 왜 나아지는 건 하나도 없는 거지?

어느 날 TV를 보는데 젊은 의사가 "탄수화물을 끊고 고기를 먹어야 한다."고 말한다. '별 미친놈이 다 있네.' 도대체 뭔 헛소리를 하나 싶어 조금 더 지켜보자니, 본인의 젊은 시절 사진을 보여준다. 20대에는 몸무게가 120kg에 육박했단다. '어! 지금은 80kg도 안 돼 보이는데? 어떻게 저렇게 살을 뺐지?'

그 의사는 살을 빼려고 온갖 다이어트 보조제를 먹어봤고, 굶어가며 운동도 해봤지만 번번이 요요를 겪으며 건강만 점점 더 나빠졌다고 한다. 젊은 나이에 대사 증후군, 천식, 탈모 등 별의별 문제가 다 생겼다나? 그런데 탄수화물을 확 줄이고 지방 위주의 식사를 하면서 살도 빠지고 건강이 저절로 회복됐다고 말한다.

'어라! 저 의사가 최애당 대리와 같은 얘기를 하네. 고기라면 질색하던 녀석이나, 고기 없인 못 살던 나나 건강검진 결과는 도긴개긴이라 최 대리 얘기는 그냥 무시했는데….'

신기하다. 육식과 채소 위주 밥상으로 바꾸었더니 정말 건강이 좋아졌다. 우스꽝스럽던 아랫배는 제법 홀쭉해졌고, 소화도 신진대사도 모든 게 만족스럽다. 콜레스테롤과 중성 지방 수치가 거의 정상이 돼서 이제 약도 먹지 않는다. 콜레스테롤 어쩌고 하며 잔소리하던 아내까지 저탄고지 식단에 동참했다.

다시 회식이 즐거워졌다. 고기는 마음껏, 단 볶음밥, 냉면에는 손도 대지 않는다. 잠깐 입 한번 즐겁자고 '종합병원 고탄지'로 되돌아갈 일 있어?

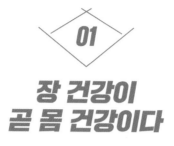

장 건강이
곧 몸 건강이다

구강-식도-위-십이지장-소장-대장-항문으로 이어지는 인간의 소화기관 '장(腸)'. 장은 우리 몸속의 장기 중 하나이지만, 조금 다르게 생각해 보면 '피부'라고도 할 수 있다. 입으로 들어간 음식물이 몸 안으로 흡수되기 전까지는 사실 몸의 외부에 있는 것이나 다름없고, 흡수가 되지 못하면 긴 터널을 거쳐서 다시 밖으로 나오기 때문이다.

장이 외부에 접촉하는 면적은 생각하는 것 이상으로 굉장히 넓다. 소장의 면적만 해도 융모들을 모두 펼치면 250제곱미터 정도로 테니스 코트의 면적과 비슷하다. 장의 점막은 음식물을 흡수하는 것이 그 역할인데, 인간의 피부에 비해 부드럽고 약한 조직으로 이루어져 있다. 외부에서 음식물이 들어오면 체내로 잘 유입시키지만, 그만큼 자극도 많이 받는 조직이 장인 것이다. 그래서 우리가 어떤 음식을 먹는지가 중요하며, "장의 건강이 곧 몸의 건강이다."라고 표현하는 이유도 여기에 있다.

2017년 9월, 유명 학술지 『네이처』에 한국인 과학자 부부가 쓴 '자폐의 원인이 장내 세균과 관계가 있다.'는 주제의 논문이 게재된 것을 비롯해 "세포의 대사와 관계가 있는 대다수 질환의 원인을 따지고 들어가 보면 결국 장 문제에서 출발한다."는 연구 결과가 최근 대세를 이루고 있다. 이 밖에도 감정을 조절하는 호르몬인 세로토닌의 80%가 장에서 만들어진다거나, 먹는 음식이 뇌의 대사에 영향을 준다는 뇌-장 연결(Brain-Gut connection) 개념, 장벽(장 상피 세포의 치밀 결합tight junction)을 헐거워지게 만드는 장 누수 증후군(Leaky-Gut syndrome) 때문에 장내 세균, 염증 물질, 독소들이 유입되면서 우리 몸에 염증이 생긴다는 연구 결과들을 볼 때 "장 건강이 몸 건강 그 자체"라는 표현은 전혀 과장된 것이 아니라고 하겠다.

장 건강을 위한다면 제대로 씹어라

음식을 섭취하면 가장 먼저 입에서 침으로 녹이고 이로 잘게 다지는 과정을 거친다. 인체는 소나 양같이 되새김질을 하는 반추동물에 비해 음식이 위나 장에서 머무르는 시간이 짧아서 이로 음식을 잘게 자르는 과정이 매우 중요하다. 그러나 시간에 쫓기며 바쁘게 사는 요즘 사람들은 음식을 제대로 씹지 않은 채 삼키듯 먹는 나쁜 습관을 가진 경우가 많다. 그래서 식사 시간은 짧아지고 꼭꼭 씹어 먹을 때에 비해 포만감을 느끼지 못해 늘 과식을 하기 일쑤다.

이처럼 씹는 과정을 소홀히 하게 되면 음식이 덩어리째 그대로 위로 넘어간다. 그러면 위는 음식을 녹이기 위해 더 많은 위산을 분비해야 하고 더 많은 시간 동안 힘을 써야 한다. 당연히 음식물이 위에서 십이지장으로 이동하는 속도가 느려지고, 장시간 위에 머물기 때문에 음식물이 부패하면서 가스를 생성하기도 한다.

이렇게 생성된 가스는 식도 내 조임근의 기능 저하를 초래해 위산이 식도까지 올라오는 역류성 식도염(위 식도 역류 질환)을 유발하거나 상복부가 늘 더부룩한 불쾌감을 만드는 원인이 된다.

음식을 먹는 습관은 이처럼 소화 기능에 큰 영향을 미치니 매우 중요한 것이다. 아무리 바빠도 식사 시간만큼은 먹는 행위에 집중하자. 시간을 들여 느긋하게 꼭꼭 씹어 먹는 것만으로 소화를 담당하는 장기에 직접적으로 도움을 주며 자연스러운 포만감으로 이어져 과식하는 습관도 바로잡을 수 있다. 특히 저탄고지를 하는 사람이라면 더욱더 중요하다. 육류나 채소 속 식이섬유는 위에 무리가 가는 식재료이기 때문이다.

일본 오키나와의 당질 제한 전문 의사로 유명한 와타나베 노부유키 선생은 본인이 개발한 'MEC 다이어트'를 설명할 때 Meat, Egg, Cheese를 30번 이상 꼭꼭 씹어 먹을 것을 강조한다. 대개의 사람들은 먹어야 하는 식품에만 관심을 두는 경우가 많다. 하지만 30번 이상 꼭꼭 씹어 먹으라는 것은 무엇을 먹느냐는 것만큼이나 중요한 포인트이다. 예를 들자면 소아 과잉 행동 장애나 자폐 성향을 보이는 아이들의 특징 중 하나로 그들의 구강 구조가 음식을 잘게 쪼개기 어려워 대충 삼키는 양상을 보인다는 연구가 있을 만큼 음식을 씹어 삼키는 행위는 매우 중요한 것이다.

씹는 과정이 이렇게나 중요한데 이를 인지하지 못한 사람들 대부분은 음식을 꼭꼭 씹어 먹는 데 신경을 쓰기보다는 많이 씹지 않고도 먹을 수 있는 음식을 찾게 된다. 빠른 시간에 대충 먹을 수 있는 빵이나 면 요리, 혈당을 빠르게 올릴 수 있는 설탕 가득한 음식이나 흰쌀밥, 주스 등을 선호한다. 이런 음식들은 입을 행복하게 할지 모르나 위와 장에 가서는 여러 가지 문제를 일으키는 주범이 된다.

밀가루 음식에 포함된 글루텐은 위에서 제대로 소화되지 못한 채로 장으로 내려가 알레르기 같은 면역 염증 반응을 유발하고, 지나치게 섭취한 당은 SIBO(Small Intestinal Bacterial Overgrowth, 소장 내 세균 과증식)으로 이어져 장내 독소(LPS: LipoPolySaccharide endotoxin)를 생성하고 장 상피 세포를 헐게 만들어 결국은 염증 물질이 체내 세포에까지 스며드는 장 누수 증후군을 초래한다.

쉽게 말하면 설탕과 밀가루가 많이 들어간 음식과 간식, 과당이 많이 함유된 과일 등을 쉴 새 없이 섭취하면 장은 염증에 시달리고 우리 몸에는 이런저런 건강의 적신호가 켜진다는 것이다.

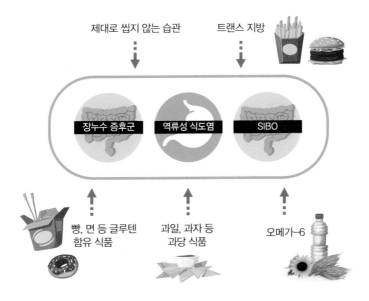

장내 독소를 만드는 데는 트랜스 지방이나 오메가-6 지방산도 작용한다. 그러니 밀가루를 튀김옷으로 묻혀 콩기름 식용유에 튀기는 조리법을 쓰는 튀김 요리는 장에 정말 안 좋은 음식이다. (저탄고지는 이러한 정제당과 나쁜 오일류 섭취를 금하므로 장이 망가지는 것을 막을 수 있다.)

장 건강은 한국식 저탄고지로 지킨다

탄수화물이 장에 들어오면 장은 소화·흡수되기 좋도록 소화 효소(아밀라아제)를 분비해 이를 잘게 분해한다. 반면 단당류나 이당류는 분해 작업 없이 바로 흡수하여 곧바로 에너지로 쓸 수 있다. 인류가 오래전부터 통곡물을 섭취하지 않고 굳이 도정한 쌀이나 가루로 만든 밀을 먹은 것은 소화를 잘 시키려는 목적이 컸을지 모른다. 그런데 지금은 현미로 대표되는 통곡물이 건강식으로 인정받고 있다. 물론 현미가 백미보다 혈당을 천천히 올리고 영양소도 많은 것이 사실이다. 하지만 앞서 설명한 대로 소화의 관점에서 보면 마냥 좋지만은 않다.

통곡물이 소화가 잘 안 되는 이유 중 하나는 씨앗 껍질에 있는 렉틴(lectin)이라는 단백질 때문인데, 렉틴은 위장에서 소화되지 않고 소장으로 내려오는 경우가 많다. 글루텐 속 글리아딘 같은 당단백질이 바로 렉틴에 해당한다.

사람을 비롯한 잡식성 동물들은 원래 렉틴 같은 단백질의 일부를 소화할 능력을 갖고 있다. 그런데 체질적 특성이나 스트레스로 인해 위산 분비가 적을 때는 밀가루나 통곡물이 위에서 소화되지 못한 채 소장으로 내려와 장의 점막에 상처를 내거나 염증을 일으킨다. 앞서 설명한 두 가지 측면에서 장 건강을 생각한다면 결국 단순당과 렉틴 단백질의 섭취를 줄이고, 식이섬유는 소화가 잘되는 형태로 섭취하는 것이 좋다.

다행히 곡물을 주식으로 먹어온 한국인은 서양인에 비해 렉틴 저항성이 강한 것으로 보인다. 그러므로 렉틴이 무조건 나쁘다는 시선보다는 본인의 소화력에 따라 가늠해 보는 것이 좋다. 즉 자기 몸에 맞게 식단을 구성해야 한다. 식생활은 수학 공식이 아니기 때문이다.

그런 측면에서 우리 조상들은 매우 지혜로운 식사법을 가지고 있었다. 매해 보릿고개를 겪어야 하는 궁핍한 식생활을 수천 년 이어왔고 불과 50~60년 전만 해도 하루 한 끼를 배불리 먹기도 어려운 삶을 사는 사람이 많았다. 몸이 음식을 필요로 하는 때에 필요한 만큼 먹지 못하면 당연히 장이 좋을 수가 없다. 또 장의 소화 기능이 떨어지면 모처럼 많은 음식을 먹을 수 있는 기회가 와도 배불리 먹기 어렵다. 이 때문에 우리 조상들은 모든 음식을 장 친화적으로 만드는 노하우를 터득하게 된 것 같다. 이런 노하우는 다른 이유로 장을 망치고 있는 현대 사회에서도 요긴하게 쓸 수 있는 방법이기도 하다.

나물은 되도록 데쳐 먹었으며, 특히 봄나물은 독이 많다는 이유로 반드시 데쳐서 먹었다. 풋사과는 몸에 좋지 않다며 입에도 대지 않았고,

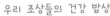

우리 조상들의 건강 밥상

흰쌀밥, 고깃국, 김치,
제철 나물 반찬,
젓갈 반찬 ……

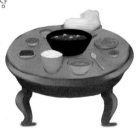

소화가 잘되도록 도정한 쌀로 밥을 질게 짓거나 죽을 끓여서 먹었으며, 고기는 대부분의 경우 삶거나 고아 먹었다. 또 각종 장과 김치 등 발효 음식을 만들어서 함께 먹었다. 이 모든 것이 장을 건강하게 만드는 식 습관이라 할 수 있다.

당신은 장 건강을 지키기 위해 어떤 노력을 하고 있는가? 혹시 매일 밤 불판에 고기를 굽고 있지는 않는가? 채소를 많이 먹어야 좋다고 하 면서 쌈 채소에 고춧가루 범벅인 김치까지 싸서 먹고 있지는 않는가? 느끼해서 고기가 안 넘어간다며 생마늘과 풋고추를 한 입 가득 먹고 있 지는 않는가?

스트레스에 시달리는 현대인은 위산 분비가 제대로 되지 않는다. 위 산 분비가 원활하지 않은 환경에서 소화하기 어려운 단백질이나 자극 적인 음식은 좋지 않다. 당신의 장에 염증을 만들고, 장 누수를 유발하 며 결국에는 당신을 병들게 할 수 있기 때문이다.

단순히 탄수화물을 줄이고 지방을 많이 먹는다고 무조건 건강식이 되는 것은 아니다. 몸에 좋지 않은 음식은 피하고 소화·흡수가 좋은 영 양가 높은 음식을 섭취하는 것이 우선이다. 내 몸이 무엇을 원하는지 살피고 챙기려는 노력이 필요한 것이다.

칼로리 계산이 복잡하거나 식재료를 구비하는 데 품이 많이 들어가 는 특별한 식단 말고, 조상들이 즐겼던 옛날 우리 밥상에서 나의 건강 식단을 찾아보는 것은 어떨까?

아무리 좋은 식이 요법을 하더라도 장 건강에 문제가 있다면 효과를 보기 어렵다. 자극적인 음식, 소화하기 어려운 음식을 피하고 영양가 많은 음식을 섭취하여 장을 먼저 다스리자!

위산 저하증과 저탄고지

우리나라 사람 중에는 육류 소화가 어렵다거나, 육류 섭취 후 가스가 차거나 알레르기나 염증이 증가하는 등 육류가 몸에 잘 받지 않는 사람들도 적지 않다. 이유는 우리나라 사람 중 상당수가 위산 저하증을 겪고 있기 때문이다. 위산 저하증은 스트레스와 실내 위주 생활, 모바일 문화에서 비롯된 거북목이 주요 원인이며, 더불어 단백질 및 지방의 소화력이 떨어진 경우가 많다. 육류 위주의 식단이 누구에게나 똑같이 좋을 수는 없는 법이다.

저탄고지 다이어트를 하더라도 포화 지방에서 충분한 에너지를 끌어다 쓰지 못하는 사람이 30% 정도는 된다는 것이 키토제닉 전문가들의 얘기다. 이런 경우 억지로 탄수화물을 끊어내기보다는 탄수화물 섭취를 100g 정도까지 허용하는 조금 느슨한 저탄고지 식단을 하는 것이 더 좋을 수 있다.

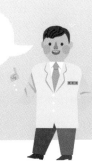

위산 저하증이 있을 경우는 지나친 탄수화물 제한보다는 조금 느슨한 저탄고지 식단을 하는 것이 좋아요!

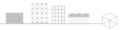

장을 튼튼하게 만드는 18가지 습관

장 누수 증후군은 대부분의 경우 식습관 또는 스트레스와 연관이 있다. 만약 저탄고지 식단을 하고 나서 장 누수 증후군이 더 심해졌다면 저탄고지를 제대로 이해하지 못했거나, 아직 몸에 맞는 식단을 완성하지 못해서일 것이다. 다음 사항들을 숙지하여 실천해 보자.

1 좋은 발효 식품을 챙겨 먹는다

잘 익은 김치, 백김치, 동치미, 낫토 등을 챙겨 먹는다. 특히 낫토는 유산균이 풍부하고 프로테아제(단백질 분해 효소)가 함유되어 있을 뿐만 아니라 비타민 K와 키나아제 등이 풍부해 장내 혈액 순환에 도움을 준다. 변비, 설사, 묽은 변 등의 장 증상이 있다면 유산균 제제를 섭취하는 것도 도움이 된다. 단, SIBO(소장 내 세균 과증식)인 사람은 일시적으로 유산균을 줄이는 것이 오히려 도움이 된다.

2 식이섬유를 충분히 먹는다

식이섬유는 장의 연동 운동을 촉진하고, 자극성 음식의 자극을 완화해 주며, 장내 유익균의 먹이가 되어 세균총의 균형을 맞추어준다. 미강 가루, 우엉, 돼지감자 등은 수용성 식이섬유가 많이 함유된 좋은 식품이다. 뿌리채소와 저항성 전분도 적절히 활용해 보자. 채소는 어떤 것이든 날것보다는 익혀먹는 것이 좋다. 하지만 장의 연동 운동 기능이 몹시 떨어지고, 소화 효소 분비 기능이 약하고, 악성 변비인 경우에는 식이섬유 섭취를 줄이는 것이 도움이 되기도 한다.

3 알레르기 반응이 높은 음식은 피한다

지연성 알레르기 검사를 받은 경우에는 알레르기 반응이 높다고 나온 음식은 일단 피하고, 알레르기 반응이 낮은 음식을 번갈아 가면서 먹도록 하자. 이때도 고기는 대부분 먹어도 된다. 고기는 기껏해야 전체 6단계 중 1~2단계의 낮은 수준이기 때문이다. 낮은 단계의 알레르기 음식은 겹치지 않게 번갈아 가면서 먹다가, 장의 회복 상태에 따라 점차 양을 늘려나가면 된다. 또 지연성 알레르기 검사 결과와 상관없이 먹었을 때 속이 안 좋거나 컨디션이 나빠져서 내 몸에 맞지 않다고 생각되면 피하는 것이 좋다. '검사 결과에서 양성은 믿고, 음성은 믿지 말자.'는 말은 반드시 기억해야 할 지침이다.

4 히스타민이 많은 음식은 피한다

유제품, 돼지고기, 등 푸른 생선, 토마토처럼 히스타민을 분비시키고 알레르기를 유발하는 음식은 너무 많이 먹지 않는 것이 좋다. 원 푸드에 가까운 다이어트를 하는 것도 좋지 않다. 여러 음식을 골고루 먹는 것이 가장 자연스러운 식습관이고, 건강에 가장 좋은 식습관이다. 오랫동안 끓인 사골 육수에도 히스타민이 많으니 평소 염증 수치가 높은 사람은 한국식 사골국보다는 오븐에 뼈를 구워 우려내는 서양식 사골 수프를 권한다.

5 달고 매운 자극적인 음식을 피한다

저탄수화물 식단은 장을 덜 자극하기 때문에 장을 치유하는 효과가 탁월하다. 하지만 장이 자극에 무뎌진 상태에서 갑자기 자극적인 음식을 섭취하면 장은 극도로 예민해지고 적응할 새도 없이 장벽이 헐 수도 있다. 자극적인 음식을 많이 먹거나, 끼니때마다 먹는 것은 좋지 않다.

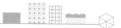

6 정제당과 트랜스 지방산은 철저히 제한한다

정제당과 트랜스 지방산은 장에 가장 나쁜 영향을 미치므로 절대 먹지 말아야 한다. 그리고 지방 섭취 후 장이 자극되는 증상이 느껴지거나 소화·흡수가 잘되지 않는 경우에는 지방 섭취량을 조절해야 한다.

7 식품 첨가물에 주의한다

글루탐산, 아질산나트륨 같은 조미료나 첨가물이 많이 들어간 가공식품은 장의 염증을 유발하고 환경 독소 유입 비율을 증가시키는 원인이 되므로 멀리하자. 가공식품은 원재료 표시를 꼭 살펴보는 습관을 갖자(144쪽 참고).

8 카페인과 알코올 섭취를 줄인다

카페인과 알코올은 위를 자극하니 위가 약한 사람은 삼가는 것이 좋다. 특히 술은 위벽을 손상시키니 조심해야 한다.

9 소화가 잘되는 방식으로 음식을 먹는다

소화가 잘되는 음식 위주로 먹고 조리 시에도 식재료를 다지거나 푹 삶아서 소화가 잘되도록 하여 먹는 것이 좋다. 천천히 꼭꼭 씹어 먹는 것도 매우 중요하다. 소화력이 약하다면 처음부터 한 끼에 몰아서 먹는 것보다는 소화가 잘되는 음식 위주로 하루 세끼에 조금씩 나누어 먹고, 점차 한 끼의 섭취량을 늘리는 쪽으로 바꾸어가는 것이 좋다.

TIP 애플 사이더 비니거를 활용해 보자. 물 1000ml에 애플 사이더 비니거 20~25ml 정도를 타서 하루 종일 조금씩 나누어 마시면 된다.

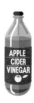

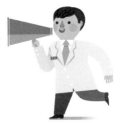

장 누수 증후군을 치료하는
가장 효율적인 방법은 저탄고지!

10 점액 다당체가 풍부한 식품을 섭취한다

점액 다당체가 풍부한 버섯, 알로에, 마, 연근, 미역귀 등은 장 건강에 좋은 식품이다. 점액 다당체는 장내 세균 환경을 좋게 바꿔주는 식이섬유로서 장 점막을 치유하고 탄력을 유지하는 데 도움이 되며, 인슐린 감수성도 올려주는 장에 좋은 성분이다.

11 베리류의 과일을 섭취한다

블루베리, 라즈베리 등의 베리류는 장의 혈류를 증가시킬 뿐만 아니라 점막을 치유하는 데도 매우 좋은 식품이다.

12 초유나 라이소자임을 섭취한다

초유나 라이소자임(lysozyme)은 장 건강에 도움이 된다. 초유에는 면역 기능 향상을 위한 면역 글로불린(globulin)이 함유되어 있고 장 점막 복구에 관여한다. 달걀흰자에 들어 있는 라이소자임은 장내 세균의 세포벽을 파괴하여 장내 세균 불균형을 해소하는 데 도움이 된다. 단, 유제품과 달걀의 알레르기 성분이 제거된 제품을 잘 골라 먹는 것이 좋다.

13 코코넛 오일을 섭취한다

코코넛 오일의 카프릴산(MCT 오일)은 장내 유해균을 줄이는 데 도움이 된다. 식물성 천연 항생제인 베르베린(berberine)을 섭취하는 것도 장내 유해균을 줄이는 데 도움이 된다. 베르베린은 영양제 형태로 다양한 제품이 나온다.

14 오메가-3 지방산과 올레인산을 섭취한다

오메가-3 지방산과 올리브유, 아보카도 오일에 풍부한 올레인산은 장의 세포막을 튼튼하고 유연하게 만들어준다. 오메가-3는 장내 염증을 줄여주는 역할도 한다.

15 강황과 생강을 섭취한다

장내 염증을 줄이는 역할을 하는 커큐민(curcumin)이 함유된 강황과 생강을 섭취하는 것도 도움이 된다.

16 변비에 걸리지 않도록 주의를 기울인다

변비에 걸리지 않도록 주의하고 변비가 있으면 적극적으로 치료하자. 배변독소를 제거하는 가장 효율적인 방법은 병원을 찾아가는 것이다.

17 장 치유를 위해 단식을 한다

단식은 단시간에 장을 치유하는 데 큰 도움이 된다. 그렇지만 장의 점막이 예민해지기 쉬우므로 단식이 끝난 뒤에는 부드럽고 자극 없는 음식 위주로 조금씩 보식을 늘려가자. 유제품이나 달걀 같은 난소화성 음식으로 보식을 하는 것은 좋지 않다.

18 스트레스를 줄이고 숙면을 취한다

스트레스에서 벗어나자. 숙면을 취하도록 노력하고, 체중과 혈당에 너무 얽매이지 말며, 조급한 마음을 버리자.

필자가 운영하는 '저탄고지 라이프스타일' 인터넷 카페 회원들이 어떻게 하면 자신의 장을 잘 돌볼지 고민하고 이런저런 방법을 실천하다 보니 효과가 있는 방법들의 조합이 생겨났다. 여러 회원의 정보를 모아 조규영 회원이 하나의 '아침 의식'으로 만든 것인데 효과가 좋아 회원들 사이에서 꽤 인기가 높은 방법이다. 위산 분비를 늘리고, 단백질 소화력을 높여주며, 장내 세균 환경을 개선하는 데 도움이 될 수 있는 알짜 팁이라 적극 추천한다.

조규영 님의 비니거 의식

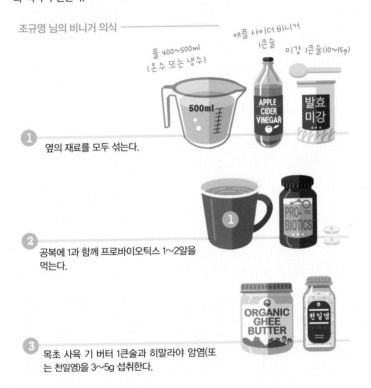

물 400~500ml
(온수 또는 냉수)

애플 사이더 비니거
1큰술

미강 1큰술(10~15g)

1 옆의 재료를 모두 섞는다.

2 공복에 1과 함께 프로바이오틱스 1~2알을 먹는다.

3 목초 사육 기 버터 1큰술과 히말라야 암염(또는 천일염)을 3~5g 섭취한다.

02

장내 환경을 결정하는 '마이크로바이옴'

유전학이 날로 발달하면서 인체에 존재하는 미생물 생태계, 즉 마이크로바이옴(미생물microbe과 생태계biome의 합성어)과 관련된 연구가 활발하다. 인간의 몸에 존재하는 마이크로바이옴의 개체 수는 대략 38조 개에 이르는데, 인체를 이루는 세포 수가 30조 개인 것을 감안하면 마이크로바이옴의 개체 수가 얼마나 많은지 짐작이 갈 것이다. 또 체내 마이크로바이옴의 무게는 몸무게의 1~3%에 불과하지만 장에 머물면서 우리 몸에 끼치는 영향은 실로 지대하다. 이 중 95%는 대장을 비롯한 소화 기관에 분포하며 장내 환경 개선에 중요한 역할을 한다.

장내에 존재하는 마이크로바이옴은 영양소의 흡수와 대사, 면역과 염증 반응 조절, 신경계와의 상호 작용 등에 관여하여 신체의 모든 기관에 직간접적인 영향을 준다. 특히 비만과 염증성 질환, 자가 면역 질환과의 상관관계가 밝혀지면서 건강한 장내 환경의 중요성이 더 강조되고 있다.

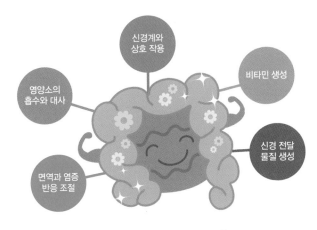

장내 마이크로바이옴의 역할

마이크로바이옴 개체군은 비타민 B군, 비타민 K 등 다양한 비타민을 생성하고 장내 환경을 이롭게 하는 부티르산을 만들어 면역 체계를 안정시켜 준다. 이뿐만 아니라 도파민과 세로토닌을 비롯한 40여 종의 신경 전달 물질을 생성해 우리의 감정을 지배하는 역할도 하고 있다. 이 때문에 마이크로바이옴이 인간의 호스트(주인 또는 숙주)로 작용한다고 해서 '장-뇌 축'이라는 용어도 등장했다. 장과 뇌가 서로에게 밀접히 연결되어 서로에게 큰 영향을 끼친다고 보는 것이다.

식이섬유 분해로 장내 세균총의 다양성이 풍부해지면 부티르산이 잘 만들어지는데, 특히 프레보텔라 균주가 우세할 경우 부티르산이 더 잘 생성된다. 이런 연유로 마이크로바이옴 과학은 다양한 채소와 발효 음식 섭취에 주목한다.

최근 들어 전 세계적으로 건강식으로서 한식의 위상이 높아지고 있다. 다양한 채소와 발효 식품을 두루 섭취하는 한식은 장내 미생물 환경에 좋은 영향을 미치는 식단으로 비빔밥이 건강식으로 인정받게 된 것이나, 하버드 대학에서 김치 연구가 활발해져 미국에서 김치가 건강식으로서 각광받게 된 것이 모두 이런 이유에서다.

육류 섭취가 마이크로바이옴 환경에 정말 유해한가?

마이크로바이옴 환경을 가장 엉망으로 만드는 행위는 육류와 알레르기를 유발하는 동물성 식품 위주의 식사 그리고 가공식품 섭취로 알려져 있다. 특히 식이섬유가 없는 육류 위주의 식사는 부티르산을 만들어내는 프레보텔라와 같은 균주들을 다른 균주들로 대체함으로써 마이크로바이옴의 다양성을 떨어뜨리게 된다. 프레보텔라 균주가 부족해 부티르산을 몸이 원하는 만큼 충분히 만들어내지 못하면 이는 장 건강과 면역 체계를 위협하는 결과로 이어질 수 있다.

이런 이유를 들어 저탄고지가 장내 마이크로바이옴 환경을 해친다는 우려의 목소리가 나오기도 하는데 정확히 말하면 육류 자체가 장내 환경을 망친다는 근거는 없다.

그리고 실제로 사람들의 오해처럼 저탄고지는 육류와 버터만을 먹는 식단이 아니다. 누누이 강조하지만 육류와 함께 채소도 많이 섭취하는 식단이다. 물론 육류 중심으로 먹거나 아예 육류만 먹는 카니보어(carnivore) 식단도 저탄고지의 한 축이지만 이런 경우는 일반적이라기보다는 건강 문제로 인해 채소를 섭취하기 어려울 때 치료식의 개념으로 접근해야 하는 측면이 크다.

육류가 장 건강에 위해 요소라고 생각하는 데에는 패스트푸드로 대표되는 서구화된 식단이 영향을 끼쳤다고 생각한다. 패스트푸드에는 육류와 지방이 다량 포함되어 있는데 여기서 중요하게 생각해야 할 것

기적의 식단

은 육류라고 해서 다 같은 육류가 아니라는 점이다. 간편한 서구식 식단인 패스트푸드에 포함된 육류의 상당 부분은 인공 첨가물이 가득한 가공육이기 때문에 건강에 나쁜 영향을 준다. 또한 조리하는 방식도 육류에 영향을 끼친다. 서구에서는 육류를 굽거나 튀겨 먹는 메뉴가 많은데, 이렇게 조리하면 벤조피렌, 최종 당화산물 같은 나쁜 물질이 많이 나올 수밖에 없다.

반면 전통 한식에서는 육류를 주로 삶거나 끓여서 먹었으며, 볶거나 튀겨 먹는 것은 매우 드문 일이었다. 그러니 삶거나 끓이는 조리법을 이용해 육류를 먹으면 괜찮지 않을까? 그럴 수도 있다. 하지만 채소를 아예 먹지 않는 것은 물론이고 너무 적게 먹는 것은 마이크로바이옴의 다양성을 추구하는 측면에서는 좋은 방법일 수 없을 것이다.

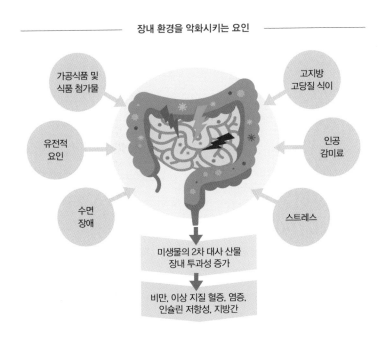

장내 환경을 악화시키는 요인

가공식품 및 식품 첨가물

고지방 고당질 식이

유전적 요인

인공 감미료

수면 장애

스트레스

미생물의 2차 대사 산물
장내 투과성 증가

비만, 이상 지질 혈증, 염증,
인슐린 저항성, 지방간

저탄고지와 마이크로바이옴

필자는 저탄고지를 '고기 먹는 채식'이라고 자주 언급한다. 그만큼 채소의 섭취가 중요하다고 생각하기 때문이다. 그런데 생각 외로 저탄고지 식단을 하는 사람들 중 많은 이가 이를 간과한다.

많은 사람이 저탄고지를 단기적인 체중 감량을 목적으로 하는 다이어트로 생각하는 경향이 있으며 제대로 된 식사(아무리 강조해도 안 지키는!)보다는 버터 커피, 감미료 가득한 키토빵, 삼겹살구이같이 간편하게 먹을 수 있는 방법을 선호한다. 그러다 보니 원하는 목표를 달성한 뒤 그만뒀든 도중에 포기했든 저탄고지 식단을 그만두고 나면 장 관련 불편한 증상을 토로하기도 하는데 장이 예민해지고, 전보다 가스가 쉽게 차고, 소화력이 떨어졌으며 염증 수치가 올라갔다는 주장이다. 특히 카니보어 식단이 길어질수록 장이 더욱 예민한 상태가 되어 일반식으로 돌아오거나 채소를 먹었을 때 장 트러블이 심해지는 경우를 쉽게 볼 수 있었다. 이런 증상이 혹시 마이크로바이옴의 다양성 감소와 관계가 있는 것은 아닐까?

사실 육류는 구석기 시대부터 먹어온 가장 오래되고 안전한 단백질 공급원이며 다른 식물성 단백질에 비해 소화가 잘되고, 비타민, 미네랄도 풍부해서 에너지 대사를 원활하게 만들어 활력을 높이는 데도 도움이 된다. 그러나 고단백 식품인 육류 중심으로 식단을 구성하면 장에 탈수 증상이 생기기 쉬운데, 이럴 때 소화가 잘 안 되는 식이섬유가 많이 함유된 채소를 같이 섭취하면 속이 더 불편해지는 것처럼 느낄 수 있다. 특히 과민성 장 증후군 증상이 심하거나(230쪽 참조), 위의 소화력이 떨어져 있을 경우가 그렇다.

하지만 이런 이유로 채소를 섭취하기가 불편해졌다고 해서 채소가 나쁜 음식이라는 말은 아니다. 필자는 진료실에서 소화 장애와 장 누수 증후군을 치료할 때 환자들에게 늘 다음과 같이 이야기한다.

"먼저 고기를 먹을 수 있는 몸을 만들어봅시다. 그다음은 채소를 먹을 수 있는 몸을 만들어서 다양한 홀 푸드(whole food, 자연식품)를 먹는 식습관으로 바꾸어봅시다."

우리는 저탄고지를 하면서도 충분히 마이크로바이옴의 균형을 맞출 수 있다. 하루 세끼 중 한 끼라도 채소를 충분히 섭취해서 부티르산을 만들어줄 장내 미생물들에게 먹이를 공급하는 것이 좋은 방법이다. 주 끼니로 육류를 섭취하고 부 끼니에는 채소를 많이 섭취하는 것인데, 육류와 채소의 소화되는 위치가 다르므로 이처럼 끼니를 다르게 섭취하는 것은 그 자체로 좋은 식사법이 될 수 있다. 또 전통 한식처럼 수육이나 사골 형태로 조리하면 육류와 채소를 같이 먹어도 장에 무리가 가지 않는 식단을 실천할 수 있다.

'채소가 변비를 해결한다.'는 주장과 '채소가 변비를 악화시킨다.'는 주장이 날을 세우며 맞서기도 한다. 실제로 변비 완화에 채소를 먹는 것이 도움이 되는 사람도 있고, 안 먹는 것이 나은 사람도 있다. 이는 장의 건강 상태에 따른 차이일 뿐 정답이 있는 것은 아니다. 채소를 먹고 변비가 악화된다면 그에 선행하는 문제가 있기 마련이며, 그 문제를 해소하면 채소를 먹어도 변비는 생기지 않는다. 채소가 몸에 좋은지 나쁜지를 단순하게 평가해서 '나는 이런 체질이야.' 하고 쉽게 단정하지는 말자. 내 몸의 건강을 그렇게 단순하게 결정해 버리면 안 된다.

부티르산은 일종의 단쇄 지방산(짧은 사슬 지방산)이고 단쇄 지방산은 장내를 산성화시켜 장내 환경을 개선하며 대장의 점막을 보호하고 염증을 억제하는 역할을 한다. 그런데 케톤의 부티르산 역시 단쇄 지방산이다. 그래서 필자는 다양한 채소를 섭취하는 것도 일종의 고지방식이라고 이야기한다. 꼭 포화 지방을 먹어야만 고지방식이 아니다. 내 몸의 장내 미생물들이 만들어내는 지방도 염두에 두자. 그것이 좀 더 올바르게 먹는 방식이다.

평소 장이 약해 채소에 예민하고, 이를 소화하기 힘든 사람이라면, 채소의 항영양소가 독소로 작용할 수 있기 때문에 제거식의 방법으로 육류만 섭취하는 카니보어 식단이 다이어트에 도움이 되기도 한다. 이런 경우는 어쩔 수 없는 선택이지만, 단순히 건강이나 체중 감량에 도움이 된다고 생각해서 채소를 아예 먹지 않고 육류만 고집하는 것은 문제가 있다. 사람마다 지금껏 주로 먹었던 음식이 다르고 소화력도 다를 터인데 이런 점을 고려하지 않고 억지로 육류만 고집하는 것은 매우 어리석은 일이다.

다시 한번 강조하지만 장에 큰 문제가 없다면 육류를 영양소와 에너지원으로, 식이섬유가 많은 채소를 조절 영양소로 골고루 섭취하는 것이 건강에 가장 좋다.

이런저런 상황들을 종합해 보면 우리가 선조 때부터 먹었던 전통 한식 위주의 식재료로 무리하지 않게 저탄고지 식단을 하는 것이 건강한 라이프스타일을 영위하는 방법이 아닐까 생각한다. 그래서 권하는 것이 '한국식 저탄고지'이다.

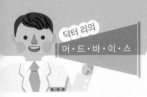
건강한 장내 환경을 만들어주는 MAC에 주목하라

장내 미생물의 먹이가 되는 음식을 MAC(Microbiota-Accessible Carbohydrate, 맥)이라고 하며, 맥은 위와 소장에서는 소화가 되지 않아 유익균이 대거 상주하는 대장에서 미생물에 의해 분해되는 복합 탄수화물, 즉 수용성 식이섬유와 올리고당이 풍부한 음식을 말한다. 대표적인 것은 곡물의 겨 부분(미강), 과일의 껍질에 들어 있는 펙틴, 버섯과 해조류의 베타글루칸 등이다. MAC 성분이 풍부한 음식을 나열하면 다음과 같다.

MAC이 많이 함유된 식품	
곡물의 껍질	현미 미강, 호밀, 귀리 등의 통곡물
콩류	청국장, 두부, 렌틸콩, 삶은 땅콩 등
과일	사과, 체리, 베리류, 자두, 아보카도, 키위, 무화과, 코코넛 등
비전분성 채소	양파, 마늘, 브로콜리, 연근, 비트, 당근, 오이, 파프리카, 호박 등
견과류	아몬드, 피칸, 호두, 캐슈너트, 마카다미아, 밤 등
해조류	김, 미역, 감태, 파래, 다시마 등
잎채소	양배추, 치커리, 케일, 근대 등

참고_프로바이오틱스와 프리바이오틱스

프로바이오틱스는 유산균이라고 생각하면 쉽다. 이 유산균의 먹이가 되는 것이 프리바이오틱스인데 프리바이오틱스는 올리고당과 식이섬유로 구성된 영양제라고 생각하면 된다. 따라서 MAC은 다양한 유산균이 분해할 수 있는 홀 푸드(자연 재료로 만든 식품)의 개념으로 생각하면 되겠다.

예민한 장을 다스리는
저탄고지 노하우

잦은 화장실행, 탄수화물이 문제다

학창 시절에 유난히 배가 자주 아프고 시도 때도 없이 화장실을 들락거린 경험을 가진 사람이 적지 않을 것이다. 시험만 앞두면 배가 아프고, 음식만 먹으면 배에 가스가 차서 밥을 먹다가도 화장실에 가야 하고, 조금만 신경 쓰이는 일이 있으면 복통과 설사가 동반되는 '장 트러블'로 고생하는 사람도 많다. 병원을 가봐도 별다른 설명 없이 그저 스트레스 때문이라며 지사제를 처방해 주는 것이 고작. 일상생활에서 느끼는 불편은 결코 가볍지 않지만, 원인을 찾기도 증상을 해소하기도 쉽지 않은 것이 바로 '장 트러블'인데 정식 명칭은 '기능성 장 장애' 또는 '과민성 대장 증후군(IBS: Irritable Bowel Syndrome)'이다.

과민성 대장 증후군의 원인으로는 유전적 성향, 스트레스를 많이 받는 성격, 자율 신경계의 불균형, 소화 효소의 분비 문제, 장내 세균총의 불균형 등을 꼽는다. 평상시에 수시로 아랫배를 붙잡고 있어야 하고, 화

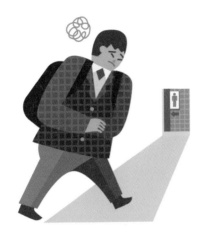

과민성 대장 증상의 원인

⚡ 스트레스로 인한 부신 피로

🦠 장내 세균총 불균형

🔬 장 누수 증후군

🧬 세로토닌 대사 장애

✖️ 장내 염증(바이러스, 세균 감염 등)

💥 글루텐 내성이나 특정 음식물 과민 반응(지연성 알레르기)

장실을 들락거리는 시간이 많다는 건 여간 신경 쓰이는 일이 아니다.

필자가 잘 아는 어느 학부모는 "아이가 화장실을 너무 자주 가서 여간 걱정이 아니다."라고 말한다. 아침에 일어나서도 화장실에 두 번씩 가곤 하니 지각하지는 않을까 걱정, 너무 배변을 많이 하니 먹은 것이 다 빠져 나가서 영양이 부족하지는 않을까 걱정, 아이가 학교에서도 장 트러블 때문에 불편하지는 않을까 걱정. 부모 입장에서는 어느 것 하나 가볍게 넘길 문제가 아닐 것이다.

실제로 과민성 대장 증후군을 겪는 사람은 힘을 내는 데 쓰여야 할 에너지원들이 장에서 잠시 정체되었다가 금세 몸 밖으로 빠져나가기 때문에 제대로 힘을 쓸 수 없을 뿐 아니라, 잦은 복통과 배변이 적지 않은 피로를 유발한다는 점에서 결코 가볍게 볼 증상이 아니다.

장 트러블과 역류성 식도염의 주범, 탄수화물을 경계하라

과민성 대장 증후군과 밀접한 관련이 있는 것이 바로 탄수화물이다.

탄수화물은 장속에서 가스를 많이 발생시키고 장을 심하게 자극하기 때문에 과민성 대장 증상과 역류성 식도염 증상을 악화시키는 원인이 된다. 이 가스가 위로는 위장, 아래로는 대장에 압력을 가하면서 생기는 생리 현상이 트림과 방귀다. 또 장속의 가스가 장내 압력을 높이면 위의 연동 운동을 방해해 위산이 식도 하부에까지 영향을 끼치게 되는데, 이것이 역류성 식도염을 일으키는 원인 중 하나이다.

탄수화물과 당분의 섭취를 줄이면 딱딱하던 배 앞쪽이 부드러워지면서 장이 편안해지는 것을 느낄 수 있을 것이다.

그리고 코코넛 오일에 많이 함유된 카프릴산(중사슬 지방산의 일종)과 달걀노른자에 들어 있는 라이소자임 등은 장내의 유해균, 진균들을 없애는 데 좋은 역할을 한다는 점을 꼭 기억해 두자.

저탄수화물 식이 요법은 장내 세균총이 균형을 이루게 하고 감정 조절에 관여하는 세로토닌과 가바(GABA, 감마 아미노부티르산)이 생성되는 데도 도움을 준다. 따라서 저탄고지 식단을 꾸준히 하면 장이 건강해지는 것은 물론이고 감정 컨트롤이 쉬워져서 스트레스를 이길 수 있는 내성도 강해진다. 이 과정을 효율적으로 진행하려면 장내 유익균의 먹이가 되는 식이섬유를 충분히 섭취하는 것이 좋다.

수용성 식이섬유 30g을 섭취하려면 먹어야 할 채소 및 과일의 양			
가지	41g	아스파라거스	30g(2줄기)
당근	61g	그린빈스	86g(12개)
케일	137g	바나나	1개(작은 것)
현미	23g	아몬드	12g(약 10개)

기적의 식단

장 트러블이 심할 때는 일단 채소를 줄이자

과민성 대장 증상이 아주 심할 때는 채소나 식이섬유를 많이 섭취하는 것이 오히려 증상을 악화시킬 수도 있다. 소화가 잘 안 되는 식이섬유가 도리어 장을 자극할 수 있기 때문이다. 과민성 대장 증상을 자극하는 탄수화물들을 총칭해서 '포드맵(FODMAP)˙ 식품'이라고 부른다.

이런 경우에는 한시적으로 식이섬유와 생채소의 섭취를 줄이는 것이 좋으며, 이 식단을 '로 포드맵 식이(low FODMAP diet)'라고 한다. 단, 식이섬유와 생채소를 무조건 끊으라는 것이 아니라 그중에서도 발효되기 쉬운 식품을 피해야 한다는 뜻이다.

로 포드맵 식이 요법을 진행할 때는 스트레스, 소화 효소, 장내 세균 문제를 같이 해결할 수 있도록 노력해야 하고, 증상이 좋아지면 장의 환경 개선을 위해 채소나 식이섬유의 섭취를 단계별로 늘려나가야 한다. 서서히 장이 적응하도록 해야 과민성 대장 증상이 재발하지 않는다.

과민성 대장 증후군을 겪는 사람이 고려할 식품	
피해야 하는 식품	마늘, 양파, 사과, 수박, 배, 복숭아, 유제품, 무, 파, 고추, 된장, 양배추, 체리, 자두, 아보카도, 버섯, 김치 등
섭취 가능 식품	육류, 달걀, 두부, 견과류, 치즈, 오일류, 바나나, 오렌지, 딸기, 토마토, 고구마, 쌀, 유당 제거 우유, 시금치, 파프리카 등

✓ 포드맵(FODMAP): 발효당(Fermentable sugar), 올리고당(Oligosaccharides), 이당류(Disaccharides), 단당류(Monosaccharides), 당알코올(Polyols)을 합성한 용어다. 장에서 흡수되지 않고 미생물들에 의해 발효되어 가스·액체를 만들어내고 복부 팽만감, 불편함, 설사의 주범이 되는 음식들을 말한다.

로 포드맵 식품

과일 바나나, 베리류, 오렌지

과당이 많은 과일은 피하고, 껍질을 제거하고 먹는 것이 좋다.

채소 비전분성 잎채소

비전분성 잎채소는 장을 자극하지 않으나 양배추, 브로콜리 등은 옥살산에 의해 가스를 형성할 수 있으므로 피한다.

육류 돼지고기, 닭고기 등의 육류

육류는 대표적인 로 포드맵 식품이다. 장 트러블이 심할 때는 비계가 많은 부위는 피하고 굽기보다는 삶아서 먹는 것이 좋다.

유제품 당이 적은 치즈, 버터

유당 불내증이나 카세인에 대한 지연성 알레르기가 없다면 먹어도 된다.

유당 불내증이 있는 경우에는 유당 제거 우유를 먹으면 증상을 피할 수 있다.

곡류 백미

백미는 포드맵이 적은 대표적인 곡물이므로 탄수화물 섭취가 필요할 때 활용할 수 있다.

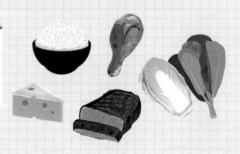

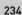

기적의 식단

하이 포드맵 식품

글루텐

소화 과정에 장애를 유발하여 가스를 생성하는 증상을 악화시킨다.

튀긴 음식

식재료를 튀기면 소화가 잘 안 되는 형태로 변화한다.

카페인 함유 음식

커피, 에너지 드링크 등에 포함된 카페인은 장을 자극하여 과민 증상을 악화시킨다.

가공식품

가공식품에 들어 있는 보존제 및 첨가제 등은 과민성 대장 증상을 악화시킨다.

매운 음식

마늘, 고추 등의 매운 식재료가 들어간 음식은 장에 강한 자극을 준다.

알코올

알코올을 소화하는 동안 과민 증상이 급격히 악화될 수 있다.

콩

콩의 항영양소(렉틴)는 가스와 소화 장애를 유발한다.

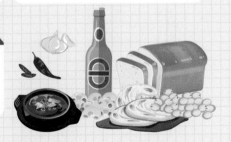

과민성 대장 증후군을 줄이는 습관을 생활화하자

과민성 대장 증상에서 벗어나려면 그 원인을 찾아 최대한 자제해야 한다. 스트레스와 수면 부족은 장 트러블을 악화시킬 수 있으니 생활 습관을 개선하고 영양가가 풍부한 음식을 골고루 잘 먹되 장 상태를 고려해 될 수 있으면 로 포드맵 식품(234쪽 참고)을 챙겨 먹는 것이 좋다.

수용성 식이섬유와 발효 식품은 장 건강에 좋은 영향을 주므로 충분히 섭취하고 수분이 부족해지지 않도록 주의한다. 커피와 차는 체내 수분을 배출하는 이뇨 작용을 하므로 줄이고 술은 마시지 않는다.

소화 효소 분비에 꾸준한 자극이 필요하므로 굶는 것은 좋지 않다. 또한 끼를 굶으면 다음 끼니를 과식하게 될 가능성이 높으므로 바쁘더라도 끼니를 거르지 않도록 주의하자.

먹고 바로 눕는 습관 및 야식 습관은 장에 무리가 되므로 삼가고 적당한 운동을 규칙적으로 하는 습관을 들이도록 하자.

TIP │ **장 누수 증후군과 원 푸드 패스팅**

저탄고지의 정체기를 돌파하기 위해 한 가지 음식만 섭취해서 입맛을 떨어뜨리는 '원 푸드 패스팅(fasting, 단식)'이 유행이다. 그렇지만 깊은 정체기를 겪는 사람들은 장 누수일 가능성이 높기 때문에 다음과 같은 원 푸드 패스팅에 주의해야 한다.

• 달걀 단식(egg fasting) 장 누수 환자 사이에서 높은 수치로 가장 흔히 나타나는 것이 달걀 알레르기이다. 장 누수 때문에 저탄고지 다이어트가 정체되는 사람에게 에그 패스팅은 독만 들이붓는 것과 다를 바 없다.

• 오일 단식(oil fasting) 지방을 많이 섭취하더라도 대사를 돕는 영양소가 부족하면 에너지로 만들어내지 못한다. 다른 영양소는 섭취하지 않고 오로지 기름만 먹는다면 지방 분해도 안 될뿐더러 또 다른 영양 결핍을 유발할 수 있다.

기적의 식단

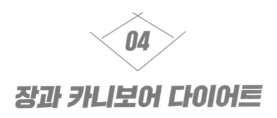

장과 카니보어 다이어트

카니보어 식단은 어떤 사람에게 적합한가?

카니보어(carnivore) 식단이란 채소를 완전히 배제하고 육류 중심의 동물성 음식을 주식으로 하는 식단을 말한다. 장이 약한 사람들을 위한 일종의 치료식으로, 채소에 들어있는 여러 항영양소가 유익한 영양소와 미네랄이 흡수되는 것을 방해하고 독소로 작용할 수 있으므로 이를 아예 배제하는 식이 요법이라 할 수 있다. 육류와 동물성 지방 섭취를 기본으로 하고 탄수화물 섭취는 완전히 제한하기 때문에 통상적으로 키토제닉-저탄고지 식단에서 제시하는 탄단지 비율은 완전히 무시된다.

따라서 카니보어 식단을 하는 사람 중에는 이런 식물의 독소들로 인해 장 건강에 문제가 생겼거나 자가 면역 질환이나 아토피와 같은 염증성 질환을 앓는 사람이 많다. 그래서 이런 사람들은 채소를 과감히 끊어내는 식단을 선택함으로써 몸의 염증을 줄이고, 질환을 치유한다. 이들에게는 고기가 일종의 치유식인 것이다.

식물이 항영양소를 가지는 이유는 자신을 보호하는 방어 기제 때문이다. 렉틴과 같은 단백질과 옥살산, 알리신, 탄닌, 니코틴 같은 화학 물질들, 플라보노이드 같은 색소들이 그런 역할을 하며, 동물에게는 일종의 독소로 작용한다. 사람은 대부분의 동물(육류)을 먹는 데 문제가 없지만, 식물은 20% 정도만 안전하다. 나머지는 식용 시 문제를 일으킬 수 있다는 뜻이다.

하지만 채소의 항영양소가 독으로만 작용하는 것은 아니다. 알리신과 안토시아닌처럼 항산화와 항염증에 도움을 주기도 한다. 그러므로 부정적인 영향만을 의식해 소화에 문제가 없는 사람들이 아예 채소 섭취를 끊을 필요는 없다고 본다.

장이 튼튼하고 채소를 소화하는 데 문제가 없는 사람들은 채소의 항영양소가 장내 미생물의 다양성에 도움을 줄 수 있고, 장의 면역력을 향상시키는 데 필요한 자극이 될 수도 있다. 장 건강 상태에 따라 선택할 문제이지만 항영양소 성분 때문에 걱정이 된다면 삶거나 데쳐서 먹으면 된다.(렉틴과 옥살산 같은 독소는 끓이거나 데치면 대부분이 소실된다.)

모두가 다 카니보어 식단을 할 필요는 없다. 채식이 잘 맞는 사람도 있고, 육식이 잘 맞는 사람도 있기 때문이다. 하지만 장 트러블로 힘든 사람이라면 카니보어 식단으로 우선 독소를 제거하고, 장 건강의 회복 상태에 따라 다양한 채소를 비롯한 식이섬유의 섭취량을 늘려나가는 방법도 권장할 만하다.

카니보어 식단에서는 모든 채소와 과일을 제한하고 지방이 많은 부위의 동물성 식품, 우지와 라드 등의 동물성 지방, 모든 종류의 생선(특히 연어, 넙치), 유제품(유당, 카세인 문제가 있는 사람은 제한)이 권장된다.

육류 위주로 섭취해야 하므로 이왕이면 목초 방목 소고기 등의 질 좋은 육류를 선택하는 것이 좋으며, 일반적으로 소고기와 양고기를 권장하고 그다음으로 좋은 환경에서 자란 돼지고기나 조류, 해산물 등을 추천한다.

영양의 균형을 맞추기 위해 동물의 간이나 뇌, 척수 등의 내장을 적극적으로 섭취하기도 한다. 우리나라에서는 전래 식단이라고 부르며 실천하는 사람들이 있는데 좀 더 구석기 다이어트에 가까운 방법으로 식단을 하기 때문이다.

반면에 동물성 음식을 70% 이상 섭취하면서 렉틴과 옥살산 등을 제거한 곡물, 채소, 과일을 곁들여 섭취하는 방식으로도 카니보어 식단이 가능하다. 본인의 여건과 철학에 맞추어 식단을 해나가면 되겠다.

카니보어 식단의 효과와 주의할 점

카니보어 식단의 핵심도 지방이다. 즉, 지방을 충분히 섭취하여 에너지 대사를 충분히 올려주어야 실패 없는 식단을 할 수 있다. 그래서 한 끼를 먹을 때 충분히 먹고 에너지를 올려놓은 뒤에 자연스럽게 간헐적 단식이나 1일 1식으로 넘어가는 방식으로 식단을 하는 것이 좋다.

기존의 키토제닉 식단과 비교하면, 식단을 구성하는 것이 어렵지 않고 단시간에 키토시스 상태에 진입하게 하여 대사를 빨리 그리고 강하게 끌어 올려 준다는 점에서 갑상샘 저하증 및 만성 피로를 극복하고 체력을 끌어 올리는 데 좋다. 또 이 식단은 SIBO(소장 내 세균 과증식) 환자의 장내 세균을 줄여주는 역할을 하고, 과민성 대장 증후군 환자가 고려해야 할 로 포드맵 식이 요법의 장점을 가지므로 초기 장 치료에 적용해 볼 수 있다.

하지만 장기간 식이섬유를 섭취할 수 없으므로 장내 세균의 불균형을 초래할 수 있고, 다른 음식을 섭취했을 때 장이 예민해지고 불편감을 가질 수 있다. 그리고 드물지만, 사람에 따라 히스타민 불내증(248쪽 참고) 악화로 심각한 알레르기 증상이 생길 수 있으니 주의가 필요하다. 또한 위산 저하증이나 위 무력증 등으로 단백질을 잘 소화하지 못하는 사람에게는 오히려 부담스러운 식단이 될 수 있다.

영양의 측면에서 보면 육류는 우리가 섭취해야 할 필수 영양소와 비타민과 미네랄이 풍부한, 완전식품에 가까우므로 카니보어 식단을 한다고 해서 영양 불균형이 생길까 크게 걱정은 하지 않아도 된다. 고기만 섭취하게 되면 비타민 C와 A, 엽산 등의 몇몇 영양소가 부족할 수 있지만, 간 등의 내장을 곁들이면 더욱 완전식품에 가까워진다.

TIP │ 카니보어 식단 진행 시 주의점

- 육류 위주의 원 푸드 식단에 가깝기 때문에 식재료 선정에 더욱 주의해야 한다. 주식은 목초 사육이나 오메가 밸런스가 좋은 소고기, 양고기 등이 좋으며 돼지고기는 히스타민이 많고 다가 불포화 지방산 함량이 높아 주식으로 삼기에는 무리가 있다.

- 하루 세끼를 다 챙겨 먹기보다는 1일 1식에서 2식 정도가 좋다.

- 끼니 수를 줄였다고 한 끼에 너무 과식하는 것은 좋지 않다. 단백질의 과다 섭취는 위장의 탈수를 유발하여 소화 장애나 알레르기를 일으킬 수 있기 때문이다.

- 카니보어 식단을 장기적으로 유지할 경우 육류 외의 다른 음식을 먹었을 때 예민한 반응이나 장 트러블이 생길 수 있다. 일반 저탄고지 식단을 기본으로 하면서 염증 반응 호전에 포인트를 맞춰 단기간 시행하는 것이 더 바람직하다고 하겠다.

기적의 식단

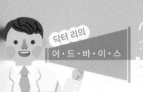
식물성 식품에서 부족할 수 있는 영양소

식물성 식품을 통해 충분한 양을 섭취하기 어렵거나 불가능한 영양소가 있다. 이런 영양소들은 동물성 식품을 섭취함으로써 보충해야 하는데 그 내용은 다음과 같다.

영양소	FDA 일일 권장량	풍부한 식품 공급원	결핍 시 위험 징후
비타민 B12	2.4mcg	유제품 달걀 어류 육류	빈혈, 피로, 신체 허약 뇌 기능 저하, 신경 장애 모유 수유 아동의 신경 질환 알츠하이머병과의 연관 가능성 심장 질환과의 연관 가능성 정신 질환
카르노신(항산화제)	다양함	어류 육류	심혈관 질환 피로, 저혈당증 근육 약화
크레아틴	다양함	어류 육류	피로 기억을 포함한 뇌 기능 저하 신체 성능 저하, 근육 약화
비타민 D3 (콜레칼시페롤)	20mcg	대구 간유 어류 달걀노른자	암, 우울증, 심장병 뇌 기능 저하 근력 소모 및 근력 저하 다발성 경화증 골다공증
DHA (Docosahexaenoic, 필수 오메가-3 지방산)	220mg	멸치 대구 간유 달걀노른자 어류 기름 고등어 연어 정어리	뇌 기능 저하 정신 장애 정신 질환 ※ DHA의 원활한 섭취를 위해 생선이나 달걀노른자를 식단에 넣는 것이 최적의 방법이다.
헴 철(동물성 철분)	18mg	육류(붉은 고기) 돼지고기 가금류 어류(적음)	쉽게 부러지는 손톱과 탈모 집중력 저하 어지럼증 및 두통 피로 및 신체 쇠약 무기력증, 창백한 피부, 호흡 곤란 근육통 및 하지 불안 증후군
타우린(항산화제)	많음	유제품 달걀 어류 육류	불안 또는 우울증 고혈압, 근육 기능 저하 시력 저하, 체중 증가 신체 지구력 및 회복 문제

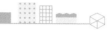

채소의 대표적인 항영양소

■ 렉틴

렉틴(lectin)은 식물 단백질로 곡물의 글리아딘이나 밀가루의 글루텐이 대표적이며, 주로 통곡물이나 콩류, 씨앗류에 존재한다. 렉틴은 소화가 되지 않는 난소화성 단백질로, 동물이 식물의 씨앗을 먹고, 다른 곳으로 이동하여 배변하면 그 씨앗이 그 자리에서 번식할 수 있도록 하여, 후손을 퍼뜨리기 위한 과정에서 중요한 역할을 한다. 위장에서 충분히 소화되지 못한 렉틴은 장 내벽에서 염증을 일으키고, 장 점막에 틈새를 만들어 면역 체계를 교란시키고, 자가 면역 반응을 유도할 수 있다. 특히 글루텐은 갑상샘 호르몬의 합성을 저하시켜 갑상샘 기능을 교란하고, 자가 면역 항체를 늘려 최근 증가하는 자가 면역성 갑상샘 질환인 하시모토병의 원인이 되기도 한다.

■ 옥살산

옥살산(oxalic acid)은 우리가 먹는 모든 채소에 들어 있는 일종의 화학 물질이다. 특히 시금치에 많이 들어 있는데 시금치의 알싸한 맛이 바로 옥살산 때문이다. 옥살산은 체내로 들어오는 미네랄을 흡착시켜서 밖으로 내보내는 역할을 한다. 즉, 미네랄의 흡수를 방해한다. 옥살산은 알레르기를 일으키는 원인 중 하나이기도 하다. 그리고 칼슘과 결합하는 성질 때문에 요로 결석의 원인이 되기도 한다. 우리는 채소에 비타민과 미네랄이 풍부하다고 알고 있지만, 채소는 미네랄 흡수를 방해하는 물질이기도 하다.

매우 적음	적음	보통	많음	매우 많음
케일, 오이, 호박	감자, 토마토	고구마, 치커리, 셀러리, 브로콜리, 가지, 꽃상추, 양배추	시금치, 당근	파슬리

■ 알리신

알리신(allicin)은 미량 복용 시 항염증 작용을 한다고 알려져 있다. 그러나 알리신 역시 독성이 있고, 장벽을 파괴할 수도 있다. 알리신을 많이 함유한 채소로는 마늘과 양파가 있다.

■ 탄닌

탄닌(tannin)은 폴리페놀의 한 종류로 떫은맛을 낸다. 대표적인 탄닌의 성분인 안토시아닌(anthocyanin)은 혈관의 염증을 줄이고 순환을 원활히 하여 혈관성 질환이나 눈에 도움이 되는 영양소로 알려져 있다. 그러나 안토시아닌은 세포의 염증성 반응을 자극해 항염증 반응을 일으키기도 한다. 이것을 호메시스(hormesis) 반응이라고 하는데, 이 역시 과하면 염증을 증가시키고 세포를 파괴할 수 있다. 탄닌은 덜 익은 과일, 도토리, 밤, 차 등에 많이 들어 있다.

242

식물성 식품에 함유된 항영양소

항영양소 종류	함량이 많은 식물성 식품			
플라보노이드	• 사과 • 아스파라거스 • 홍차	• 브로콜리 • 방울토마토 • 초콜릿	• 자몽 • 녹차 • 녹황색 채소	• 양파 • 석류 • 산딸기
글루코시놀레이트	• 청경채 • 브로콜리 • 양배추	• 배추 • 콜리플라워 • 콜라드 그린	• 고추냉이 • 케일 • 콜라비	• 적겨자 • 순무나물 • 순무 뿌리
글루텐	• 보리 • 쿠스쿠스 • 듀럼 밀가루	• 파리나 밀가루 • 그레이엄 밀가루 • 카무트(호라산) 밀	• 호밀 • 세이탄(밀 단백질) • 세몰리나	• 스펠트 밀 • 트리티케일 밀 • 밀
렉틴	• 콩류 • 옥수수 • 곡류	• 멜론 • 견과류 • 고추	• 호박 • 토마토 • 씨앗류	• 간장 • 스쿼시(호박류)
옥살산	• 아몬드 • 계피 • 다크 초콜릿	• 당근 • 파슬리 • 땅콩	• 고구마 • 산딸기 • 씨앗류	• 시금치 • 강황 • 마
피트산(피틱산)	• 아몬드 • 콩류 • 근대	• 다크 초콜릿 • 병아리콩 • 곡류	• 견과류 • 땅콩 • 간장	• 시금치 • 씨앗류
폴리페놀	• 사과 • 베리류 • 브로콜리	• 체리 • 방울토마토 • 커피	• 다크 초콜릿 • 포도 • 오렌지	• 복숭아 • 적양파 • 시금치
단백질 분해 효소 억제제 (protease inhibitor)	• 브로콜리 • 양배추 • 마늘	• 곡류 • 녹차 • 가지	• 양파 • 감자 • 고구마	• 씨앗류 • 순무
탄닌	• 사과 • 맥주 • 베리	• 코코아 가루 • 초콜릿 • 곡류	• 포도 • 견과류 • 석류	• 차 • 와인
사포닌	• 알팔파 싹 • 콩류 • 아마란스	• 병아리콩 • 곡류 • 녹두	• 렌틸콩 • 리코리스(감초 뿌리) • 시금치	• 퀴노아

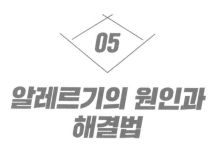

알레르기의 원인과
해결법

저탄고지를 향한 오해의 시선 가운데 하나는 '저탄고지 식단이 알레르기를 유발한다.'는 것이다. 실제로 저탄고지는 알레르기 증상의 좋은 치료법인데, 왜 이런 오해가 생기는 것일까? 그 이유와 해결 방법을 자세히 알아보자. 저탄고지 식이 요법이 알레르기를 유발한다는 잘못된 인식도 바로잡아야 하고, 저탄고지 식단 중에 일시적 알레르기 현상이 왔을 때 이를 해소하는 방법도 잘 알아둘 필요가 있겠다.

알레르기의 원인 1 면역 체계가 붕괴된 경우

알레르기는 면역 체계가 붕괴되었을 때 생기는 증상이다. 알레르기는 히스타민이라는 물질과 밀접한 관계가 있는데 히스타민은 세포에 탈수가 일어나 수분이 부족할 때나 염증 및 알레르기가 생겼을 때 신체 조직에서 나오는 물질이다. 결국 우리 몸의 면역 체계가 깨졌을 때 히스타민이 분비되는 것이라고 생각하면 되겠다.

저탄고지를 하면 인슐린 분비가 줄어 염분과 수분이 몸 밖으로 배출되므로 세포에 수분이 부족해져 자연히 히스타민 분비가 늘어나기 때문에 염증과 알레르기를 유발하기도 한다. 그래서 저탄고지 진행 중에 알레르기 증상이 나타나는 것을 억제하려면 염분과 수분을 충분히 섭취하는 것이 좋으며, 이미 알레르기 증상이 있는 사람의 경우 인슐린 분비를 극단적으로 낮추면 세포 내 탈수가 생겨 알레르기 증상을 더 악화시킬 수 있으니 주의해야 한다.

그런데 면역 체계가 붕괴되었을 때 이를 해결하고자 분비되는 히스타민 때문에 또다시 염증과 알레르기가 생긴다는 것이 왠지 앞뒤가 맞지 않다고 느끼는 사람도 있을 것이다. 그래서 이 부분을 조금 설명하고 넘어가겠다.

흔히 염증이 생기면 '나쁜 징조'라고 생각하기 십상인데, 사실 염증은 몸이 스스로를 지켜낸 흔적이다. 세균이나 바이러스가 들어오면 우리 몸은 그 부위에 병사를 보내 싸우도록 하는데, 싸운 그 자리에 염증이 생긴다. 즉 염증은 '항체가 만들어진 곳에 남는 흔적'이다. 그러므로 저탄고지 중 히스타민이 분비되어 일시적으로 알레르기가 생기는 것은 자연스러운 현상이라고 하겠다. 그리고 세균이나 바이러스가 침투하면 병사들을 전장까지 원활하게 이송하기 위해 세포에서 물을 많이 만들어내는데, 이 역시 히스타민이 분비되는 이유 중 하나다.

알레르기 반응은 인간이 사회적인 관계나 사건에서 반응을 보이는 원리와 매우 흡사하다. 어떤 사안이 발생했을 때 과거에는 과민 반응하지 않았는데, 언제부터인가 과민 반응을 보이면서 흥분하게 됐다고 가정해 보자.

흥분하게 만드는 원인을 '항원'이라고 하는데 사회 구성원 대다수가 흥분한다면 공감 또는 공분일 것이고, 나만 흥분한다면 나 개인의 경험이나 기억이 그 일에 과민 반응하게 만든 이유일 것이다.

마찬가지로 모든 사람에게 작용하는 것을 '독소'라고 하고, 나에게만 작용하는 것은 '알레르기'라고 한다. 그런데 많은 사람이 내 의견을 지지하고 동조한다면 누군가의 주장에 더 이상 예전처럼 흥분하는 일 없이 차분하게 대응할 수 있게 된다. 마음의 여유와 그 사람을 측은하게 여기는 아량이 생겼기 때문일 것이다. 이와 마찬가지로 내 몸에 더 이상 알레르기 반응이 일어나지 않는다면 그것은 항체가 생겨서 건강한 몸이 되었기 때문이다.

알레르기의 원인 2 **에스트로겐 우세 증상이 해소되지 않는 경우**

에스트로겐은 비만 세포를 자극해 히스타민을 생성하고, 히스타민 분해 효소(DAO: Diamine Oxidase)를 비활성화시켜 히스타민 불내증을 유발할 수 있다. 그리고 이렇게 생성된 히스타민은 또다시 난소에서 에스트로겐을 자극해 에스트로겐 우세와 알레르기 증상이 계속 악순환하는 데 연결 고리로 작용한다. 에스트로겐 우세 증상은 15~50세 여성에게 가장 흔하게 나타나는 호르몬 불균형 현상으로 비만, 간 해독 능력 감소, 스트레스 등의 원인이 된다.

저탄수화물 식단에서 에스트로겐 우세는 유제품을 많이 섭취하면 더욱 악화될 수 있으므로 유제품 섭취량을 적당히 조절하는 것이 매우 중요하다. 토마토, 돼지고기, 바나나, 견과류 등 히스타민이 많이 함유된 음식 섭취를 줄이는 것도 도움이 된다.

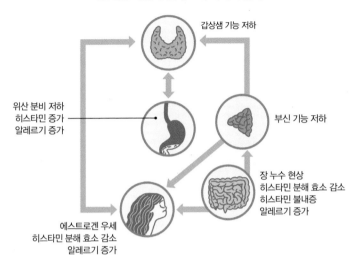

호르몬 이상과 알레르기 악화의 관계

갑상샘 기능 저하

위산 분비 저하
히스타민 증가
알레르기 증가

부신 기능 저하

장 누수 현상
히스타민 분해 효소 감소
히스타민 불내증
알레르기 증가

에스트로겐 우세
히스타민 분해 효소 감소
알레르기 증가

알레르기의 원인 3 장에서 히스타민이 많이 분비되는 조건을 갖춘 경우

너무 적게 먹는 저칼로리 저탄고지 식단이나 극단적으로 탄수화물을 제한하는 저탄고지 식단을 선택하는 경우에는 갑상샘 기능 저하가 일어나거나 악화될 수 있다. 갑상샘 저하는 위산 분비를 줄어들게 만드는데, 위산 분비가 줄면 우리 몸은 가스트린˙이라는 호르몬을 증가시켜서 위산 분비를 늘리려 한다. 이 과정에서 히스타민 수용체를 자극해 히스타민 분비가 증가하게 되고, 이것이 알레르기로 이어지는 것이다.

하지만 알레르기가 생기더라도 항히스타민성 약물을 쓰는 것보다는 그 원인을 찾아보는 것이 먼저다. 항히스타민성 약물을 쓰면 위장에서

✓ 가스트린(gastrin)은 위에서 분비되는 위장관 호르몬으로 위산 분비, 이자액 생산을 유도하고 위장, 소장, 대장의 움직임도 촉진한다.

탈수가 일어나고 이로 인해 다시 히스타민 분비가 증가해서 알레르기가 심해지는 결과를 가져오기 때문이다. 따라서 평소에 갑상샘 기능 저하 증상이 있다면 탄수화물을 완전히 배제하는 것은 좋지 않다.

초기에는 하루에 탄수화물을 50~100g 정도 섭취하다가, 지방 대사가 잘 이루어지고 몸에 에너지가 가득 차는 느낌이 들면 그때부터 본격적인 저탄고지 다이어트에 진입할 것을 권한다. 그리고 약간의 탄수화물이든, 충분한 지방이든 생활에 필요한 에너지를 내는 데 부족하지 않을 만큼 음식을 충분히 먹도록 하자.

알레르기의 원인 4 식재료나 조리 방식에 문제가 있는 경우

저탄고지 식단에서 즐겨 먹는 식품 중엔 히스타민 함유량이 높은 식품이 많다. 보통 사람들에게는 문제가 없더라도 알레르기 증상이 있는 사람들에게는 자극이 될 수 있다. 그러니 알레르기 증상이 있을 경우 오른쪽의 표를 참고하여 관련 식품을 제한해 보는 것도 좋겠다.

히스타민 불내증이란? 🔍

저탄고지 식단을 진행하다가 갑자기 몸에 두드러기나 발진이 생기는 경우가 있는데 그 원인 중 하나가 히스타민 불내증(histamine intolerance)이다. 이 증상은 히스타민이 과하게 축적되어 히스타민을 분해하는 효소인 디아민 산화 효소(DAO; Diamine Oxidase, 이하 히스타민 분해 효소)의 작용이 억제될 때 주로 나타난다. 히스타민 분해 효소의 작용을 억제시키는 원인은 위산 분비 감소, SIBO(소장 내 세균 과증식), 장 누수 증후군 등이 있다.

히스타민 불내증의 증상은 두통, 편두통, 수면 장애, 현기증, 구토와 복통, 코 막힘과 재채기, 발진, 두드러기, 불규칙한 월경 등이다. 이런 증상들은 지연성 알레르기와는 별도의 문제이므로, 지연성 알레르기 검사는 의미가 없다. 이 경우 히스타민이 많은 음식을 되도록 먹지 않는 히스타민 프리 식단을 하는 것이 좋다.

알레르기의 주원인이 되는 히스타민 수치는 조리 방식에 따라서도 달라질 수 있다. 육류를 삶거나 끓이면 히스타민이 감소하고, 굽거나 튀기면 증가한다. 식재료의 신선도 역시 히스타민과 밀접한 관계가 있다. 부패가 진행되면 히스티딘 단백질에서 히스타민이 생성되므로 베이컨·소시지·어묵 같은 가공식품, 발효가 덜 된 발효 식품(예를 들어 발효가

히스타민 함유 식품	
히스타민 함유량이 높은 식품	• 술, 생선 통조림, 생선 소스, 참치, 고등어, 정어리, 멸치, 청어, 메기, 피자, 김치 • 소시지, 햄, 베이컨, 훈제 및 건조 숙성육 등의 가공 육류 • 토마토, 시금치, 가지, 아보카도, 버섯 • 딸기, 바나나, 키위, 파인애플, 망고, 귤, 자몽, 붉은 자두, 완두콩, 감귤류, 배, 키위, 딸기, 파파야 • 식초, 간장, 치즈, 겨자, 케첩, 초콜릿, 코코아, 커피, 홍차, 빵, 효모로 만든 과자, 땅콩, 캐슈너트, 호두
특히 주의해야 할 히스타민 함유 식품	• 토마토, 아보카도, 바나나, 키위 • 돼지고기 및 가공육, 등 푸른 생선 • 김치, 향신료

식재료	히스타민 함유량	식재료	히스타민 함유량
소시지	3,572mg	녹차	878mg
참치	2,927mg	땅콩	635mg
고등어	2,467mg	오렌지	632mg
꽁치	2,118mg	토마토	557mg
돼지고기	2,067mg	치즈	533mg
삼치	1,391mg	바나나	495mg
시금치	1,358mg	포도	315mg

(1kg당 함유량)

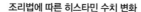

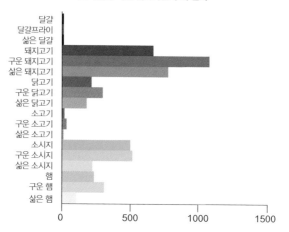

조리법에 따른 히스타민 수치 변화

덜 된 김치), 보관 기간이 오래된 육류(특히 돼지고기) 등은 되도록 섭취하지 않는 것이 좋다.

발효 식품은 유익균을 생성해 장에 좋은 영향을 주고 알레르기를 진정시키는 역할도 하지만, 히스타민 함량도 높아 발효된 정도나 먹는 사람의 몸 상태에 따라 다르게 작용할 수 있음을 잊지 말자. 충분히 발효된 식품은 장내 세균총을 튼튼하게 해주고, 염증을 줄이는 역할을 한다. 그러니 '충분히' 발효된 음식을 먹자.

알레르기의 원인 5) 지연성 알레르기

장에서 단백질의 소화와 관련되어 나타나는 알레르기 증상 가운데는 앞에서 설명한 히스타민성 알레르기와는 다른 형태의 증상이 있는데 바로 지연성 알레르기 반응이다.

앞서 설명한 알레르기는 급성 알레르기(IgE)로 반응이 즉각 나타나는 반면, 면역글로불린 G(Immunoglubulin G, IgG)에 의한 지연성 알레르기 반응은 어떤 음식을 섭취했다고 해서 증상이 바로 나타나는 것이 아니라 이틀 정도 지난 뒤에 증상이 나타나기도 한다. 이 때문에 음식이 알레르기의 원인이었음을 파악하기가 쉽지 않다.

특정 음식을 먹고 곧바로 두드러기나 아나필락시스(저림, 저혈압, 가슴 통증, 호흡 곤란, 구토 등) 반응이 올라오는 것이 급성 알레르기라면, 지연성 알레르기는 다래끼의 빈도가 증가하거나, 여드름이 증가하거나, 몸의 염증 반응이 증가하는 식으로 증상이 서서히 나타난다.

면역글로불린 G(IgG)의 분자는 상당히 작아서 장 누수 증후군으로 세포 간 치밀 결합이 느슨해진 틈새로 체내에 유입된 뒤 전신으로 퍼져나가서 염증을 일으킨다. 그래서 지연성 알레르기 반응이 있다면 이것은 곧 장 누수 증후군이 발생했다는 말이기도 하다.

지연성 알레르기 반응의 주된 원인은 '위에서 제대로 분해되지 못한

지연성 알레르기 검사, 꼭 필요한가요? 🔍

모든 사람에게 필요한 것은 아니지만 저탄고지 식단을 진행하면서 몸에 염증 반응이 증가한다면 지연성 알레르기 검사가 도움이 될 수 있다. 단, 검사 결과를 맹신하지는 말자. 검사 업체마다 시약이 다르고, 알레르기를 유발하는 음식이 다르게 나타날 수 있기 때문이다.

- 양성으로 나온 음식은 믿되 음성은 믿지 않는 것이 좋다.
- 단백질 소화 능력 및 장의 상태가 좋아지면 지연성 알레르기는 감소한다.
- 모든 사람에게 검사가 꼭 필요한 것은 아니다. 혹시 지연성 알레르기가 의심된다면 알레르기를 일으키는 원인이라 생각되는 대표적인 식품(달걀, 유제품, 마늘, 견과류 등)을 2주 정도 끊고 살펴본다.

단백질'이다. 소화가 잘되지 않는 카세인(포유류의 젖에서 널리 발견되는 인 단백질의 일종)이나 달걀흰자, 육류 중에서도 질긴 편에 속하는 소고기 같 은 동물성 음식이 지연성 알레르기를 유발하며, 밀가루 속에 있는 글루 텐 및 글리아딘 단백질, 마늘·토마토·콩류 같은 렉틴 함유 식재료들도 지연성 알레르기 반응을 일으키기 쉽다.

단백질을 잘 분해하지 못해서 생기는 알레르기 반응은 위에서 위산 이 잘 분비되지 않거나, 위장의 효소 분비 기능이나 연동 운동 기능이 떨어져 있거나, 장내 세균총의 불균형으로 발효를 제대로 할 수 있는 조건이 안 될 때 더욱 많이 나타나는데 '스트레스'와 밀접한 관계가 있 다. 따라서 지연성 알레르기 반응을 줄이려면 평소에 스트레스 관리를 잘하고, 음식을 꼭꼭 씹어서 먹는 것이 중요하다.

위장이 좋지 않다면 위산이 잘 분비되도록 하기 위해 염분을 충분히 섭취하고, 애플 사이더 비니거나 베타인 등을 챙겨 먹는 것이 도움이 된다. 단백질을 가수 분해하는 브로멜라인과 단백질 분해 효소제(프로테 아제) 등도 소화에 도움을 줄 수 있다.

지연성 알레르기 검사를 받은 후에는 알레르기 반응이 높은 단계의 음식들은 1~3개월 정도 제한하는 것이 좋고, 낮은 단계의 음식들은 겹 치지 않게 돌아가면서 적당히 섭취하면 된다.

06

지연성 알레르기와
장 누수 증후군

지연성 알레르기 반응이 있으면 장 누수 증후군이 생길 수 있으므로 장 누수 증후군 치료를 위해 기능 의학 병원을 찾기도 한다. 이런 경우 병원에서는 우선 장내 유해 세균들을 없애는 제균약을 처방하는데 의사에 따라 짧으면 1주, 길게는 수개월을 먹으라고 권장한다. 또 이 기간에는 당을 줄인 식사인 로 포드맵 식단을 하라고 교육한다.

로 포드맵 식단을 지키고 제균약을 먹고 나면 장이 과민해지는 증상이 좋아지고 가스가 줄어 속이 편해져 장 누수 증후군이 잘 치료되는 것 같다. 그런데 포드맵 식품을 조금이라도 먹으면 금방 또 가스가 차면서 증상이 나타나고 그러면 식단을 더 엄격하게 제한한다. 식단을 제한하면 할수록 약간의 자극에도 장은 점점 더 민감하게 반응한다.

이쯤 되면 정말 채소는 독이고, 난 평생 카니보어를 해야 하나라는 생각이 들면서 뭔가 치료가 잘못된 것이 아닌가 하는 의구심마저 들기 마련이다.

건강을 위해 시작한 저탄고지 식단인데 왜 내 몸은 더 예민해지고 장 트러블은 줄지 않는 걸까. 처음 식단을 했을 때는 신기할 정도로 살도 빠지고 염증도 줄어 몸이 가볍더니만 치팅 몇 번, 일반식을 몇 끼만 해도 몸이 너무 예민하게 반응하여 점점 더 힘이 드는 것 같다. 왜 그럴까.

이유는 '장의 소화력'에 있다. 장은 음식을 섭취하면 음식물에 대응하여 소화 효소를 분비한다. 따라서 탄수화물을 줄여 먹으면 그만큼 탄수화물을 소화하는 능력이 떨어지고 이것은 단백질, 지방에도 마찬가지로 적용된다. 로 포드맵을 엄격하게 지킬수록 섭취하는 음식의 종류는 줄어들고 특히 탄수화물 소화 능력이 떨어지므로 포드맵 식품이나 생채소 등을 먹으면 소화가 안 되고 가스가 차는 것은 당연한 현상이다.

이런 상태에서 제균약을 먹으면 장내 유해균을 없애 일시적으로 가스가 줄지만 이것과 장의 소화력은 다른 문제이므로 완전한 해결책이 되지 못한다. 이것이 반복되면 결국 주기적으로 제균을 위해 항생제를 먹어야 하는 상황 역시 반복되는 것이다.

장 누수 증후군이 있다면 '5R 프로그램'이 도움이 될 수 있다.

1단계_Remove(제거하기) 장내 유해 세균, 곰팡이, 기생충을 제거하고 로 포드맵 식품 섭취, 히스타민 함유 식품 및 지연성 알레르기를 일으키는 음식을 제한하여 유해 요소를 차단한다.

2단계_Replace(대체하기) 장의 소화력을 증진시키기 위해 판크레아틴, 브로멜라인, 애플 사이더 비니거, 베타인 등을 투여하거나 섭취한다.

3단계_Reinocculation(재조성하기) 수용성 식이섬유 및 프로바이틱스를 섭취하여 장내 균주를 새로 정착시킨다.

기적의 식단

4단계_Repair(회복하기) 글루타민, 펩타이드, 비타민 C, 아연 등을 섭취하여 장내 손상된 점막을 회복시킨다.

5단계_Rebalance(균형 맞추기) 마인드풀니스, 자세 교정, 적당한 운동 등으로 소화가 잘될 수 있는 대사와 생활을 유지한다. 꼭꼭 씹어 먹고 폭식하지 않는 식습관도 도움을 준다.

앞서 언급한 제균제 등의 치료는 1단계에 해당한다고 볼 수 있는데 대부분의 사람들이 이 1단계만 반복하는 것이 문제이다. 5R 프로그램에서 중요한 점은 5단계까지의 과정을 거쳐야 장 누수 증후군이 효과적으로 치료된다는 것이다. 위험 요소의 차단은 과정에 불과하다. 마늘을 먹어서 장이 예민하게 반응한다면 마늘을 독이라 규정하기보다 마늘을 먹어도 아무렇지도 않은 건강한 장을 만드는 것이 목표라는 사실을 명심하자.

저탄고지 식단으로 고기 섭취가 늘면 장 탈수 증상이 발생하여 그만큼 다른 음식의 소화가 저하되는데 이것도 장 누수 증후군을 악화시키는 요인이다. 따라서 장 누수 증후군을 겪고 있다면 육류를 비롯한 단백질을 과도하게 섭취하지 말고 좋은 지방산, 수용성 식이 섬유가 들어간 음식을 섭취하는 것이 좋겠다.

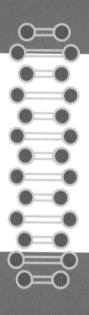

어떤 다이어트도 마찬가지겠지만 저탄고지 역시 꾸준히 진행하는 것이 쉽지는
않다. 식단을 꾸준히 진행하는 데 있어 가장 중요한 것은 마음가짐이 아닐까.
또 같은 기간에 같은 식단을 하더라도 보다 효과적인 방법이 있다면 보상을 통
해 저탄고지를 더욱더 즐겁게 할 수 있을 것이다. 이 장에서는 저탄고지 식단에
임하는 마음가짐과 효과적인 건강 증진 및 체중 감량을 위해 저탄고지와 찰떡
궁합을 자랑하는 단식의 원리와 방법 등을 살펴본다.

마인드풀이팅과
단식

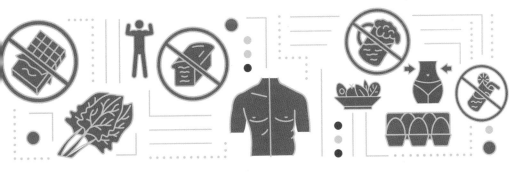

01

할수록 어려운 저탄고지

2016년 1월, 전 세계에서 가장 큰 수조를 가진 일본 오키나와의 추라우미 수족관에서 백상아리 사육에 성공했다는 기사가 언론에 대서특필되었다. 전 세계 대형 아쿠아리움에서 상어는 빠질 수 없는 필수 어종인데, 그동안 백상아리는 그 어느 곳에서도 사육에 성공한 전례가 없었다. 매일 100km가량을 쉬지 않고 이동하는 특성상 좁은 수조에 갇히는 자체만으로도 굉장한 스트레스를 받아서 금방 죽어버리기 때문이었다.

추라우미 수족관의 백상아리 사육 성공 발표는 큰 관심을 모았지만 근거 없는 자신감에서 기인한 것이었고 결과는 참담했다. 당시 세계 3위 규모였던 추라우미 수족관은 일본 남서쪽 바다에서 그물에 걸린 백상아리를 구입해 사육을 시도했다. 하지만 이 수컷 백상아리는 수족관 생활을 시작한 뒤 아무것도 먹지 않고 수조 벽에 머리를 박아대는 등의 이상 행동을 하다가 사흘 만에 굶어 죽고 말았다.

야생 그대로의 삶을 사는 것이 가장 행복하고 자유로운 동물들. 인간이 구경거리를 만들기 위해 동물을 좁은 우리 안에 가둬두는 것이 폭력적이고 비윤리적이라고 생각해 조금 더 자유를 준다는 명목으로, 철조망 속이 아니라 사파리의 형태로 동물원을 만드는 경우도 있다. 하지만 인간이 생각할 때 동물원과는 비교도 할 수 없을 만큼 좋은 음식과 환경이 제공되는 이 사파리에서조차 얼마 살지 못하고 죽어버리는 동물이 많다고 한다. 인간이 사육에 성공해 좀 더 안전한 환경에서, 좋은 먹이를 공급하며 보호해 주리라 착각했던 저 백상아리처럼 말이다.

좋은 음식을 찾아 먹는 과정은 우리 인간의 건강한 삶에 매우 중요한 조건이다. 그러나 초원의 왕으로 늘 좋은 고기를 배불리 먹으며 살아가는 사자도 감기에 걸릴 수도 있고 늙으면 생명이 다할 수밖에 없다. 우리가 하는 저탄고지 식이 요법도 마찬가지다. 많은 사람의 연구와 실천을 통해 가장 인간의 생리에 부합하는 건강 식단임을 증명했지만, 무병장수의 삶을 안겨다 주는 묘약은 결코 아니다. 더욱이 다양한 삶을 살아가는 현대인이기에 먹는 것만으로 건강 여부를 가름할 수도 없는 노릇이다. 음식 외에도 환경, 사회적 관계 등 우리의 건강에 영향을 미치는 요소는 무수히 많기 때문이다.

그렇게 본다면 저탄고지 식단을 믿고 즐겁게 실천하는 것은 바람직한 태도이지만 무조건적으로 맹신할 필요도 없으며, 그 식단을 결사적으로 지키려다 도리어 스트레스를 받게 된다면 더더욱 잘못된 접근이라고 할 수 있을 것이다. 세계에서 세 번째로 큰 수족관이 백상아리에게 안전과 먹이가 보장된 최고의 환경인 것 같지만, 결국 백상아리의 목숨을 앗아간 것은 한정된 공간에 갇혀 있는 데서 오는 스트레스였다는 점은 의미하는 바가 적지 않다고 하겠다.

저탄고지 다이어트, 얄보면 큰코다친다

필자는 저탄고지 식이 요법의 전도사로 살고 있지만, 이 식단을 권유하면서도 늘 "저탄고지가 좋은 식이 요법, 다이어트법이라고 해서 싫어하는 음식을 억지로 먹고 있는 것은 아닌지 꼭 생각해 보라."고 얘기한다. '무조건 살을 빼야 한다는 생각 때문에 느끼하고 입에도 안 맞는데 삼겹살만 줄곧 먹고 있는 것은 아닌가?', '시간도 없고, 일일이 음식을 하기도 귀찮으니 잘못인 줄은 알지만 편의점제 반숙란과 버터 커피로 하루를 보내고 있지는 않는가?' 하고 말이다.

'무엇'을 먹느냐도 중요하지만 음식을 '어떤 마음'으로 먹느냐도 그 '무엇'만큼 중요하다. 그래서 저탄고지는 쉽지 않은 식이 요법이다. 마음껏 먹어도 되고, 고기도 먹을 수 있고, 잘 먹기만 해도 살이 빠지고 건강도 좋아진다는 점에서는 그 어떤 칼로리 다이어트나 고가의 다이어트 프로그램과 비교해도 쉽고 합리적인 식이 요법이지만, 그 안에서도 가려 먹을 것이 있고 지켜야 할 수칙들이 있기 때문이다.

실제로도 "저탄고지 식단을 하는 게 생각보다 어려워요."라고 말하는 사람들을 종종 만나게 된다. 이전에 훨씬 더 어려운 다이어트 프로그램을 경험한 사람이 이런 얘기를 하는 경우도 적지 않다. 혹독하게 굶으면서 죽기 살기로 운동까지 하는 다른 다이어트에 비하면 속된 말로 '껌'이라고 생각했기에 그 몇 가지 수칙을 지키기가 더 어려운 것인지도 모르겠다. 학교에서 가장 가까운 곳에 사는 아이가 자주 지각을 하지만, 아무리 주의를 줘도 잘 고쳐지지 않는 것처럼 말이다.

저탄고지는 쉬운 식이 요법이다 보니 자칫 오류에 빠지기도 쉽다. 지방을 채우는 것과 지방을 많이 먹는 것은 다르며, 필요한 약간의 탄수

260

화물을 넣어주는 것과 치팅을 하는 것 역시 엄연히 다른 개념이다. 충분히 먹는 것과 폭식하는 것이 다르고, 단식을 하는 것과 억지로 굶는 것 역시 완전히 다른 차원의 얘기다. 즐기며 먹는 것과 억지로 먹는 것도 다르다. 저탄고지의 원리를 조금 안다고 해서 이 식단을 자의적으로 해석하면 안 되는 것이다.

또 식단을 실천하는 것은 결국 자기 자신이기 때문에 다른 사람의 의견에 이리저리 끌려 다니며 그저 '나는 저탄고지를 계속하고 있다.'는 수준에 그치면 안 된다. 스스로 이 식단을 이해하고 실천하기 위해 능동적으로 나서야 한다. 그래야 자신에게 맞는 저탄고지, 스스로를 건강하게 만드는 저탄고지를 실천할 수 있다.

하지만 '저탄고지가 어렵다고?' 하며 지레 겁을 먹을 필요는 없다. 기본 원리와 몇 가지 원칙을 잘 숙지하고, 자신에게 맞는 방식을 찾아 잘 먹고 즐거운 마음으로 생활하면 된다. 이것이 저탄고지 라이프스타일이다.

자신에게 맞는 방식을 찾는다는 것은 어떻게 생각하면 매우 어려운 문제이다. 왜냐하면 자신의 몸 상태를 잘 파악하고 있는 사람이 그리 많지 않기 때문이다.

건강을 너무 과신하거나, 심한 건강 염려증이거나, 아예 건강에 관심이 없는 사람도 있다. 저탄고지를 제대로 하기 위해서는 우선 본인의 건강 상태를 잘 파악하는 것이 중요하다. 예를 들어 소화 기능이 떨어지는 사람이 무조건 고기를 먹으면 초반에는 고생하기 십상이며, 장 누수 증후군이 있는 사람은 아무리 좋은 것을 먹어도 제대로 장에서 흡수하지 못하니 밑 빠진 독에 물 붓기와 같은 결과를 가져온다. 이런 부분들이 저탄고지 다이어트를 어느 정도 진행한 사람들 사이에서 '100인 100키토'라는 말이 나오는 이유이다.

자신의 몸 상태에 우선 귀를 기울여보자. 평상시 소화는 잘되는가? 생리는 규칙적인가? 피로도는 어떠한가? 현재 상태에서 가장 먼저 고려하고 고쳐야 할 부분이 보일 것이다. 천천히 하나하나 개선해 나간다고 생각하라. 앞에서도 말했듯 저탄고지는 장거리 레이스이며 일상이 되어야 할 라이프스타일이다.

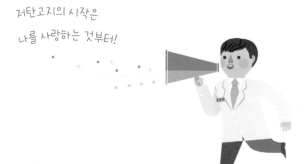

저탄고지의 시작은
나를 사랑하는 것부터!

기적의 식단

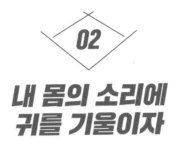

내 몸의 소리에
귀를 기울이자

누누이 강조하지만 저탄고지는 매우 생리 친화적이고 건강한 식단이면서 매우 쉬운 다이어트 방법이다. 하지만 이 식단에 도전한 사람들이 이러저러한 어려움을 토로하는 얘기를 자주 듣게 된다. 효과가 잘 안 나타나면 '괜히 고생하는 것은 아닌가?' 하는 의문을 품는 사람도 있고, "다른 다이어트는 공부할 필요가 없었는데 이렇게까지 공부를 해야 되는 다이어트는 처음 본다."고 말하는 사람도 있다. 하지만 그럼에도 불구하고 체중 감량이든, 건강 회복이든 좋아지는 측면이 있으니 저탄고지 식단을 완전히 놓아버리기에는 무언가 아쉬운 생각이 들게 하는 것이 이 식단만이 가진 이상한 매력이기도 하다.

'고기든 달걀이든 마음껏 먹으면서 살을 뺄 수 있다.'는 측면에서 보면 저탄고지는 매우 쉬운 식단이요 다이어트 방법이지만, 현재 내 몸의 상태를 정확히 진단하고 식단을 계속 지키면서 몸의 변화를 잘 관찰해야 한다는 것은 저탄고지의 어려운 점이기도 하다.

저탄고지를 시작한 사람들이 이 식단의 원리 등을 공부하게 되는 이유는 주변 사람들의 시선 때문이다. "탄수화물을 안 먹고 지방을 많이 먹는다는 게 말이나 되는 소리냐?", "살찌려고 작정했냐?", "콜레스테롤이 겁나지도 않냐?" 이렇게 묻는 사람들에게 그것이 잘못된 상식임을 이해시키고, 본인이 하는 저탄고지 식단이 가장 건강한 식단임을 설명하기 위해서 탄수화물과 당에 관한 이야기부터 콜레스테롤과 심혈관 질환에 대한 오해, 우리 몸에서 포화 지방이 하는 역할 등을 공부하는 것이다.

그런데 이 시기가 지나고 저탄고지를 어느 정도 계속해 나가다 보면 자연스레 더 깊이 공부하게 된다. 단순히 '탄수화물은 줄이고 지방 비율을 높이는' 것만으로는 건강을 지킬 수 없다는 점을 깨닫기 때문이다. 위와 장의 건강은 어떤지, 단백질은 소화가 잘되는지, 생리에는 문제가 없는지 등 상태에 따라 탄단지 비율이 달라지기도 하고, 가려 먹어야 할 음식이 바뀌기도 하며, 병원의 힘을 빌리기도 해야 하기 때문이다.

모든 일은 마음가짐이 중요하다

저탄고지는 한마디로 '내 몸의 소리에 귀 기울이는 식단(또는 다이어트)'이다. '하루에 몇 칼로리만 섭취하고 운동으로 몇 칼로리를 소비하면 한 달에 몇 kg이 감량된다.'는 식으로 모든 사람에게 기계적으로 대입할 수 있는 식단이 아니기 때문이다. 이것이 저탄고지가 어려운 식단인 이유이지만, 그렇기 때문에 누구보다 자기 자신이 가장 잘할 수 있는 식단이 되는 이유이기도 하다.

저탄고지의 효과를 보기 위해서는 내 몸이 내는 소리를 잘 들어야 한다. 탄수화물을 어느 정도까지 줄이는 것이 내 몸에 가장 맞는지를 알려면 하루에 먹는 탄수화물의 양과 탄단지 비율을 어느 정도로 했을 때 내 몸이 가장 가볍고 활력이 있는지 내 몸의 반응에 집중해야 한다. 이 것이 다가 아니다. 저탄고지를 하면서 내 몸의 소리에 귀 기울이면 위 와 장에는 문제가 없는지, 호르몬 대사에는 문제가 없는지 알게 된다. 그리고 문제가 있는 부분을 알았다면 그것을 치료하는 데 먼저 집중해 야 저탄고지의 효과를 온전히 얻을 수 있다.

또 저탄고지 효과를 제대로 보려면 스트레스에서 벗어나야 한다. '언 제까지 얼마만큼 감량해야 한다.'고 목표를 정해 놓는 강박증은 저탄고 지를 길게 이어가지 못하도록 만드는 원인이 된다. 압박을 받으면 스트 레스가 생길 수밖에 없고, 스트레스에 쫓겨 무리하게 되면 반드시 다이 어트는 실패한다. 동일한 유형의 문제를 잘 풀던 사람들에게 '몇 분 안 에 문제 풀이를 끝내라.'는 조건을 지정해 주면 정답을 맞힐 확률이 현 저히 떨어진다는 연구 결과가 있다. 스트레스는 저탄고지의 적이다. 절 대 기간을 정해 놓고 스스로 스트레스의 늪에 빠져들지 말자. 맛없는 저탄고지 빵을 먹으면서 스트레스를 받는 것보다 한 달에 한 번 정도 달달한 빵을 먹는 것이 오히려 저탄고지를 길게 이어가는 데 도움이 될 수 있다.

그래서 '마음가짐'이 중요하다. 저탄고지를 통해 살도 빼고 변비에서 도 벗어나는 등 건강이 좋아진 한 지인이 이런 고민을 털어놓은 적이 있다. "바쁠 때는 저탄고지가 잘 안 됩니다. 일하다가 중간에 저탄고지 에 맞게 챙겨 먹으려고 자리에서 일어나면 다시 집중하기 힘드니까 간 단히 먹을 수 있는 빵이나 컵라면을 먹게 되고, 그마저도 매우 급하게 먹게 되더라고요." 물론 바쁘면 마음이 급해진다는 얘기를 이해하지 못하는 바는 아니지만, 엄밀히 따지면 아무도 그러라고 시킨 적이 없다. 스스로 스트레스를 만들었고, 스스로 늪 속으로 걸어 들어간 것이다.

저탄고지 마인드풀니스

마인드풀니스(mindfulness)를 '마음 챙김'이라고도 표현한다. 스트레스를 주는 것은 결국 나 자신이기 때문에 내 마음이 지치고 다치지 않게 스스로 잘 챙겨야 한다는 뜻이 아닐까?

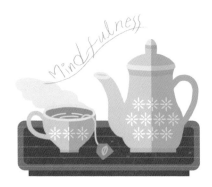

저탄고지를 실행하는 사람들은 저탄고지 식단을 잘 지키기 위해, 그리고 저탄고지 식단의 효과를 제대로 얻기 위해 늘 마인드풀니스를 염두에 둬야 한다. 스트레스는 우리 몸 여기저기에 장애를 일으킬 뿐 아니라 좋은 음식의 소화를 방해하기 때문이다. 반대로 스트레스 없는 건강한 몸은 저탄고지의 좋은 식단이 고스란히 내 몸의 영양소가 되도록 해준다.

저탄고지에서 마인드풀니스를 잘하기 위해서는 식사를 할 때 온몸의 감각을 열어서 내가 먹는 음식에 집중할 것을 권한다. 음식은 반드시 식탁에 앉아서 먹어야 음식 그 자체에 집중할 수 있다. 그리고 배가 차면 그만 먹어야 한다. 그런데 음식에 집중해야 배가 부른 상태도 정확히 알 수 있다. 그것이 안 되면 과식을 하게 되므로 건강에도 다이어트에도 결코 좋을 것이 없다.

키토식에 확신을 갖고 뚝심 있게 밀고 나가는 것도 저탄고지 마인드풀니스에서 중요하게 생각해야 할 대목이다. 저탄고지에 의문을 제기하거나 문제점을 지적하는 주장들을 보면 대부분 과학적으로 잘못된 이론에 근거하거나, 일시적인 어떤 현상을 일반화해서 공격하는 오류를 범하고 있다. 따라서 그런 주장들에는 조금도 흔들릴 필요가 없지만, 과학적 사실보다 더 중요한 것은 내 마음이다. 어느 순간부터 효과가 더디게 나타나거나 약간의 이상 현상이 느껴진다고 해도 '저탄고지 자체에는 문제가 없다.'는 믿음을 가져야 한다. 혹시 주변에서 저탄고지의 문제점을 목에 핏대를 세워가며 비판하거나, 너를 생각해서 하는 말이라며 저탄고지의 위험성을 주장하는 사람이 있다면 쿨하게 생각해 버리자. '당신은 엄청 고생해서 5kg 감량했지만 나는 마음껏 먹으면서 10kg을 뺐다고! 부럽지?' 하고 말이다.

끝으로 저탄고지 마인드풀니스의 정수는 '기본을 잘 지키는 것'이다. 저탄고지는 그 어떤 다이어트나 식이 요법보다 쉽지만, 지름길이나 묘수가 없는 식이 요법이기도 하다. 골프를 치다 보면 스코어가 잘 오르지 않아 스트레스 받을 때가 있다. 그런 경우 TV의 원 포인트 레슨을 따라 해보기도 하고, 골프 잡지에 나온 스윙대로 연습도 해보고, 당장 필드에 나가서 좋은 점수를 내야 하니까 공을 멀리 보내는 데만 신경을 써서 스윙을 크게 하기도 한다. 그런데 이런 과정을 거치다 보면 애초에 정확히 연습해서 차근차근 만들어온 나의 자세는 점점 엉망이 될 수밖에 없고, 다시 되돌리려면 처음 배울 때보다 더 많은 시간과 노력이 필요하다.

골프가 마음먹은 대로 되지 않을 때 가장 좋은 해결책은 초심자 시절의 마인드로 돌아가서 기본기부터 다시 체크하는 것, 즉 자세가 흐트러지지는 않았는지 점검해서 다시 한번 기본기를 다지는 것이라고 한다. 그것이 바탕이 되지 않으면 비거리도 쇼트 게임도 스코어도 아무것도 기대할 수 없기 때문이다.

저탄고지도 이와 같다. 감량이 잘되다가 어느 순간부터 그 속도가 더뎌졌다고 해서 갑자기 칼로리를 극단적으로 줄이는 사람들이 있는데, 이는 그동안의 노력을 헛되게 하는 잘못된 선택이 될 수 있다. 일시적으로 감량이 잘 안될 때 해야 할 일은 탄수화물 제한을 잘 지키고 있는지, 좋은 지방과 단백질을 먹고 있는지 등 기본적인 사항을 체크하고 묵묵히 저탄고지를 밀고 나가는 것이다.

일시적으로 감량이 더뎌지는 시기를 맞더라도 조바심 내지 않고 저탄고지의 원칙을 잘 지켜나가는 것이야말로 '이보 전진을 위한 일보 후퇴'가 될 수 있다. 저탄고지 식단에서 결코 잊지 말아야 할, 마인드풀니스의 첫째 덕목이다.

갈증을 허기로 착각하지 말자 🔍

사람들은 집중이 필요할 때 커피나 차를 마시게 되는데, 커피나 차를 마시면 이뇨 작용이 활발해지므로 물이 부족한 상태가 되기 쉽다. 그런데 물이 제때 보충되지 않는 일이 반복되면 우리 몸은 만성 탈수에 시달리게 된다. 또 만성 탈수에 익숙해지면 우리 몸은 갈증과 허기를 착각하게 된다. "난 먹고 돌아서면 배가 고파."라고 농담처럼 말하곤 했다면 그것이 갈증이었을 수도 있다.

앞으로는 먹을 시간도 아닌데 허기가 지는 것 같은 느낌이 올 때는 '갈증'을 의심해 보자. 허기가 진다는 생각이 들 때 물 한 잔을 먼저 마시는 습관을 가져보면 어떨까? 물론 그보다 더 중요한 것은 의식적으로 물을 충분히 마시는 것이다.

기적의 식단

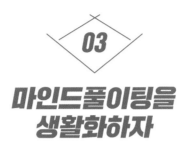

마인드풀이팅을
생활화하자

음식에 대한 강박이 생기거나, 여러 일상에 지치다 보면 폭식으로 위안을 삼으려는 욕구가 강해질 수 있다. 분노, 우울감, 피로감 등 감정 상태에 반응해서 먹거나(emotional eating), 동영상 속 음식이나 식당을 지나치며 맡는 냄새 등에 자극받아 먹는 경우(external eating)가 있는데, 이런 식습관은 건강에 좋지 않은 영향을 미치기 마련이다. 건강한 몸을 유지하려면 이런 강박을 이겨내고 제대로 된 식사 습관을 가져야 한다.

진짜 배고픔을 느끼면 포만감을 충분히 느낄 때까지 먹자

배가 고파서 먹는 것과 먹고 싶어서 먹는 것은 어떤 차이가 있을까? 배가 고파서 먹는다는 것은 그 자체가 마인드풀이팅(mindful eating)이다. 지금 내 몸의 상황에 100% 집중한 결과에 의한 선택이니 말이다. 내가 정말 배가 고파서 먹어야겠다는 의지가 있을 때 먹는 것과, 군이 배가 고프지도 않은데 여러 주변 상황 때문에 어쩔 수 없이 먹게 되는 것은 엄연히 다르다.

전자의 경우는 먹는 것 자체가 기쁨이고 행복이 되지만, 후자의 경우는 대개 우울과 짜증을 동반한다. 배가 고프지도 않는데 먹었다는 죄책감, 살이 찌지 않을까 하는 불안감 등이 생길 수 있고, 이전에 들어온 음식물을 다 소화하기도 전에 새 음식물을 소화시켜야 하는 장기에도 부담이 와서 소화 불량이 동반될지도 모른다.

"진짜 배가 고픈 거니?", "단순히 먹고 싶은 거니?", "후회 안 할 자신 있니?" 등 내게 질문을 던지고 솔직히 답해 보자. 행복한 식사 시간을 위해 지금 느끼는 배고픔이 과연 진짜인지 반문하는 습관을 갖는 것이 마인드풀이팅의 시작이다.

식사 시간에는 식사에만 집중하자

식사를 한다는 것은 내 몸에 에너지를 충전시키는 중요한 행위이다. 그런데 우리는 어떠한가? 점심시간에는 시간에 쫓겨 10분 만에 식사를 마치기도 하고, 바쁘다는 핑계로 도시락을 사서 책상 앞에서 일을 하면서 먹기도 한다. 가족의 흔한 외식 풍경을 생각해 보자. 중학생으로 보이는 아들은 식사가 나왔는데도 게임 삼매경이다. 유치원생으로 보이는 둘째는 휴대 전화에 시선을 고정한 채 엄마가 떠먹여 주는 대로 입만 벌리고 있다. 아빠 역시 한 손엔 휴대 전화를 들고 야구 중계를 열심히 시청 중이다. 식사는 그저 부수적이고 습관화된 행위처럼 보인다.

한 끼 식사의 소중함을 느끼지 못하면 먹는다는 것은 그저 단순히 굶주림을 해결하거나 스트레스 해소를 위한 것으로 전락하게 된다. 온몸의 감각을 열어 먹는 것에 집중해 보자. 그것이 바로 마인드풀이팅의 실천이다.

어린아이들이 식사 시간에 덜 산만하게 행동한다는 이유로 휴대 전화나 TV로 애니메이션을 보여주는 것은 마인드풀이팅을 방해하는 대표적인 행동이다. 덜 산만하게 밥을 먹는 것 같아 보이지만 아이들 머릿속엔 이미 식사는 없다. 오직 좋아하는 뽀로로만 보일 뿐이다. 식사 시간만큼은 TV 및 휴대 전화를 멀리하고 일과 각종 고민에서도 자유로워지자. 식사 시간은 오로지 음식 자체에만 집중할 수 있는 시간이 되어야 한다.

마인드풀이팅을 위한 좋은 습관

배고플 때 먹는다.

물을 충분히 마신다.

식사는 식탁에서.
TV나 휴대 전화를
보지 않는다.

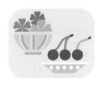

재료 하나하나의
맛을 충분히 음미한다.

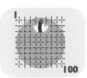

음식을 천천히
꼭꼭 씹어 먹는다.

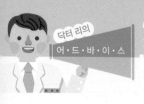
다이어트 권태기, 벗어날 수 있다!

처음 저탄고지를 했을 때의 그 좋았던 느낌을 이제 더 이상 느낄 수가 없다.
다이어트에 꼭 성공하리라는 결심은 온데간데없어지고
어느새 무거워진 몸뚱아리…. 이제 고기도 물리고 느끼한 건 못 먹겠고
매콤한 게 너무 당긴다. 하지만 배운 건 있으니 몸에 나쁜 자극적인 음식이나
고탄수화물을 먹는 것은 죄책감도 드는 데다 알레르기에, 설사 등 몸도 금방
반응하니 괴롭다. 어떻게 결심해서 뺀 살인데 살은 도로 계속 찌는 것 같고….
먹고 싶은 것 꾹꾹 참아가며 엄청 노력해서 뺀 살은 치팅 몇 번으로 도로 아미타불….
이제는 저탄고지를 놔버리고 싶지만 이미 알아버린 저탄고지의 효과들이
그리워 다시 초심으로 돌아가자 마음을 다잡지만 어째 처음보다 더 어렵다.
어떡해야 한단 말인가?!

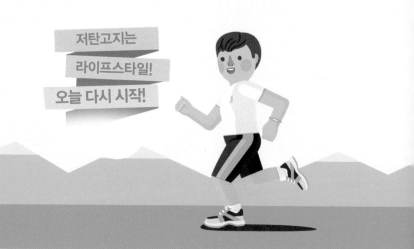

저탄고지는
라이프스타일!
오늘 다시 시작!

어느 정도 저탄고지를 진행하다 보면 누구든지 한 번쯤은 옆길로 새기 마련이다. 또 체중 감량을 목적으로 저탄고지를 시작하는 사람들이 많다 보니 여러 가지 문제가 발생하기도 한다. 남들만큼 안 빠지니 그냥 포기하는 경우, 빠른 체중 감량을 위해 덜 먹어서 저탄고지가 아닌 저칼로리 다이어트가 되는 경우, 목표 체중 달성 이후에도 더 마른 체형을 갖기 위해 욕심을 부리다 몸이 상하는 경우 등등. 사실 저탄고지는 살을 빼기 위한 식단이 아니다. 문제가 있던 대사를 정상 대사로 바꾸는 과정, 즉 치료다. 치료가 끝나 건강한 상태가 되었는데 더 살을 빼고자 한다면 우리 몸은 스트레스를 받고 위협을 느껴 생존을 위한 비상 체제에 돌입한다. 그래서 필요 이상으로 체중을 감량하려 한다면 결국 요요를 불러올 수밖에 없다.

결론은 우리 몸은 체중이 계속 빠지도록 절대 놔두지 않는다는 것이다. 그래서 저탄고지 식단의 효과와 긍정적인 측면을 충분히 알아도 시행착오를 겪게 되고 꾸준히 실천하기는 쉽지 않다. 저탄고지 생활 중 매너리즘에 빠졌을 때 스스로를 독려할 10계명을 정리해 보았다.

새 출발을 위한 저탄고지 10계명

1 적게 먹으면 살 안 빠진다.

2 배고프면 지방이나 고기를 먹자.

3 치팅은 한 번이면 됐다.

4 피곤하면 무조건 자자.

5 간식이 당기면 주 끼니(식사)의 양을 늘리자.

6 치팅, 후회 안 할 자신이 있다면 해라. (참지 못하고 치팅을 했다면 후회하지 말자.)

7 지금 찐 살은 살이 아니라 물이라고 되뇌자.

8 배고픔의 원인이 진짜 허기인지 스트레스인지 한 번 더 생각하자.

9 과식이나 폭식을 자제하고 자극적인 음식을 피하자.

10 문제의 답은 내가 제일 잘 알고 있다. 내가 하는 게 진짜 키토식인가?

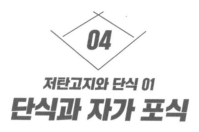

저탄고지와 단식 01
단식과 자가 포식

저탄수화물 식단을 꾸준히 하다 보면 그 끝에는 단식이 있다. 단식 (fasting)은 어떤 목적을 가지고 일정 기간 동안 음식을 먹지 않는 것으로, 그저 굶는 것(starving)과는 분명히 다르다.

단식은 예로부터 많은 사람이 몸을 정화하는 수단으로 여겼고 여러 역사적 인물들도 그 효과를 인정했다. 인도의 성인 마하트마 간디는 "몸이 아플 때 단식을 하면 몸이 치유되고 마음이 깨끗해지는 것을 느 꼈다. 나에게 가장 소중한 것은 기도와 단식이다."라고 말했으며, 미국 '건국의 아버지' 중 한 명으로 꼽히는 벤저민 프랭클린은 "휴식과 단식 은 최고의 약이다. 5일간의 단식은 수명을 늘려준다."고 단식의 효과를 칭송했다.

단식이 몸과 마음의 치유에 도움이 된다는 사실은 다양한 실험을 통 해 입증되었다. 지난 2016년 일본 도쿄공업대 명예 교수인 오스미 요시 노리(大隅良典) 박사는 인체의 '자가 포식 작용'을 다룬 연구로 노벨 생리의학상을 수상했다.

'자가 포식(오토파지, autophagy)'이란 우리 몸이 생존을 위해 영양분이 필요하다고 느낄 때 몸 이곳저곳의 망가진 세포를 분해해서 에너지원으로 사용하는 작용을 말한다. 우리 몸에 필요 없는 세포의 찌꺼기를 제거하는 동시에 에너지로 사용하고, 결국 치유에 이르게 되는 이 같은 작용은 인간의 몸이 생존을 위해 스스로를 치유하는 힐링 팩터(healing factor), 즉 인체 보호 및 재생의 메커니즘을 가지고 있음을 뜻한다. 총을 맞아도 끄떡없는 〈엑스맨〉의 울버린이나, 신체 일부가 잘려 나가도 다시 재생되는 데드풀 같은 슈퍼히어로 캐릭터가 '슈퍼 울트라 힐링 팩터'를 가진 존재로 묘사되는 것을 생각하면 좀 더 이해하기 쉬울 것이다.

자가 포식이 일어나려면 우선 영양 결핍 상태가 되어야 한다. 그래서 단식으로 인위적인 영양 결핍 상태를 만들어내는 것이다. 이런 상태가 되면 우리 몸은 못 쓰는 세포 찌꺼기들을 재활용해서 에너지원으로 만들고, 찌꺼기들이 제거된 자리에 새로운 단백질을 채운다. 낡은 세포를 태워 새 세포를 만드는 정화 과정이라고 보면 되겠다.

오스미 요시노리 박사의 노벨 생리의학상 수상은 의학계의 큰 사건이었다. '자가 포식'의 개념은 예전부터 존재하는 것이었지만, 요시노리 박사가 '단식을 통한 자가 포식'이 존재한다는 사실을 최초로 증명해냈고, 그 공로를 과학적으로 인정받은 결과였기 때문이다.

기아와 단식의 차이

단식으로 자가 포식 작용을 이끌어 내어 우리 몸에 이로운 영향을 주려면 기아(starving)와 단식(fasting)의 차이를 제대로 이해해야 한다. 의미를 구분하자면 기아는 '부득이한 상황으로 어쩔 수 없이 굶는 것', 단식은 '목적의식을 갖고 스스로 계획해서 굶는 것'이라고 할 수 있을 것이다. 하지만 기아와 단식의 진정한 차이는 그저 자발성·계획성만으로 설명될 간단한 성질의 것이 아니다. 영양학의 측면에서 둘의 차이는 '건강'과 '질병'의 차이만큼이나 크다고 할 수 있기 때문이다. 그렇다면 지금부터 기아와 단식의 놀라운 차이를 알아보도록 하자.

우선 기아는 말 그대로 굶주림이다. 기아로 에너지원이 부족해지면 우리 몸은 갑상샘 분비를 줄여 대사를 떨어뜨리고 에너지 소비를 최소화하려 한다. 즉 에코 모드로 전환되면서 근육을 분해하여 포도당을 만들어 필요한 에너지를 충당한다. 필요한 에너지원을 공급받지 못해 극심한 스트레스를 겪은 에코 모드 상태의 우리 몸은 다시 에너지원이 공급되더라도 이를 에너지화하지 못하고 체지방으로 바꿔 저장하려 하며, 에너지 소비를 줄이기 위해 기초 대사량을 떨어뜨린다.

반면에 단식은 기아 상태일 때와 정반대의 대사가 일어난다. 우선 인슐린 수치를 떨어뜨리고 그 과정에서 케톤이 생성되면서 케톤이 근육의 LPL 수용체 활성화를 돕는다. 근육을 분해해서 쓰는 것이 아니라 오히려 체지방을 꺼내서 연료로 쓰기 때문에 근육을 건강하게 유지시키고, 교감 신경이 활성화되면서 대사를 높이고, 지방을 태우는 몸으로 바뀌는 것이다.

효과적인 단식을 하려면 본인의 몸 상태를 제대로 파악하는 것이 우선이다. 계획된 단식이라도 몸 상태에 따라 극심한 스트레스가 되어 기아로 인식할 수 있기 때문인데, 음식 섭취 중단에서 오는 스트레스의 정도는 그동안의 식습관과 몸의 상태에 따라 다르다. 극단적인 예를 들

기적의 식단

어 당뇨병 환자가 무분별한 단식을 하면 자가 포식은커녕 저혈당 쇼크로 위험한 상태에 처할 수 있다.

우리 몸이 음식 섭취가 중단된 상태를 기아로 느끼는가 아니면 단식으로 느끼는가가 이렇게 중요하다. 따라서 단식을 할 때는 우리 몸이 받을 스트레스를 최소화하여 단식을 편안하게 받아들이도록 해야 한다. 일반적인 단식이 어렵다면 뒤에서 설명하는 단식의 종류 중 자신에게 맞는 방법을 찾아보는 것도 좋다(282쪽 참고).

자가 포식과 mTOR 단백질

mTOR(Mechanistic Target of Rapamycin) 단백질이라는 것이 있다. 우리 몸의 단백질 합성에 관계하는 마스터키, 컨트롤 타워 역할을 하는 물질이다. 따라서 mTOR 단백질이 어떻게 작용하느냐에 따라 좋은 단백질 또는 나쁜 단백질이 생성된다. mTOR 단백질은 또 세포의 대사, 혈관 생성, 세포의 성장과 분열에도 관여한다. 어느 면으로 보나 우리 몸에 유익한 물질이다.

그런데 대사가 원활하지 못할 때는 문제가 될 수 있다. 대사가 잘 안 되는 상태에서 mTOR 단백질의 작용은 세포를 과하게 분열시켜 암세포를 키우고, 순환이 안 된 자리에 신생 혈관을 만들어낸다. 세포 대사가 망가지면 세포 부산물이 생겨 건강에 나쁜 영향을 끼치므로 mTOR 단백질은 적당한 수준으로 유지하는 것이 좋다.

그런데 고단백식, 고탄수화물식을 유지하면 단백질 합성의 필요가 늘고 단백질 합성에 관여하는 mTOR 단백질이 증가하게 된다. 이때 대사가 잘되지 않는 상태라면 앞서 언급한 나쁜 결과를 가져올 수 있다.

반대로 단백질 및 탄수화물을 제한하면 단백질 합성이 줄어 mTOR 단백질이 감소하고 남은 단백질 찌꺼기들을 재활용하는 '자가 포식'의 효과가 나타나 건강에 좋은 측면으로 작용한다.

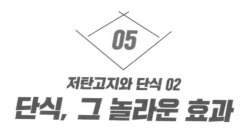

단식, 그 놀라운 효과

제대로 된 단식은 자가 포식 작용을 일으켜 우리 몸에 활력을 주고, 대사를 높이고 체지방을 태워 체중 감량 효과를 가져온다. 또한 면역력을 높여주고, 노화를 늦춰주고, 성장을 촉진시키고, 눈 건강에 도움을 주고, 스트레스를 없애주는 역할도 한다.

또 단식은 뇌 기능을 향상시키고, 신경 세포 합성을 증가시키며, 염증을 줄여주므로 알츠하이머병이나 파킨슨병 같은 신경 퇴행성 질환 예방에도 도움이 될 수 있다.

체지방을 줄여준다

기아 상태에서는 체지방이 늘어나지만, 단식 상태에서는 체지방이 줄어든다. 정말 신기하지 않은가? 똑같이 굶고 있는데 말이다. 앞에서 설명했듯이 단식 상태에서는 체지방을 꺼내서 연료로 쓰므로 근육 손실 없이 체지방만 줄이는 이상적인 체중 감량을 할 수 있다.

인슐린 수치는 낮추고 성장 호르몬 수치는 높인다

성장 호르몬과 인슐린은 반비례하는 물질이다. 성장 호르몬이 지방 대사를 촉진하는 반면, 인슐린은 당 대사를 촉진하기 때문이다. 단식을 하면 인슐린 수치가 낮아지므로 모든 성장 호르몬의 분비가 증진된다.

아이들이 아파서 한동안 잘 먹지 못하면 그 뒤에 키가 크는 경우가 있는데, 이런 이유 때문이다. 어른들이 "아이들은 아프면서 큰다."라고 하는 말이 그냥 하는 옛말이 아니라 과학적으로도 일리가 있다니 조상의 지혜에 감탄할 뿐이다.

이제는 '인슐린 수치가 증가하면 살이 붙고 성장 호르몬이 증가하면 키가 큰다.'고 기억하면 쉽겠다.

면역력을 높이고 염증을 줄여준다

제대로 단식을 하면 혈당 수치가 안정되면서 콜레스테롤 수치가 감소한다. 모든 대사가 느려지니까 당연히 혈압도 떨어진다. 혈당이 떨어지니 면역력은 향상되고, 염증 수치도 저절로 감소한다. 이는 키토제닉 다이어트를 하여 지방 대사를 하는 것과 같은 결과를 가져온다.

반대로 기아 상태에서는 면역력이 떨어진다. 당 대사가 촉진되기 때문이다. 탄수화물과 가공 당류를 많이 섭취했을 때와 같은 변화가 기아 상태에서 나타나는 것이다.

간의 해독을 돕는다

탄수화물(당)의 과도한 섭취는 간의 해독 작용을 가로막는 원인이다. 탄수화물 섭취가 많을 경우 간은 해당 과정(解糖過程, glycolysis)을 수행해야 한다. 탄수화물을 분해하여 포도당으로 만들고 인슐린의 호르몬 작용으로 지방 및 콜레스테롤도 만들어내는 작업을 말한다. 이렇듯 간이 많은 일을 하게 되면 당연히 청소(해독)는 뒷전이 될 수밖에 없다.

단식을 하면 자연히 탄수화물이 제한되므로 간이 해당 과정을 수행할 필요가 없어 오롯이 해독 작업에만 몰두할 수 있다.

장을 회복시킨다

단식을 하면 소화 기관이 쉬게 되는데, 이때는 지친 장이 회복되는 기간이다. 음식이 들어오지 않으니 장도 쉬면서 자체 해독 과정을 거치는 것인데, 이 역시 단식의 빼놓을 수 없는 장점 중 하나다.

눈이 맑아진다

단식은 케톤을 생성시켜 눈과 머리가 맑아지는 효과도 가져온다. 인슐린 저항성 때문에 저하된 눈의 조절 능력이 케톤의 힘으로 강해져 쉽게 초점을 맞출 수 있기 때문이다. 거기다 망막은 100% 지방으로 이루어진 조직이다. 저탄고지식을 통한 충분한 지용성 영양소의 공급은 망막의 대사를 원활히 하는 데 큰 도움이 된다.

스트레스를 감소시킨다

단식의 효과는 육체적 건강에 국한되지 않는다. 지방 대사 과정에서 나오는 케톤과 지방산은 혈당 수치가 급격히 올랐다가 떨어졌다가를 반복하면서 생기는 브레인 포그(brain fog)를 없애주고, 뇌에 꾸준히 에너지를 공급해서 정신을 맑게 해주며, 편안한 마음을 유지하게 해준다. 또 집중력을 높여 업무나 학습 능률도 높여준다. 기아 상태일 때 스트레스 가 생기는 것과 정반대의 현상이다.

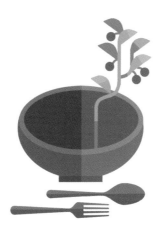

단식을 하면 안 되는 사람

단식이 건강에 좋다고 모든 사람에게 해당되는 것은 아니다. 단식보다는 적절한 영 양식을 먼저 해야 하는 사람도 있다. 또 지병이 있는 사람은 무조건 의사와 상담할 것을 권한다.

- 섭식 장애를 겪는 사람
- 임신부, 수유 중인 산모
- 아기와 어린이(간헐적 단식은 가능)
- 심한 저체중

- 격렬한 운동을 하는 운동선수
- 특정 약물을 복용하는 사람
- 1형 당뇨병 환자

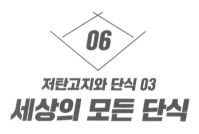

저탄고지와 단식 03
세상의 모든 단식

단식의 종류와 유의점

단식에도 여러 종류가 있다. 각 단식의 방법과 특징은 무엇인지, 어떤 이점이 있으며, 유의할 점은 무엇인지를 잘 숙지해 자신의 몸 상태와 건강에 맞는 단식법을 선택하도록 하자.

물 단식(Water Fasting)

물과 소금만 섭취하는 단식이다. 하루 2리터 정도의 물을 충분히 마시면서 3~5g의 소금을 섭취한다. 염분은 처음에 매우 많이 필요하고, 단식에 적응되고 나면 많이 섭취하지 않아도 된다. 남성보다는 여성이 소금을 좀 더 많이 먹어줄 필요가 있다.

물 단식을 할 때 애플 사이더 비니거는 세포를 치유하고 담즙 분비를 활성화시키는 등의 효과가 있으니 잘 활용하면 좋겠다. 커피, 차 등은 마셔도 되지만 설탕, 꿀 등은 먹지 않는 것이 좋다.

특히 과민성 대장 증상이 있는 사람들은 단식할 때 당을 섭취하면 엄청 힘든 경험을 하게 될 가능성이 크다. 과민성 대장 증상을 만드는 포드맵 음식이 당 또는 유사 당이기 때문이다. 그래서 단식할 때는 당을 각별히 조심해야 한다.

지방 단식(Oil Fasting)

단식 중에 버터, 코코넛 오일, 아보카도 오일, 올리브유 등을 먹어주는 방식이다. 단식을 할 때 몸에 지방을 넣어주면 에너지 대사가 활성화된다. 다시 말하면, 단식의 효과는 그대로 보면서도 에너지가 떨어져 힘든 것을 막아주는 것이 지방 단식이다.

지방 단식이 물 단식보다 훨씬 낫다. 에너지를 충분히 섭취할 수 있으니 대사를 올려주며, 인슐린 감수성은 증가하고, 염증은 감소하는 데다 케톤이 늘어나서 뇌, 심장, 눈 등에도 좋은 영향을 주기 때문이다. 그런데 나쁜 지방을 먹으면 염증이 더 늘어난다. 그래서 단식을 할 때는 평소보다 더 질 좋은 지방을 먹어야 한다.

지방 단식을 할 때 버터 커피는 간편하게 지방을 섭취할 수 있어 애용되는 메뉴이지만 자가 포식의 관점에서 보면 '버터 커피가 자가 포식에 좋은가?'라는 의문이 생기기도 한다. 버터의 10%는 단백질이므로 버터를 많이 먹으면 자가 포식의 효과가 떨어질 수밖에 없다. 따라서 단식 중 버터 커피에는 버터를 줄여 2~3티스푼 이내로 넣든지, 기 버터를 넣는 것을 추천한다.

버터 2~3티스푼
또는 기 버터

사골 단식(Bone Broth Fasting)

저탄고지인들 사이에서 유명한 단식법이며, 최근에는 전 세계 단식의 핫 아이템 중 하나가 되었다. 사골을 먹는 방법에서는 동양과 서양에 차이가 있다. 서양에서는 뼈를 오븐에 구운 다음 물을 넣고 살짝 우려서 먹는데, 그것이 더 좋을 수도 있다. 한식 요리법처럼 뼈와 고기를 함께 넣고 푹 고면 아미노산이 녹아 들어가게 된다. 돼지국밥을 먹고 나서 알레르기가 생기는 경우가 종종 있는데, 돼지고기에 있는 모든 히스타민 성분이 그대로 국물에 녹아 있기 때문이다.

사골 단식은 단식의 상태를 유지하면서 사골에 들어 있는 필수 영양소, 즉 필수 지방산, 필수 아미노산, 미네랄(칼슘, 마그네슘), 콜라겐 등을 섭취할 수 있는 방법이다. 이런 영양소들은 장을 건강하게 해주기 때문에 과민성 대장 증상이 있는 사람들에게 도움이 된다. 천연 소금으로 간을 하거나, 뿌리채소를 갈아서 넣기도 한다.

사골 단식에서 주의할 점은 사골 국물에 녹아 있는 히스타민이 알레르기를 일으킬 수 있다는 점이다. 그래서 효과를 극대화하려면 고기는

단식과 인슐린

단식에서 인슐린을 생각할 때는 '3일'을 기억하자. 단식으로 인슐린 수치를 바닥 수준까지 떨어뜨리려면 대략 3일이 걸리는데, 키토식 초반에 열이 나는 등 키토 플루 증세로 3일 정도 힘든 시간을 겪는 것과 비슷하다고 할 수 있다.

인슐린 수치를 떨어뜨리는 데 3일이 걸리는 것은 우리 몸이 인슐린의 수치 변화에 적응하는 시간이 필요하기 때문이다(인슐린 저항성이 심한 사람들은 1~2주 정도가 걸리기도 한다). 이 말은 인슐린 수치가 바닥인 상태에서 3일 정도 탄수화물, 단백질을 섭취하면 인슐린 수치가 다시 정상 범위로 올라간다는 뜻이기도 하다. 치팅을 하더라도 3일을 넘기지 말아야 하는 이유가 여기에 있다.

기적의 식단

빼고 뼈만 살짝 고아서 마셔야 한다. 전문가들에 따르면 닭의 뼈를 우린 국물이 정말 좋다고 한다. 영양가도 높고 히스타민 성분이 적어서인데 기왕이면 방목 닭, 오메가-3 닭 등을 이용하자. 만약 이렇게 살짝 고아서 먹어도 알레르기가 생긴다면 히스타민 과민증이라고 봐야 한다. 그 원인은 장내 세균 불균형인데, 이런 사람들은 간헐적 단식이나 단백질 프리 단식(단백질을 줄이는 단식)을 하는 것이 좋겠다.

단식 모방 식단(FMD: Fasting Mimicking Diet)

FMD는 매달 5일 정도를 정해진 프로그램으로 진행하는 단기 단식이다. 첫날은 1,090kcal, 이후 4일은 800kcal 이하로 유지하면서 탄수화물 47%, 지방 44%, 자가 포식을 저해하는 단백질은 9%의 비율로 섭취한다.

당장의 체중 감소 효과는 있으나 단식 기간 중에 허기를 견디기 힘들고 갑작스러운 저혈당 상태가 되어 스트레스가 증가할 수 있다. FMD 실험 결과를 보면 3일 정도까지는 괜찮은데, 4~5일째는 매우 허기가 진다고 한다. 이 정도면 우리 몸은 스트레스를 느껴 기아로 인식할 수 있다. 과연 긍정적 효과가 있을지 고민해 볼 문제다. 또 장기적인 FMD는 대사를 떨어뜨리는 문제를 발생시킨다. 따라서 저탄고지 라이프스타일을 유지하면서 많이 먹었을 때는 조금 비우고, 배가 고프면 조금 더 먹는 식으로 조절하는 것이 FMD보다 훨씬 낫다고 하겠다.

원 푸드 단식(One Food Fasting)

대표적인 것이 달걀만 먹는 단식(Egg Fasting)인데, 한국인의 알레르기 원인 중 1위가 달걀이라는 점을 주목해야 한다. 그래서 결코 권하지 않는 방법이다.

삼겹살 단식은 저탄고지 다이어트의 급진적 효과를 얻기에는 좋다. 하지만 삼겹살은 그다지 대사에 좋은 음식이 아니고, 많이 먹으면 히스타민으로 인한 염증 문제도 생기기 때문에 이 역시 추천하지 않는다.

곤약 젤리 단식도 있다. 2018년 하반기를 강타한 단식법인데 살은 잘 빠지지만 주의할 점이 있다. 곤약 젤리에는 탄수화물은 거의 없지만 과당이 많이 들어간다는 사실이다.

저탄고지 다이어트를 하면서 원 푸드 단식을 하는 경우라도 대사 흔들기로서의 이점보다는 장내 환경을 망칠 가능성이 있는 단점이 많은 방식이어서 추천하지 않는다.

간헐적 단식(Intermittent Fasting)

일반적인 식단을 진행하면서 기간을 정해서 일시적으로 단식을 하는 방식이다. '지금쯤이면 내가 영양 과다 상태일 것 같으니 한 번 비우자.'는 개념으로 볼 수 있다. 정해진 단식 기간 말고는 규칙적으로 식사를 하기 때문에 영양 결핍이 될 가능성이 적고, 단식의 효과도 다 누릴 수 있다. 단식 기간 동안 장기에 휴식을 줄 수 있어 장을 좋게 해주고, 염증을 줄여주며, 인슐린 감수성을 높여주고, 성장 호르몬이 증가하며, 지방을 태우는 몸으로 만들어준다.

늘 강조하는 것처럼 인슐린 스파이크를 최대한 낮게 유지하는 것이 단식 상태, 즉 키토시스 상태를 유지하는 데 도움이 된다. 키토시스를 유지하기 위해서 ■간식 없이 3끼 ■8시간에 2끼(16:8) ■4시간에 1~2끼

(20:4) 중 한 가지 방법을 선택해 보자.

자주 먹지 말고 끼니의 수를 줄이되 먹을 때는 인슐린 지수가 낮은 음식으로 충분히 먹는다. 이렇게 하면 인슐린 스파이크를 줄일 수 있으며 인슐린이 자극되지 않으므로 단식과 같은 효과를 갖게 된다. 인슐린 지수가 낮은 음식으로 모아서 한 끼를 충분히 먹고 간식은 줄이자!

5:2 단식(5 : 2 Fasting)

5:2 단식은 일주일 가운데 5일간은 일반적인 식사를 하고, 이틀 동안은 단식을 하는 방식이다. 5일간 잘 먹어서 대사를 올린 다음에 단식을 하면 몸이 뜨끈해지는 것을 느낄 수 있다. 체중이 빠질 사람은 빠지고, 찔 사람은 찌고, 근육이 붙을 사람은 붙는다. 대사 흔들기 측면에서 괜찮은 방법이다.

단백질 프리 단식(Protein Free Fasting)

단백질을 제한하는 단식을 말한다. 단백질 섭취를 줄이면 세포 대사가 활성화되고, 자가 포식이 활성화되는 효과도 있다. 탄수화물을 좀 섭취하더라도 단백질을 줄인다면 키토시스 상태를 유지할 수 있다는 점도 중요한 포인트다.

단백질도 인슐린을 자극하는데 탄수화물과 다른 점은 탄수화물은 인슐린 수치를 급격하게 올리고 빨리 떨어뜨리는 반면, 단백질은 탄수화물에 비해 인슐린 수치를 높이 올리지는 않지만 고인슐린 상태를 길게 유지한다는 것이다. 따라서 탄수화물을 조금 더 허용하더라도 단백질 섭취를 줄이면 인슐린 수치가 올라가더라도 금방 안정된다. 그래서 키토시스 상태가 잘 유지되는 것이다. 단백질 단식에서는 탄수화물 70~100g, 단백질 25g 미만(10% 이하), 나머지는 지방으로 채울 것을 권한다.

하지만 평소에는 단백질을 충분히 섭취해야 한다. 대신 염증과 알레르기를 유발할 수 있으므로 질 좋은 단백질로 먹자. 그리고 한 번씩 비워주자. 단백질 단식은 장기간 시행하는 단식 방법은 아니라는 점도 명심하자.

우리나라 여성의 92% 이상에게 위산 저하증이 있다고 한다. 위산 저하증이 있다는 것은 단백질 소화에 어려움이 있다는 뜻이다. 따라서 단백질을 제한하는 단식을 한 번씩 해주는 것은 소화의 측면에서 도움이 될 수도 있겠다.

TIP │ 간헐적 단식으로 수면 패턴 리셋하기

하버드 의과대학의 패트릭 풀러 교수에 의하면 모든 동물은 몸속에 식사 시간을 알려주는 음식 시계가 있는데 이 음식 시계는 수면 패턴도 관장한다고 한다. 이 말은 음식을 먹는 시간을 조정하면 수면 패턴을 리셋할 수 있다는 이야기가 된다. 16시간 이상의 간헐적 단식은 주야로 교대 근무를 한다든지, 해외 출장 시 시차 적응을 할 때 등 수면 패턴을 리셋해야 할 필요가 있을 때 유용하게 쓰일 수 있다.

해외에 나갈 때 시차 적응의 꿀팁

1. 출발할 때 도착지 아침 식사 시간까지 16시간 동안 단식을 한다.
2. 비행기를 타고 가는 동안 잠은 자유롭게 자도 된다.
3. 도착 전 현지 시각에 맞춘 아침 기내식부터 식사를 한다.

기적의 식단

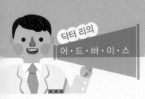

단단일 활용하기

육류 섭취 비중이 높은 저탄수화물 고지방 식단에서는 식재료의 단백질 함량을 꼼꼼히 따져 먹지 않더라도 권장 단백질 섭취량을 자연스럽게 채울 수 있다. 단백질은 우리 몸에 필요한 영양소이지만 이 역시 과하게 섭취하면 인슐린을 자극하여 포도당으로 변환되고 결국은 지방으로 쌓일 수 있다. 따라서 저탄고지 식단을 진행하는 사람들은 '단백질 단식일(단단일)'을 주기적으로 갖기도 한다. 단백질을 제한하는 만큼 탄수화물 섭취량을 약간 더 늘릴 수 있다는 장점(?) 때문에 단백질 단식을 시도하는 사람이 많은데, 명심해야 할 것은 단단일을 탄수화물 치팅 데이처럼 생각해서는 안 된다는 점이다. 또한 평상시 육류를 많이 섭취하지 않은 사람에게는 별 효과가 없을 수 있다.

1 단단일 시작 시기

적어도 저탄고지 식단을 시작하고 한 달 이상 지나서 지방을 에너지로 사용하는, 즉 지방 대사에 익숙해진 상태에서 시도해야 한다. 그 전에 단백질 단식을 시작하면 지방 대사에 익숙해지는 데 시간이 더 오래 걸릴 수 있기 때문이다.

2 단단일 주기

단단일은 저탄고지 식단을 하면서도 탄수화물을 줄여나가기가 쉽지 않을 때 시도하면 좋다. 보통 7~10일에 1~2일 정도는 단백질을 먹지 않고 탄수화물을 섭취하는 것이다.

3 단단일 권장 단백질 섭취량

단단일을 할 때 추천하는 권장 섭취량은 단백질은 10~15g 미만, 순탄수화물은 100~150g이다. 하지만 누구나 순탄수화물 최대 섭취량인 150g을 먹어도 된다는 말은 아니다. 활동량과 운동량에 따라 먹어야 한다. 고강도 운동 등을 하며 에너지를 많이 사용하는 경우에만 150g이 허용된다. 지방은 평소에 먹던 양을 그대로 섭취한다.

4 주의할 점

단단일은 치팅 데이가 아니다. 저탄고지 식단에서 단백질을 제한하고 탄수화물을 조금 더 많이 먹는 것을 허용하는 것뿐이다. 따라서 단맛이 과도한 과자, 빵 등 몸에 좋지 않은 탄수화물을 섭취하는 것은 금물! 전분류 채소, 고구마, 당근, 단호박이나 베리류의 과일이 적당하다. 또한 탄수화물과 함께 양질의 지방을 충분히 섭취하자. 지방이 체내에 공급된 탄수화물의 흡수 속도를 더디게 하므로 인슐린을 급격히 자극하지 않으며, 포만감을 주어 과식하지 않게 된다.

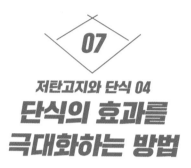

저탄고지와 단식 04
단식의 효과를
극대화하는 방법

앞에서 단식의 종류와 단식할 때 유의할 점 등을 알아보았는데, 어떻게 단식을 하는가에 따라 단식의 효과는 달라진다. 이제부터 단식을 효과적으로 하는 방법을 소개하니, 단식할 때 유의할 점과 연관지어 각자의 단식에 활용하면 좋겠다.

철저히 몸 상태에 맞춰 진행하라

단식할 때 처음부터 의도적으로 '16:8을 해야겠어.', '난 20:4가 좋겠어.' 하는 식으로 정하는 것은 좋지 않다. 차라리 정해진 방식을 무시하라고 권하고 싶다. 16:8이니, 20:4니 하는 방식은 내 일상이 규칙적일 때는 잘 지킬 수 있으니 큰 문제가 없다. 그런데 생활·업무에서 시간 배분이 불규칙한 사람은 정해진 계획에 맞추기 힘들기 때문에 오히려 그 계획 자체가 스트레스로 작용할 수 있다.

항상 내 상황과 몸 상태를 고려하여 단식을 계획해야 한다. 그러니 정해진 프로그램을 따르기보다 몸 상태가 너무 안 좋은 날에는 '오늘은 스트레스 받으니까 그냥 먹자.' 하고, 단식이 가능한 일정이 생기면 '오늘은 16:8을 해도 되겠네.' 하는 식으로 마음 편하게 접근하는 것이 좋다.

저탄고지 다이어트를 할 때 처음부터 탄단지 비율을 정해 놓고 하지 말라는 것과 비슷한 얘기다. 지방 대사가 잘되는 체질이면 상관없지만, 지방 대사가 잘 안 된다면 탄수화물 섭취를 조금 늘려서 대사를 서서히 끌어올린 다음에 지방 대사가 원활해지면 탄수화물 양을 낮춰야 하듯이, 단식 역시 무조건 단식 프로그램에 맞추려 하지 말고 내 몸 상황을 고려하면서 계획을 세우는 것이 바람직하다.

먼저 채워라

살을 뺄 목적으로 저탄고지를 시작한 사람에게는 처음부터 단식하는 것을 권하지 않는다. 비우기 전에 채우는 것이 먼저이기 때문이다. 에너지를 채우기 전에 단식부터 하면 일시적인 체중 감소 효과는 있겠지만 기아로 인식되어 에코 모드로 전환될 수 있고, 정체기가 빨리 올 수밖에 없다. 따라서 비우기 전에 저탄고지 식단을 제대로 실천하여 에너지를 채워야 한다. 억지로 하는 단식은 반드시 내 몸에 마이너스가 된다. 자연스럽게 다가가는 단식만이 플러스 효과를 얻을 수 있다.

또 한 가지 주의할 점은 음식을 먹는 동안에도 혈당을 안정시키는 것이 중요하다는 사실이다. 혈당 피크 후에 단식을 하면 오히려 대사가 닫히고, 근육이 손실되기 때문이다. 식사하는 동안에 혈당을 안정시키려면 GI 지수가 낮은 음식으로 먹어야 한다(통곡물은 소화가 안 되니 주의).

단식보다 보식이 중요하다

리피딩 신드롬(refeeding syndrome, 영양 재개 증후군)이라는 것이 있다. 장기간의 단식이나 영양 공급 부족으로 체중이 줄고 각종 영양분이 부족한 사람이 충분한 음식을 섭취했는데도 갑자기 위중한 상태가 되거나, 심지어 사망하는 현상을 말한다. 그래서 장기간 식사를 하지 못한 사람들을 치료할 때 의료진은 영양 재개 증후군을 경계한다.

3일 정도의 단식은 딱히 보식을 하지 않고 저탄고지식으로 바로 돌아가도 상관없다고 말한다. 하지만 장기간의 단식 이후에 많은 음식을 빨리 섭취하면 심각한 문제가 생길 수 있으며, 실제로도 문의가 많이 온다. "단식하고 나서 배탈이 나고 속이 부대끼고 대사가 떨어졌다.", "단식 이전에는 안 그랬는데 단식하고 나니까 오히려 살이 찌는 몸으로 바뀌었다."는 것이다. 이런 현상의 원인은 바로 보식에 있다.

단식을 하고 나면 효소 분비가 잘 안되기 마련이다. 36시간 단식을 하면 우리 몸의 소화 효소가 크게 줄어들고, 48~72시간 이상 단식을 하면 소화 기관이 휴식 모드에 들어간다. 그런 상황에서 간헐적 단식을 계속 끌고 가면 소화 효소가 필요가 없으니 분비가 계속 줄어든다.

여기까지는 이상할 것이 없다. 그런데 이런 상황에서 갑자기 음식을 먹으면 당연히 음식을 소화시키지 못하는데, 이것이 심각한 문제를 야기한다. 소화 능력이 떨어진 상태라 미네랄 흡수율이 떨어지고, 미처 소화가 제대로 안된 음식이 장으로 내려가서 염증이 발생하며, 심지어 역류도 한다. 이 역류 현상의 결과가 장내 세균 불균형, 십이지장 궤양, 역류성 식도염 등이다.

그래서 보식을 할 때는 소화가 잘되는 음식을 천천히, 꼭꼭 씹어서 먹어야 한다. 보통 보식은 단식의 1.5배 기간 정도 진행하는데, 저탄고지를 하는 사람들은 단식 기간의 절반 정도만 하면 된다. 단식을 10일 했으면 보식은 5일 정도만 하면 되는 것이다.

TIP │ 단식 중 주의할 사항

단식 중 폭식·치팅은 매우 위험한 행위다. 특히 간헐적 단식 후 폭식은 단순한 폭식이 아니라 기아 상태에서의 폭식과 같이 인식되기 때문이다. 더욱이 단식 중 당분 섭취는 위에 자극을 주어 위산 과다 및 식도 역류 현상 등을 초래할 수 있다.

또한 컨디션에 따라 단식을 중단해야 하는 경우도 있다. 단식의 효과보다는 부작용이 생길 위험이 다분하기 때문인데, 다음의 경우는 단식을 중단하고 건강 상태부터 점검할 것을 권한다.

- 강한 배고픔, 심계 항진, 탈모 증가, 의식의 흐림, 극심한 체중 감소
- 단식을 했더니 누워만 지내야 할 정도로 힘이 없거나 통증이 심한 경우
- 구역질, 설사 같은 장 트러블이 생긴 경우

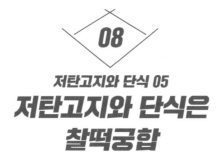

저탄고지와 단식은
찰떡궁합

저탄수화물 식단을 꾸준히 해온 사람이라면 단식을 하는 동안 몸이 지방 대사에 최적인 상태가 되며 대사율이 떨어지지도 않는다. 그렇기 때문에 포만감이 오래 유지돼서 저절로 먹는 양이 줄어드는 저탄수화물 식단과 매우 잘 어울리는 것이 단식이다. 단식은 한 끼를 먹지 않는 간헐적 단식, 1일 1식, 3일 이하의 단기 단식 그리고 1주일 이상의 장기 단식 등 다양한 방법이 있다.

단식을 하려면 '지방을 태우는 몸'으로 변화할 준비가 되어 있어야 한다. 저탄고지 식단을 하는 도중 체중 감량의 정체기를 돌파하고자 억지로 단식에 들어가는 경우가 있는데, 이런 선택은 건강에도 체중 감량에도 도움이 되지 않는다. 지방 대사가 제대로 되지 못해 몸이 스트레스를 받을 뿐 아니라, 뇌에서 '기아 상태'로 인식하는 상황에서의 단식은 오히려 위험할 수 있기 때문이다.

저탄고지와 자가 포식

단식을 할 때도 자가 포식이 활발히 일어나지만, 자가 포식을 활성화하는 가장 좋은 방법은 탄수화물은 줄이고, 단백질은 적당히 먹고, 인슐린을 자극하지 않는 포화 지방을 넉넉하게 섭취하는 저탄고지 식단을 실천하는 것이다. 여기에 간헐적 단식을 더하면 자가 포식이 더 활발해진다.

그런데 저탄고지 다이어트를 하는 사람 중에는 자가 포식에 맹목적으로 집착하는 경우가 있다. 이런 사람들은 어떤 음식을 먹었을 때 자가 포식 효과가 나타날까에 대한 궁금증이 많다. 하지만 저탄고지 다이어트를 하고 있다면 궁금해할 필요가 없다. 왜냐하면 저탄고지 다이어트를 한다는 것은 계속 자가 포식을 하고 있다는 뜻이기 때문이다.

이미 저탄고지 다이어트를 하면서 자꾸만 자가 포식에 집착하는 것은 저탄고지의 원리나 효과를 정확히 모르기 때문이다. 3~4일 단식을 해서 자가 포식 상태를 만드는 것은 고탄수화물식을 하다가 대사 증후군에 빠져 허덕이는 사람들이 할 일이다. 이미 자가 포식 상태를 유지하고 있는데 굳이 자가 포식이 되느냐 안 되느냐를 따지면서 안절부절못할 필요가 없다.

저탄고지 다이어트를 하고 있는 사람은 이미 꾸준히 지방을 태우고 있고, 유리 지방산과 케톤을 주 에너지원으로 쓰고 있다. 이 상태에서는 한 끼를 굶든 두 끼를 굶든 관계없이 에너지는 계속 흐른다. 몸의 순환이 굉장히 자연스러운 상태인 것이다. 따라서 키토시스 상태에서는 몸을 채우고 비우더라도 탄수화물 위주의 식단에서 나타났던 고혈당과 저혈당의 반복, 수분과 염분의 불균형으로 인한 급격한 변화가 일어나지 않기 때문에 몸에 무리가 가지 않는 편안한 단식이 가능하다.

많은 사람이 저탄고지를 오해하는 부분이 있다. 다름 아니라 '저탄고지의 끝은 탄수화물을 전혀 먹지 않고 지방만 퍼먹는 단계'라고 여기는 것인데, 이것은 잘못된 생각이다. 필자는 '저탄고지의 끝은 단식'이라고 말하고 싶다. 저탄고지가 어떤 것인지 다시 한번 되짚어 보면 이 말을 좀 더 이해하기 쉬울 것이다. 저탄고지는 한마디로 '인슐린 감수성을 높이는 식이 요법'이다. 그런데 인슐린을 가장 자극하지 않는 방법이 바로 단식이다. 따라서 저탄고지를 하면서 때때로 단식을 하면 더욱 효과가 좋아질 수밖에 없다.

사실 단식은 쉽다고 생각하면 한없이 쉬운 일이다. 그저 안 먹으면 된다. 저탄고지에 도전하는 사람들 가운데 "집에서는 제가 챙겨 먹으면 되는데, 출근을 해야 하니 점심 식사가 제일 걱정이에요. 뭘 먹어야 할지 모르겠어요." 하고 고민하는 경우가 많다. 그런데 고민이 된다면 안 먹으면 된다. 이렇게 얘기하면 '말이야 쉽지.' 하고 생각할 것이다. 점심을 굶으면 처음에 허기가 온다. 그런데 이것이 진짜 배고픔일까? 처음에는 저혈당 증상이나 위가 비어 있는 느낌 등 때문에 자극이 돼서 힘들게 느껴지지만, 그 순간만 넘기면 배가 고픈 느낌이 사라진다.

저탄고지를 할 때 점심 식사가 문제라고? 그럼 굶으면 된다!

엄격한 규칙보다 할 수 있는 만큼만!

필자는 16:8과 같은 프로그램화된 단식을 그리 추천하지 않으며, 잉여 에너지를 소진하는 목적으로 자연스럽게 단식을 하기를 권장한다. 또 단식 규칙을 너무 빡빡하게 잡지 않았으면 좋겠다. 너무 엄격한 규칙을 정해 놓고 거기에 맞추려다 스트레스를 받는 단식은 몸에 해로울 수밖에 없다. 사골 국물이나 버터 커피를 한 잔 마시는 것도 단식일 수 있고, 영양제를 같이 먹는 것도 단식일 수 있다. '내가 필요할 때 필요한 만큼 단식을 한다.'고 생각하자. 필자는 저탄수화물 식단만으로 케톤이 생성되지 않는 사람들에게 단식을 권하는데, 필자가 병원에서 환자들의 단식을 독려할 때 쓰는 방법을 소개하니 참고해 보길 바란다. 단, 임신부나 체지방이 적은 저체중 유형에게는 단식을 권장하지 않는다.

저탄고지 단식 입문 프로그램

첫째 날 _ 저녁 한 끼는 탄수화물을 완전히 뺀 무탄고지 식단으로 먹기

1	아침	저탄고지식	■ 저녁 한 끼는 탄수화물을 완전히 배제한 음식을 다음 날 아침에 바로 허기지지 않을 정도로 충분히 먹는다.
	점심	저탄고지식	■ 저녁을 무탄고지식으로 충분히 먹는 것이 가장 좋으나 그것이 어려우면 점심-저녁 두 끼에 걸쳐 저탄고지식을 먹으면 된다.
	저녁	무탄고지식	

둘째 날 _ 두 끼는 단식, 한 끼는 저탄고지 식단으로 먹기

2	아침	소금물 1잔	■ 물 500ml에 소금 4~5g을 타서 아침에 일어나자마자 마신다.
	점심	단식	■ 점심에는 단식한 뒤 저녁을 좀 일찍(오후 4~5시쯤) 저탄고지식으로 가볍게 먹는다(허기만 달랠 정도).
	저녁	저탄고지식 (점심과 저녁 사이)	

셋째 날 _ 하루는 무조건 단식!

3	아침	버터 커피 1잔	■ 소금물은 수시로 필요한 만큼 마신다.
	점심	단식	■ 오전에 버터 커피 1잔을 마신 뒤 만 하루 동안(점심~다음 날 아침)은 무조건 단식을 한다.
	저녁	단식	

넷째 날 _ 힘들지 않으면 하루 더!

4	아침	단식	■ 소금물은 수시로 필요한 만큼 마신다.
	점심	단식	■ 너무 힘들면 버터 커피 1잔 또는 사골국 1사발 정도를 마신다.
	저녁	단식	■ 몸 상태가 나쁘면 중단해도 되고 상태가 좋으면 하루 정도 더 단식을 이어가도 좋다.

보식 _ 저탄고지 식단으로 부드러운 음식부터 조금씩 채운다!

5	아침	저탄고지식	■ 폭식과 과식은 금하고 맵거나 자극적인 음식은 피한다.
	점심	저탄고지식	■ 보식 기간 동안 달걀, 유제품 등 알레르기를 유발할 수 있는 음식은 피한다.
	저녁	저탄고지식	■ 소화가 잘되도록 육류는 잘게 다지거나 푹 삶아서 먹는다.

소금과 후추를
넣지 않은
햄버그스테이크

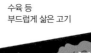

사골국이나
채소 사골 수프

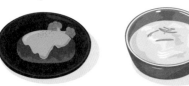

수육 등
부드럽게 삶은 고기

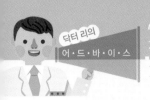

성공적인 단식을 위한 TIP

1 단맛을 경계하라

"아, 당 떨어져!" 하며 당이나 감미료가 들어간 음식을 먹는 행동은 무조건 삼가야 한다. 초콜릿한 조각을 먹었다면 그날은 망친 것이다. 당이 조금이라도 입에 들어가는 순간 다이어트는 망쳤다고 생각해야 한다. 며칠 전 가족들과 외출했다가 모 커피 전문점의 딸기 아이스크림이 맛있다고 해서 아이들에게 사주었다. 필자는 꾹 참고 커피를 마셨는데, 아이가 아이스크림을 엎질렀다. 남은 것을 버리기 아까워서 두어 숟가락을 먹었는데 집에 돌아온 뒤 적잖이 힘들었다. 계속 간식이 먹고 싶어졌기 때문이다. 단것은 절대 금물이다.

2 음식에 의한 불필요한 자극을 경계하라

애초부터 음식에 노출되는 것을 피해야 한다. 필자는 식탐이 강한 사람이라 커피 전문점에 가더라도 진열장 안의 케이크를 보면 먹고 싶어질까 봐 등을 지고 앉는다. 재미있는 실험 결과가 있는데, 마음속으로 '당을 먹었다.'라고 상상하는 것만으로도 인슐린이 분비된다는 사실이다. 맛있는 음식을 먹는 TV 프로그램도 되도록 멀리하는 것이 좋겠다. 드라마에 치맥 먹는 장면이 나오면 따라 하고 싶어질 테니까.

3 커피와 차를 활용하라

커피는 오전에, 차는 오후에 마시는 것이 좋은데, 코르티솔 수치가 극단적으로 올라가는 시간인 오전 7시 30분, 오후 1시는 피하는 것이 좋다. 따라서 커피는 오전 9시경에, 차는 오후 2~4시경에 마시는 것이 우리 몸의 생체 리듬과도 잘 맞는다고 하겠다.

4 열심히 살고, 하루의 끝에 자신을 칭찬하라

하루를 바쁘게 사는 것도 좋은 방법이다. 바쁘지 않고 일이 없을 때는 입이 궁금해지지만, 하루를 신나고 바쁘게 살면 음식 생각이 별로 안 나게 된다. 또 일에 집중해 있으면 대사도 활성화된다. 앞서 말한 것처럼 배가 고픈데 억지로 참으면 몸이 기아라고 인식해서 안 좋은 증상들을 유발하게 되지만, 일에 집중하면서 음식을 먹지 않는 것은 기아로 인식하지 않기 때문이다.

5 긍정적인 마인드를 가져라

단식을 할 때도 마인드풀니스가 중요하다. 내가 어떻게 마음먹는가에 따라 그것이 단식도 되고, 기아도 될 수 있다. 그래서 기분이 안 좋거나 스트레스가 있을 때는 아무 생각도 하지 말고 먹는 게 오히려 낫는 것이다. 그럴 때 안 먹고 견디면 기아로 인식될 수 있고, 꼭 뒤따라오는 것이 바로 폭식이다.

저탄고지로 기적을 경험하다

조성은 님(여, 40대)

"엄마, 오늘도 아파?"

3년 전 이맘때까지 한창 응석 부릴 나이이던 제 아이가 저에게 수시로 물었던 말입니다. 당시 저는 적출만이 답이라는 심한 자궁선근증과 사투를 벌이던 와중에 황반 변성, 맥락막 조절 장애를 연이어 진단받고 절망에 빠져 있었습니다.

때마침 MBC에서 방영한 〈지방의 누명〉이란 다큐멘터리를 보게 되었는데, 기존에 알고 있던 건강 상식을 확 뒤집는 내용에 충격을 받았습니다. '온몸 여기저기가 아픈 나에게도 효과가 있지 않을까?' 하는, 지푸라기라도 잡는 심정으로 저탄수화물 고지방식을 바로 시작했습니다.

저탄수화물 고지방식을 시작한 지 얼마 후 SRT 무료 시승이 있다는 얘기를 듣고 〈지방의 누명〉에 나온 의사들 중 한 분이 안과 전문의였던 게 생각나 다음 날 아침 바로 부산으로 쳐들어갔습니다(이것 말고 달리 표현할 말이 없네요. 너무 절박했으니까요). 이영훈 원장님은 예약도 하지 않고 불쑥 찾아간 저를 내치지 않고 친절하게 진료해 주었습니다.

"원장님, 서울의 대학병원 여러 곳에서 황반 변성 진단을 받았는데, 실명할 수 있다네요. 자궁선근증만으로도 죽을 것처럼 아픈데 말이죠. 아직 아이가 어려 제 손길을 많이 필요로 해요. 남편에게도 늘 아픈 모습만 보여주니 마음이 너무 아파요. 저 좀 도와주세요."

"그래요. 한번 해봅시다."

이후 이영훈 원장님이 알려주신 대로 식단과 가이드를 정말 충실히 지켰습니다. 몇 달 후 저에게 기적이 일어났습니다. 눈에 좋다는 영양제와 음식들을 몇 년 동안 챙겨 먹었어도 꿈쩍 안 하던 황반 변성 중심축이 좋은 쪽으로 움직여 진행이 멈췄고, 자궁선근증도 적출 수술, 자궁 동맥 결찰술 없이 나았다는 진단을 받은 것이죠. 그로부터 1년 후에는 맥락막 조절 장애도 모두 나았다는 진단을 받았습니다. 꿈만 같았습니다.

제 몸이 좋아진 것에 확신이 들어 천식과 알레르기, 혈뇨를 진단받아 대학병원에 정기적으로 다니던 아이도 이영훈 원장님께 데려가 꾸준히 치료를 받았습니다. 그 결과 이제 아이는 환절기에도 천식 예방약과 항히스타민제 장기 복용 없이 잘 지내고, 안구 건조 때문에 사용하던 인공 눈물도 더 이상 필요하지 않으며, 반복되던 혈뇨도 더 이상 나오지 않습니다. 또한 건강해진 덕분에 그토록 좋아하는 수영 강습을 중단할 뻔했던 위기를 무사히 넘기고 모든 영법을 끝까지 배울 수 있었습니다.

그 어떤 수술도 독한 약물도 사용하지 않고, 그저 가공하지 않은 천연의 음식들을 먹으며 우리 몸이 원래 가지고 있던 치유의 힘으로 질병을 이겨내는 방법을 알려주고 치료해 주신 이영훈 원장님께 감사의 말씀을 전합니다.

요즘 잠자리에 드는 아이를 잘 자라고 꼬옥 껴안아주면 아이가 제 귓가에 이렇게 속삭입니다.

"엄마가 건강해져서 너무 좋아요. 다시는 아프지 마요."

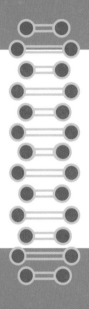

저탄고지는 살을 빼고 대사 증후군을 치료하는 것 외에도 여러 측면에서 건강을 호전시킨다. 그러나 실제로 식단을 진행하다 보면 몸의 반응이 좋게만 나타나지는 않는다고 느낄 것이다. 이 장에서는 저탄고지가 어떻게 건강을 호전시키는지, 그 방법은 무엇인지 알아보고자 한다.

저탄고지로
질병을 치료하다

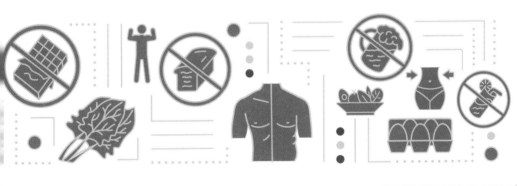

갑상샘과 저탄고지
부신은 건강하게,
자율 신경계는 균형 있게

갑상샘은 갑상샘 호르몬을 만들어 우리 몸의 신진대사를 조절한다.

갑상샘 호르몬은 에너지를 태우는 속도를 조절하는 역할을 하는데 혈액 내 갑상샘 호르몬 수치가 높으면 에너지를 태우는 속도가 빨라져 대사 과잉 상태가 된다. 체온이 올라가고 심장 박동 수도 증가하는 등 전반적인 과열 상태이므로 쉽게 흥분하고 음식을 많이 먹어도 체중이 줄며 피로감이 증가하며 손발이 떨리기도 한다. 이를 '갑상샘 기능 항진증'이라고 부른다. 반대로 혈액 내 갑상샘 호르몬이 수치가 낮으면 대사가 느려져 활력이 떨어지고 체중이 늘며 몸이 붓고 쉽게 피곤해지고 추위를 많이 타는 증상이 나타난다. 이를 '갑상샘 기능 저하증'이라고 한다.

갑상샘 호르몬은 갑상샘 자극 호르몬(TSH)에 의해 합성되고 분비된다. 갑상샘 기능 항진증 상태에서는 갑상샘 자극 호르몬이 감소하고, 갑상샘 기능 저하증 상태에서는 갑상샘 자극 호르몬이 증가한다. 이런 구조로 혈액 내 갑상샘 호르몬은 일정한 수준을 유지한다.

기적의 식단

갑상샘 기능 항진증은 자가 면역 질환과 연관이 있고, 저하증은 호르몬 대사 장애와 연관이 있다. 그런데 자가 면역 질환 역시 장내 환경, 호르몬 대사와 관계하기 때문에 원인에 있어서는 항진증과 저하증이 종이 한 장 차이라고 볼 수 있다. 혈액 검사나 초음파 검사에서 이상 소견이 보인다면 호르몬제나 수술 치료도 고려해야 하므로 반드시 병원에 다니면서 치료를 병행해야 한다.

그러나 혈액 검사에서 큰 문제가 없는데도 손발이 차다든지, 알 수 없는 피로감이 느껴진다든지, 몸이 붓는다든지, 이유없이 계속 살이 찌거나 빠지는 등 갑상샘 기능 이상에서 오는 증상들이 보인다면 다음 설명을 참고해 보자.

갑상샘 기능 저하의 최대 원인은 '부신 스트레스'

갑상샘 호르몬은 타이로신(tyrosine)이라는 아미노산에 요오드가 4개 붙는 형태로 생성되는데, 이를 T4(타이록신, thyroxine)라 한다. 갑상샘 호르몬은 대개 T4 형태로 분비되는데* T4는 갑상샘 호르몬 고유의 역할을 할 수 없는 비활성 상태이다. T4는 간 등 장기를 거치면서 디요오디나제(deiodinase) 효소에 의해 요오드 하나를 떨어뜨린 T3(트리요오드티로닌, triiodothyronine)로 전환된다. T3로 전환되어야만 비로소 갑상샘 호르몬으로 기능을 할 수 있다.

갑상샘 기능과 관련해 기능 의학에서 사용하는 용어 가운데 '2형 갑상샘 기능 저하증'라는 것이 있다. 갑상샘 호르몬의 수치는 정상 범위

✓ 갑상샘은 T4 80%, T3 20%의 비율로 갑상샘 호르몬을 만든다.

안에 있지만 낮은 수준이고 갑상샘 자극 호르몬은 약간 증가되어 있는 상태로, 군이 호르몬제를 투여할 정도는 아니지만 수족 냉증, 부종, 체중 증가 등 갑상샘 기능 저하증과 비슷한 증상을 수반할 때를 말한다.

2형 갑상샘 기능 저하는 아미노산·염분·비타민 D·아연·셀레늄 등의 결핍, 할로겐 화합물(불소, 염소, 브롬)이나 방사능 요오드 같은 환경 호르몬에 의해 요오드가 부족해지는 것이 원인일 수 있으나 가장 큰 원인은 부신(코르티솔과 성호르몬을 분비하는 기관)의 스트레스이다. 앞에서 설명했 듯이 저탄고지 식단은 부신 피로를 해소하고 호르몬 대사를 높인다(110 쪽 참고). 그러니 영양가 없는 가공식품, 첨가당, 정제된 탄수화물을 제한 하고 영양이 풍부한 채소와 살코기, 건강한 지방을 섭취하는 저탄고지 식단이 2형 갑상샘 저하증을 개선하는 좋은 방법인 것이다.

그런데 저탄고지를 해도 수치상으로는 갑상샘 기능 저하 문제가 해 결이 안 되는 것처럼 보이는 경우가 있다. 저탄고지로 대사가 활발해지 고 에너지를 충분히 태우는 상태에서는 대사의 과잉을 예방하기 위해 T3의 활성을 생리적으로 낮추는 현상이 발생하기 때문이다. 이런 현상 을 '낮은 T3 상태(low T3 state)*'라 하는데, T3 수치가 낮은 것만 보고 갑상 샘 기능이 저하된 것이라 판단한 사람들은 저탄고지 다이어트가 갑상 샘 기능 저하를 가져온다고 공격하기도 한다.

정말 저탄고지가 갑상샘 기능 저하증을 가져올까?

단순히 T3 수치만을 보고 갑상샘 기능 저하증이 있는 사람은 저탄고

✓ 낮은 T3 상태(2형 갑상샘 저하 증상): T4가 T3로 전환되었으나 제대로 기능하지 못하는 불활성 화 T3, 즉 rT3(reverse T3)가 증가하는 현상을 말한다.

기적의 식단

지가 위험하다거나 저탄고지가 갑상샘 기능 저하를 가져온다고 주장하는 사람들이 있다. 하지만 많은 사람들이 저탄고지를 하면서 몸이 따뜻해지는 경험을 했다고 말한다. 수치만 보면 갑상샘 기능이 떨어진 상태이니 수족 냉증 같은 정반대의 증상을 보이는 게 정상인데 말이다. T3 수치가 낮은 데도 몸이 따뜻해지는 이유는 뭘까?

이유는 의외로 간단하다. 저탄고지 식단으로 지방 대사를 하면 에너지가 안정적이고 지속적으로 공급되므로 기초 대사량이 올라가고 혈액 순환이 원활해진다. 그 결과 체온이 올라가니 수족 냉증이 개선된 것이다. 대사가 잘되니 갑상샘 호르몬을 더 분비할 필요가 없고 따라서 갑상샘 호르몬 수치가 갑생샘 기능 저하 상태와 비슷한 수치를 보이는 것이라 이해하면 되겠다.

이런 상태라도 호르몬 검사를 해보면 갑상샘 호르몬의 수치를 조절하는 갑상샘 자극 호르몬 수치는 정상 범위를 유지하고 있는 것을 확인할 수 있다. 이는 몸이 알아서 최상의 건강 상태를 유지하기 위해 갑상샘 호르몬 수치를 잘 조절하고 있음을 말해주는 것이다. 그래서 T3 수치로 볼 때는 갑상샘 기능 저하 상태인 것처럼 보여도 몸은 '갑상샘 호르몬이 저하된 상태'라고 느끼지 않는다.

다시 말해 우리 몸이 필요 이상의 갑상샘 호르몬을 불활성화하는 것이라고 보면 간단하다. 이것은 생리적 필요에 의해서 본래 가지고 있던 기능을 불활성화하는 '생리적 불활성화' 현상인데, 이 과정이 없다면 저탄고지 식단을 하는 사람들의 몸은 '대사 과열 상태'에 빠질 수 있다. 그래서 우리 몸은 저탄고지로 에너지가 안정적이고 지속적으로 공급되므로 정상 범주보다 갑상샘 호르몬 수치가 낮더라도 굳이 갑상샘 호르몬을 더 분비할 필요가 없다고 판단하는 것이다. 결론적으로, 저탄고지를 해서 몸이 따뜻해졌다면 갑상샘 호르몬 수치가 조금 낮아지는 것은 전혀 문제되지 않는다. 또한 이렇게 생리적으로 T3가 낮아진 상태는 노화를 늦춰 수명을 늘릴 수도 있으니 전혀 걱정할 일이 아니다.

갑상샘 기능에 문제가 있는 경우 유의할 점

하지만 이렇게 설명해도 여전히 의문을 갖는 사람이 적지 않다. '저탄고지는 정말 갑상샘 저하와 관련이 없을까?' 하고 말이다. 실제로 저탄고지 식단을 하는 도중 갑상샘 저하 때문에 체중 감량이 안 되고, 몸이 붓고, 피로를 자주 느끼고, 탈모가 생기고, 추위를 느끼는 사람들이 있다. 또 2형 갑상생 저하증 상태가 그런대로 유지되는 경우도 있지만, 좀 더 진행되어 호르몬 수치가 정상 이하로 떨어지고 갑상샘 기능 저하 증상도 더 뚜렷해져서 호르몬제를 투여해야 할 정도로 악화되는 경우도 있다.

갑상샘 기능 저하를 가져오거나 악화시키는 원인은 다양한데 급격한 체중 저하, 저칼로리 식단이나 극단적인 저탄고지 식단, 염증(알레르기)을 증가시키는 식단, 지방의 대사가 이루어지지 않는 문제 그리고 스트레스를 들 수 있다. 각각의 문제를 조금 더 자세히 알아보도록 하자.

■ 급격한 체중 저하

체중이 급격히 감소하면 인간의 몸은 생존이 위협을 받는다고 생각해서 에너지를 저장하기 위해 대사율을 떨어뜨린다. 그래서 급격히 체중이 감소할수록 갑상샘 호르몬이 불활성화(rT3) 상태가 되기 쉽다.

대부분의 사람들은 저탄고지 식단을 시작하고 첫 한 달 동안은 몸에서 수분이 빠져나가기 때문에 체중이 많이 줄어드는 것으로 착각할 수 있다. 하지만 두 달째부터는 체중 감량이 더뎌지는데, 이는 자연스러운 현상이다. 비만인의 경우 저탄고지 식이 요법을 하면서 한 달 평균 1~2kg 정도로 꾸준히 감량하는 것이 가장 좋다. 체중이 줄어드는 속도가 빠를수록 갑상샘 기능은 떨어지고, 요요 현상이 쉽게 찾아오는 몸으로 바뀌니까 말이다. 그러니 '체중'에만 너무 매몰되어서 급격히 살을 빼야 한다는 압박감에 사로잡히지 말자.

■ 저칼로리 식단 및 극단적 저탄고지 식단

음식을 너무 조금 먹거나, 인슐린 수치를 심하게 낮추는 것도 갑상샘 기능을 떨어뜨리는 요인이다. 저탄고지 다이어트를 하다가 정체기가 오면 빨리 정체기에서 벗어나고 싶은 욕심 때문에 예전에 하던 다이어트 방식대로 칼로리 섭취를 확 줄이거나, 아예 무탄수화물 식단으로 가기도 한다. 그런데 이런 극단적인 선택은 오히려 다이어트 정체기를 길어지게 할 뿐만 아니라 요요 현상을 불러오는 지름길이다. 특히나 갑작스럽게 탄수화물을 줄이면 갑상샘 호르몬의 불활성화가 매우 빠르게 진행된다.

정체기가 길어질 때는 단백질을 충분히 섭취하거나 약간의 탄수화물을 섭취해 보자. 이렇게 하면 인슐린이 근육을 만들고 대사를 활성화해 정체기를 돌파하는 데 도움이 된다. 여기에 운동까지 병행하면 더 효과적이다.

몸에 에너지를 충분히 채우는 식단을 하는 이상 갑상샘 기능이 떨어지는 일은 매우 드물다. 그런데 극단적 키토식으로 인슐린 수치가 낮아지면 낮아질수록 몸에서 염분과 수분이 잘 배출된다. 문제는 갑상샘 호르몬이 제대로 작용하려면 세포 안으로 요오드를 들여야 하고, 이를 위해서는 나트륨/요오드 동반 수송 경로가 작동해야 한다는 점이다. 이때 필요한 것이 나트륨, 즉 염분이다. 따라서 염분이 부족하면 갑상샘 호르몬이 잘 생성되지 않는다. 그래서 염분을 충분히 섭취하라고 권하는 것이다. 또한 극단적 저인슐린 상태로 인한 탈수 역시 갑상샘 저하를 악화시킬 수 있으므로 수분을 충분히 섭취해야 한다.

갑상샘 기능 저하 때문에 요오드를 섭취해야 하는 경우도 있다. 저탄고지가 요오드의 필요량을 줄이는 것은 사실이지만, 우리가 살고 있는 환경은 수돗물·소독제·약제에 포함된 염소, 방수제·치약에 포함된 불소, 그리고 방사능 요오드 등 각종 환경 호르몬에 노출되어 있기에 요오드 결핍을 겪으면서 살 수밖에 없다. 이 때문에 요오드 보충이 필요하지만, 요오드는 대사 활성도가 매우 높은 영양소다. 하루 3mg 이하로 요오드를 섭취하는 것은 걱정할 필요 없지만 그 이상으로 고용량의 요오드를 섭취할 때는 반드시 전문의와 상의해야 한다.

그리고 세간에 떠도는, 요오드가 갑상샘 저하증을 직접적으로 유발한다는 주장은 과학적 증거에 의해 명확히 입증된 것이 아니다. 요오드 섭취와 갑상샘 건강은 개인의 건강 상태, 요오드 섭취량, 기타 환경적인 요인들에 의해 다를 수 있다.

■ 염증을 늘리는 식단

체내 염증이 늘어나면 사이토카인(cytokine)이라는 염증 물질이 갑상샘 호르몬을 불활성화시킨다. 그렇다면 어떻게 해야 몸속의 염증을 줄일 수 있을까? 가장 중요한 것은 어떤 음식을 먹느냐이다.

소화가 잘되지 않는 단백질(유제품, 달걀흰자, 식물성 렉틴)을 과하게 섭취하면 장속에서 제대로 발효되지 못한 음식들이 염증을 만든다. 밥 대신 당분을 먹거나 트랜스 지방, 산패된 식물성 다가 불포화 지방, 오메가-6가 많은 음식을 먹어도 염증이 증가할 수 있다.

구운 음식이나 태운 음식을 먹는 것도 염증 반응을 일으킬 수 있으니 될 수 있으면 삶아 먹자. 또한 알레르기 증상이 있다면 히스타민이 많이 함유된 돼지고기, 토마토, 소시지, 고등어 같은 음식을 조심해야 한다.

■ 지방 대사에 이상이 생긴 기아와 같은 상태

탄수화물을 줄였는데도 지방을 에너지로 충분히 쓰지 못하게 되면 우리 몸의 세포는 극단적인 초절식을 할 때와 같은 상태가 되고, 먹은 지방은 고스란히 체지방으로 저장된다. 에너지원이 거의 없는 기아 상태를 맞이하게 되는 것이다.

지방 대사에 이상이 생기는 원인은 대부분 장 문제이다. 장의 연동운동, 장내 염증, 장내 세균총의 불균형 등으로 야기된 장 누수 증후군이 그것이다. 장 누수 증후군은 장내 독소를 체내로 유입시키는데 이를 해독하는 과정에서 간이 혹사당하고, 조절 영양소가 다 소모되어서 지방을 대사할 능력을 더욱 상실하게 된다.

저탄고지 식단 이전에 이미 나쁜 몸 상태(반복된 다이어트, 초절식 다이어트, 약물 의존형 다이어트 등으로 혹사당한 몸)여서 미토콘드리아가 손상된 경우에도 지방 대사가 잘되지 않는다. 이런 상황에서 갑자기 탄수화물을 극도로 제한하면 몸에 안 좋은 영향을 끼친다. 장을 자극하는 음식을 멀리하고 천천히 탄수화물을 줄여가면서 지방을 잘 태울 수 있는 몸이 될 때까지 기다려주는 과정이 필요하다.

■ 과도한 스트레스

대부분의 현대인은 정치적·사회적·경제적 이슈와 쉴 새 없이 쏟아지는 정보의 홍수 속에서 너무나 많은 스트레스를 안고 살아간다. 스트레스 호르몬인 코르티솔이 과다하게 분비되는 일이 빈번하게 발생하는 상태여서 부신이 늘 지쳐 있는 것이다. 이런 상태가 오래 지속되어 교감 신경에 불균형이 생기면 우리 몸은 계속해서 갑상샘에 도움을 요청하게 된다. 결국 부신의 스트레스는 갑상샘의 피로를 가중시키고 제 기능을 하지 못하게 만든다. 이렇듯 갑상샘과 부신은 생리적으로 엮여 있기 때문에 어느 한쪽이 지치면 결국 나머지 한쪽도 지쳐버린다.

이런 총체적 난국에 처했을 때는 키토식만 한 해결사가 없다. 저탄고지 식단은 부신에 콜레스테롤을 공급해 부신 피로 증후군으로부터 탈출할 힘을 만들어준다. 하지만 저탄고지가 신경의 대사를 활성화시켜 스트레스 반응에 예민한 상태를 만들기도 한다. 그러니 스트레스 자체에 너무 매몰되지 않도록 하자.

어떤 일을 두고 '이 일이 진정 스트레스를 받을 만한 일인가?' 하고 스스로에게 물어보면 대부분의 경우는 '그렇지 않다.'는 답변이 돌아올 것이다. 조금은 관조적으로 자신을 바라보고, 불필요한 스트레스 요인들을 줄여나가자. 스트레스에도 단식이 필요하다.

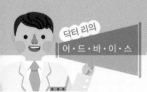

스트레스 원인을 찾아 해결하라

우리 몸은 위협적이고 예측 불가능하지만 짧은 시간에 발생하는 급성 스트레스에는 비교적 잘 견딜 수 있다. 반면 덜 위협적이지만 지속적이고 환경적인 문제에서 비롯되는 만성 스트레스에는 취약하다. 우리 몸은 생존의 위협 같은 위기 상황(스트레스)에 직면하면 에너지 대사를 최대한 끌어올리는 도피·투쟁 반응을 통해 스트레스를 극복하게끔 설계되어 있는데 이 반응이 만성적으로 반복되면서 몸이 점점 쇠약해지기 때문이다.

급성 스트레스 요인	만성 스트레스 요인
발표회, 강연 등 많은 사람 앞에 설 때	일상적인 출근
간헐적 단식	잘못된 식습관
고강도 운동	나쁜 잠버릇
삶의 변화(출생, 죽음 등)	부부 갈등
직장 내 프레젠테이션	부정적인 영향을 주는 친구들
단거리 달리기	업무 스트레스

만성 스트레스 자가 진단법

만성 스트레스를 스스로 인식하는 것은 쉽지 않다. 스트레스가 오랫동안 지속되어 익숙해져버렸기 때문이다. 하지만 익숙하다고 정상은 아니다. 다음 질문과 증상을 살펴보자.

체크	질문	만성 스트레스 증상
	항상 불안하고 무언가를 걱정하나요?	통증, 체력 저하, 수면 장애, 피로감, 무기력 증상, 두통, 잦은 잔병치레와 감염, 근육 경직, 과도한 긴장 증상, 불안증, 속쓰림, 집중력 저하, 브레인 포그 증상
	취미나 여가를 즐길 시간이 부족하다고 생각되나요?	
	소소하지만 처리하기 어려운 일들이 많나요?	
	감기에 잘 걸리거나 항상 감기에 걸린 듯한 증상을 느끼나요?	
	스트레스를 줄이기 위해 술이나 담배 등에 의존하나요?	
	자주 기분이 상하거나 짜증이 나나요?	

해독에 중요한 담즙 이야기

담즙은 간세포에서 만들어지며 담관을 통해 장으로 내보내져서 장의 운동을 증가시키고 지방의 소화·흡수 등 소화 활동에 관계한다. 이 담즙은 콜레스테롤로부터 만들어지며, 배출 과정을 통해 간에서 해독된 지용성 노폐물을 글리신, 타우린과 결합해 장으로 배출하는 역할도 한다.

담즙이 원활히 분비되려면 지방이 장으로 들어와야 한다. 그리고 장을 통해 유입되는 독소는 대부분 지방에 녹아서 들어오게 된다.

저탄고지는 지방을 통해 담즙을 자극하고 지방으로 담즙을 만들어 독소 배출을 유도하는 일종의 해독 다이어트이다. 즉, 해독의 관점에서 본다면 담즙으로 인해 독소는 지방을 타고 들어와서 지방을 타고 나간다고 볼 수 있다. 담즙은 콜레스테롤의 균형을 맞추는 역할도 한다. 지방산 섭취는 LDL의 생성을 일시적으로 늘려주는데, 이 LDL이 에너지로 소모되기도 하지만 담즙을 통해 배출되기도 한다. 이 때문에 지방을 많이 먹어도 LDL 수치는 정상으로 유지될 수 있다. 또 담즙은 에스트로겐을 배출하는 역할도 하므로 정상적인 여성 호르몬 대사를 돕는다.

이처럼 중요한 담즙의 생성에 큰 영향을 주는 것이 갑상샘 호르몬과 장의 상태다. 갑상샘 호르몬, 특히 T3는 콜레스테롤 합성 및 배출, 담즙 생성 모두에 관계한다. 이 T3의 활성이 떨어지는 갑상샘 기능 저하 상태에서는 담즙의 분비가 줄어들면서 콜레스테롤 수치가 증가할 수 있다. 변비가 있거나 장내 세균 불균형이 있으면 담즙을 통해 나오는 에스트로겐이 암죽관을 통해 장에 재흡수된다. 그래서 변비가 있으면 에스트로겐 우세 증상이 악화될 수 있다.

갑상샘 호르몬이 에스트로겐의 과생성을 막아주는 역할을 하기 때문에 갑상샘 기능이 저하되면 에스트로겐 우세 증상이 발생할 수 있는데, 이것이 담즙 분비와도 복잡하게 엮이면서 악순환이 된다. 다시 말해, 갑상샘 기능 저하와 장 문제로 담즙의 분비가 줄면 콜레스테롤 수치가 올라가고, 갑상샘 기능 저하증과 에스트로겐 우세증도 악화된다. 갑상샘 기능이 저하되고 에스트로겐이 우세하면 체중이 증가하므로 담즙 분비를 원활하게 하는 것이 체중 감량에서 중요 포인트라고 할 수 있겠다. 그러려면 좋은 지방을 충분히 먹고, 변비가 생기지 않도록 적극적으로 노력해야 한다.

담즙은 하루에 500ml에서 1L 정도 생성된다. 생성할 수 있는 양이 어느 정도 정해져 있기 때문에 음식을 과도하게 섭취하면 소화액인 담즙이 부족해질 수 있다. 그렇기 때문에 저탄고지를 할 때는 간식을 최대한 줄여야 한다. 그렇지 않으면 실제 주 끼니를 섭취할 때 지방 소화 능력이 떨어져 좋지 않은 영향을 끼치게 된다.

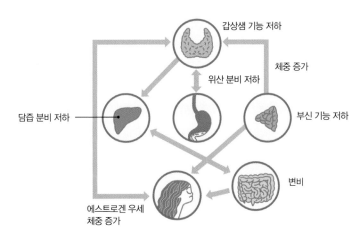

호르몬 이상과 체중 증가의 관계

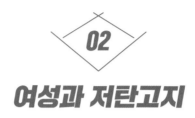

여성과 저탄고지

저탄고지를 하는 분들을 상담하다 보면 "저와 같이 키토제닉(저탄고지)을 시작한 제 남편은(또는 남자 친구는, 남동생은) 살이 잘 빠지는데, 전 왜 이리 안 빠질까요?"라고 하소연하는 여성분들을 심심찮게 만난다. 여자들은 탄단지 비율까지 맞춰가며 엄격하게 저탄고지 식단을 해도 살이 잘 안 빠지는데 남자들은 설렁설렁 식단을 하고 술을 끊거나 저녁에 밥만 안 먹어도, 한 끼만 간헐적 단식을 해도 살이 잘 빠진다는 것이다. 이 때문에 "저탄고지는 남성에게 최적화된 다이어트법이고, 여성에게는 잘 안 맞는다."고 말하는 분들도 있다.

물론 남성들은 근육량이 많고 대사도 좋아서, 저탄고지를 하면 체중이 쉽게 감량되는 측면이 있다. 하지만 그렇다고 해서 여성에게 저탄고지가 안 맞는 것은 아니다. 나는 '여성들이야말로 꼭 저탄고지를 해야 한다.'는 입장이다.

남성의 경우 체중 감량 시 '인슐린 호르몬' 하나만 고려하면 된다. 그렇지만 여성의 경우는 외부 스트레스에 예민하고 방어적인 면이 있기 때문에 인슐린 호르몬 외에 체중에 직접적인 영향을 줄 수 있는 다른 호르몬도 고려해야 한다.

코르티솔 호르몬, 갑상샘 호르몬 그리고 여성 호르몬인 에스트로겐과 프로게스테론 호르몬이 그것인데, 각 호르몬의 특징과 체중 감량의 관계를 간단히 설명하면 다음과 같다.

코르티솔 호르몬은 스트레스에 의해 혈당 수치가 상승하고, 지속적인 스트레스로 인해 세포에서 혈당을 이용하지 못하게 되는, 소위 스트레스성 인슐린 저항성을 유발한다. 즉, 탄수화물을 줄이더라도 스트레스가 많으면 인슐린 저항성은 개선되지 못하는 것이다. 이런 이유에서 오는 비만을 '부신형 비만'이라고 하는데, 보통 상체 비만이 이 유형에 속한다.

갑상샘 호르몬 기능 저하 상태가 되면 대사율이 떨어지면서 체중이 증가한다. 많은 여성이 갑상샘 저하를 겪고 있는데(저칼로리 다이어트는 갑상샘 기능 저하의 원인 중 하나.) 이 경우에는 키토식을 하더라도 대사율이 낮아서 영양소를 에너지로 쓰지 못하고 몸에 저장하기 때문에 살이 잘 빠지지 않거나, 초기에는 오히려 체중이 늘어날 수도 있다.

에스트로겐 호르몬은 태아를 위한 에너지원을 축적하기 위해 지방을 하체 쪽에 쌓아두는 특성이 있다. 저지방식에 집착하다 스트레스가 심해지는 등 에스트로겐 우세증(319쪽 참조)이 일어나면 키토식을 하더라도 생리에 문제가 생기고, 하체 비만이 될 수 있다.

이렇듯 여성은 다양한 호르몬의 지배를 받기 때문에 관리하기 힘든 측면이 있다. 하지만 그렇기 때문에 호르몬을 잘 관리하여 건강해지려면 남성보다 저탄고지 다이어트가 꼭 필요하다고 할 수 있겠다.

이제껏 혹사시킨 몸, 다그치지 말고 기다려주자

이런 호르몬들의 문제가 있을 때는 억지로 탄수화물을 줄이고, 엄격하게 키토식을 끌어간다고 해도 체중이 쉽게 감량되지 않는다. 물론 키토식을 오래 유지하면서 대사가 아주 잘 이루어지는 몸이 되면 나아질 테지만, 시간이 적지 않게 필요한 일이다. 오래 걸리는 분들은 몸무게에 변화가 없거나 오히려 증량된 지 1~2년이 지나서야 겨우 감소세가 시작되기도 한다.

보통 이렇게 복잡한 호르몬 불균형이 있는 분들이 체중 감량이 잘 안 될 때 선택하는 방법이 에그 패스팅 같은 원 푸드 다이어트, 억지로 하는 단식, 저칼로리 키토식 등이다. 이렇게 하면 단기적으로 잠시 살이 빠질 수는 있겠지만 그 대가가 가볍지 않다. 금방 요요가 와서 급격히 체중이 늘어나고 그 결과 호르몬 불균형이 더욱 심해지기 때문이다. 이런 분들일수록 조급한 마음을 버리고 오히려 키토제닉 식단을 더 여유 있게 끌어가야 한다.

해외에서는 대사 증후군을 겪는 비만 여성들이 저탄고지 식단을 하는 사례가 많은 반면, 우리나라에서 키토식을 접하는 여성의 대부분은 정상임에도 더 마른 몸을 원하거나 이미 수많은 다이어트를 경험하고서 인생 마지막 다이어트 방법으로 저탄고지를 택한다는 것이 다른 점이다. 이 말은 이전에 반복한 저칼로리 다이어트 때문에 호르몬이 혹사당한 분들이 적지 않다는 것이다. 이런 분들은 처음부터 엄격한 키토식을 해도 원하는 만큼 감량이 잘 안되는데, 그로 인해 마음이 급해지면 무리를 하게 돼서 또다시 다이어트에 실패할 가능성이 높다. 그러니 처음부터 "나 키토식 독하게 할 거예요. 탄수화물은 모두 다 끊고, 간헐적 단식도 하고, 방탄커피와 지방을 엄청 먹을 거예요." 하기보다는 "눈에 보이는 당 줄이고, 밥 한 끼 안 먹어볼게요. 그리고 고기와 채소, 양질의 지방을 좀 더 챙겨 먹어볼게요."로 시작하는 것이 훨씬 현명한 자세다.

억지로 탄수화물을 끊거나 성급하게 단식을 하면 역으로 코르티솔 분비만 늘어나 혈당을 올리고, 인슐린도 올릴 수 있다. 특히 스트레스가 많고 부신이 약한 분들이라면 몸이 더 민감하게 반응할 것이다. "나는 일도 바쁘고 육아도 힘든데 살도 빼야 하니까 키토식을 빡세게 할 거예요." 같은 생각은 체중 감량에 전혀 도움이 안 될뿐더러 몸에 위험만 가할 뿐이다.

고에스트로겐성 에스트로겐 우세증 🔍

에스트로겐 우세증에는 에스트로겐 수치도 낮은데 프로게스테론 수치는 더 낮은 '저에스트로겐성 에스트로겐 우세증'과 에스트로겐 수치는 높은 반면 프로게스테론 수치가 상대적으로 낮은 '고에스트로겐성 에스트로겐 우세증'이 있다.

저에스트로겐성 에스트로겐 우세증은 성호르몬의 재료인 콜레스테롤과 DHEA-s 등이 부족해서 발생하는 경우로 지방을 충분히 섭취하는 저탄고지식만으로 호전될 수 있다. 그러나 고에스트로겐성 에스트로겐 우세증의 경우 코르티솔 호르몬, 갑상샘 호르몬과 같은 다른 호르몬과의 불균형 및 제노에스트로겐, 장 누수 증후군 등이 동반되어 있을 가능성이 높다. 이 경우는 호르몬 불균형 해결이 우선이므로 전반적인 몸 상태를 점검해 보는 것이 좋겠다.

몸의 생리에 맞춰 유연하게 저탄고지 하자

호르몬 불균형을 시사하는 중요한 두 가지 포인트가 있는데 바로 '수면'과 '배변'이다. 수면 장애가 있거나 설사나 변비 같은 배변 장애가 있다면 먼저 이것부터 해결해야 한다. 수면·배변 장애를 해소하는 것이 호르몬 균형을 바로잡는 데 있어 첫 번째 물꼬를 트는 일이기 때문이다.

키토식을 아무리 열심히 해도 변비 증세가 있으면 에스트로겐 우세증이나 갑상샘 저하증이 악화될 수밖에 없다. 특히 이런 경우 포화 지방 섭취를 억지로 늘리면 에스트로겐 분비는 늘어나는데 변비 때문에 담즙을 통한 배출은 안 되고, 프로게스테론은 필요한 만큼 만들지 못하기 때문에 하체 쪽에 지방이 축적되기 쉽다.

이 문제를 해결하려면 일단 포화 지방 섭취를 조금 줄이고, 전분성 탄수화물을 늘리는 것이 오히려 도움이 된다. 탄수화물 섭취량을 하루 70~100g 올려보는 것도 괜찮다. 쌀밥과 같은 전분성 탄수화물이 수분을 머금고 들어가서 변비를 해결해 준다면 탄수화물 섭취량이 늘어도 살은 빠질 수 있다. 오로지 탄단지 비율만을 고집하는 것이 다가 아니다. 몸의 생리가 정상으로 돌아가게 하면서 저탄고지 기조를 유지하는 것이 더 좋은 방법이다.

탄수화물 섭취량을 늘리는 시기는 생리가 끝난 뒤 7~10일 정도가 가장 좋은데, 이때 주의할 점이 있다. 지방 섭취량을 너무 줄이면 안 된다는 것이다. 포화 지방을 과하게 먹는 것은 좋지 않지만 섭취량을 너무 많이 줄여버리면 허기짐, 에너지 저하, 갑상샘 저하 등으로 인한 체온 저하 때문에 식단을 실패할 가능성이 높아진다. 양질의 지방은 꼭 챙겨 먹는다고 생각하자.

반대로 배란기가 지나 생리가 다가올 때는 탄수화물 섭취로 인한 입터짐도 심하고 인슐린 저항성도 높아지는 시기이기 때문에 엄격한 키토식이 필요하다. 단, 이 시기에 단백질 섭취가 과하면 안 된다. 탄수화물을 엄격히 제한하더라도 단백질 섭취량이 늘면 올라간 인슐린 수치가 떨어지지 않기 때문이다.

'고단백이 탄수화물과 만날 때가 가장 나쁘다.'는 점을 명심하자.

천천히 멀리 보아야 감량에 성공한다

당장에 체중 몇 킬로그램 빠지는 것은 아무 의미가 없다. 스트레스를 받지 말고 좋은 대사의 흐름에 몸을 맡긴다는 느낌으로 꾸준히 잘 챙겨 먹으면서, 신체 리듬이 좋아지고 에너지가 충만해지는 것을 먼저 느껴야 한다. 이런 과정을 거쳐 대사가 완벽히 회복되면 그 대사의 리듬에 편승해서 살이 빠진다는 느낌을 받는 때가 올 것이다. 그러면 시쳇말로 게임 끝이다. 그때부터는 '살을 빼기 위해서 대사를 잘 유지하겠다.'는 마음만 있으면 된다.

급한 마음에 빨리 살이 안 빠진다고 불안해하고 조급해지는 것은 체중 감량에 전혀 도움이 안 된다. 조금은 유연한 마음을 가지고 건강을 위해 좋은 음식을 먹으며 길게 가보자는 생각으로 식단에 임하자. 그러면 호르몬 균형도 좋아지고, 원하는 만큼 체중도 감량할 수 있다.

일주일에 몇백 그램, 한 달에 몇 킬로그램이 아니라 1년이 지났을 때 내가 원하는 체중에 도달하는 것이 훨씬 의미 있다. 조삼모사 하듯 단기적 지표에 휘둘리지 말자.

한 가지 더 첨언하자면, 우리 몸속 호르몬들은 복잡하게 엉켜 있다.

그래서 심한 호르몬 불균형을 겪고 있는 여성이라면 식단만으로 헤쳐 나가기 어려울지도 모른다. 식단이 한계에 부딪힌다면 혼자서 너무 고민하지 말고 기능 의학 전문 병원이나 식단을 진단하고 개선해 줄 수 있는 의사, 영양 전문가의 도움을 받는 것도 현명한 선택일 수 있다.

가장 먼저 떨쳐내야 하는 것은 '강박'

오랫동안 다이어트를 하다 보면 먹는 양을 조절하거나, 특정한 몇몇 음식만 먹는다거나 하는 자기만의 공식이 몸에 배게 된다. 그런데 이런 공식들이 저탄고지를 잘 해나가는 데서 방해가 되는 경우를 많이 보아 왔다. 탄수화물 안 먹겠다는 마음에 1그램의 탄수화물까지 잡아내서 무결점 무탄수를 추구한다거나, 탄:단:지 비율을 무조건 1:2:7로 맞춰서 먹는다거나, 기초대사량의 115% 수준으로 정확히 칼로리를 맞춰서 먹는다거나, 16:8 단식의 스케줄을 1분까지 정확히 맞추는 것이 여기에 속한다.

정말 그런 사람들이 있을까 싶겠지만, 사실 정도의 차이만 있을 뿐 상당수의 여성이 다이어트가 만들어낸 강박적 습관에 길들여져 있다. 몸의 컨디션이나 대사의 상태는 매일매일 다를 수밖에 없다. 따라서 식단도 거기에 맞게 유연하게 바뀌어야 한다. 어느 정도 규칙을 만드는 것은 몸의 리듬을 유지시켜서 라이프스타일을 정립하는 데 도움이 되겠지만, 그것이 강박적 습관이 되면 대사의 변화를 읽어내지 못해서 몸을 더 망가뜨릴 수 있다. 변화된 환경에 아랑곳없이 기존의 규칙을 적용하면 문제가 생기는 것은 인간의 몸이라고 해서 예외는 아니다.

기적의 식단

항상 몸이 내는 소리에 귀 기울이면서 유연하게 대처해야 한다. 매일 똑같은 길로 출퇴근을 해도 차가 많이 밀려 기름을 많이 먹는 때가 있고, 기름을 아끼며 빨리 도착하는 때도 있다. 그 상황에 따라 기름을 채워 넣는 시기와 양도 수시로 달라지곤 한다.

식단도 마찬가지다. 그동안의 다이어트 공식은 모두 잊자. 더욱이 수치가 딱딱 정해진 것일수록 더 빨리 잊어버려야 한다. 그것이 다이어트에 성공하는 가장 중요한 비결이다.

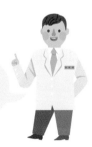

내 몸을 알아가며 유연한 사고로
다이어트 플랜을 짜는 것이 중요해요!

03

생리·임신 스트레스를
몰아내는 저탄고지

난임의 흔한 원인 중 하나인 다낭성 난소 증후군은 여성 호르몬 대사 이상 질환 가운데 첫손에 꼽힌다. 여성의 대표 성호르몬인 에스트로겐과 프로게스테론 관련 질환이다.

에스트로겐은 아기를 가질 준비를 하는 호르몬이고, 프로게스테론은 임신이 성공했을 때 이를 유지하는 역할 및 실패했을 때 그다음을 준비하기 위해 몸을 회복시키는 역할을 한다.

다낭성 난소 증후군은 가임기 여성에게서 에스트로겐의 분비가 많아지거나 프로게스테론의 분비가 줄어들어 상대적으로 에스트로겐의 힘이 세어지는 우세 현상이 나타날 때 발생한다.

에스트로겐은 난소와 부신 그리고 지방 세포에서 만들어지는데, 인슐린 저항성이 생겨 체내에 지방 세포가 늘어나면 에스트로겐 분비도 늘어나게 된다. 반면에 잦은 다이어트 시도, 저지방식, 스트레스의 일상화 등은 프로게스테론의 분비를 줄어들게 하는 원인이다.

인슐린 저항성이 생리와 임신에 미치는 영향

프로게스테론 역시 에스트로겐과 코르티솔 호르몬처럼 콜레스테롤 대사에서 만들어지는 호르몬이기 때문에 저지방식을 계속하게 되면 프로게스테론을 만들 기회는 점점 사라져 버린다.

게다가 스트레스가 발생하면 부신 피질에서 코르티솔 호르몬이 분비되고, 스트레스가 지속되면 분비 기능이 떨어져 결국 코르티솔 호르몬이 바닥난다. 그러면 프로게스테론을 생성하는 과정에서 코르티솔이 생성되기 때문에 프로게스테론이 부족한 코르티솔을 메우는 백업 역할을 하게 된다. 즉 생존을 위해 종족 보존의 역할을 희생시키다 보니 임신이 힘들어지는 것이라 하겠다.

반면 생리 관련 트러블이 많고 하체 비만인 경우에는 에스트로겐 우세를 의심하면 된다. 에스트로겐 우세 증상이 심하면 살이 잘 안 빠지거나 오히려 찔 수도 있기 때문이다. 이 경우 탄수화물을 제한해 인슐린 저항성을 낮추고 체지방을 줄이면 에스트로겐은 정상 수준으로 돌아온다. 그리고 지방의 섭취를 늘리고 콜레스테롤 대사가 원활해지면 프로게스테론의 분비도 정상화되면서 성호르몬의 균형이 회복된다.

장의 기능이 좋아져서 에스트로겐 배출은 잘되고, 스트레스 내성이 좋아져서 프로게스테론 소모는 줄어 균형이 잘 잡히는 것 역시 저탄고지 식이 요법이 가져다주는 또 하나의 효과다. 그래서 저탄고지 식단을 진행하면 안 하던 생리를 다시 하게 되거나, 생리 전 증후군이 호전되거나, 난소의 물혹 및 유방의 섬유 선종이 줄어들거나, 난임이던 여성이 임신에 성공했다는 소식들을 흔히 접할 수 있는 것이다.

그러나 저탄수화물 고지방식을 진행한다고 해서 에스트로겐 우세 증상이 무조건 좋아지는 것은 아니다. 생리 주기가 늦어지고, 생리 전 증후군 증상이 악화되고, 난소 물혹이 더 커지는 등 이론과 어긋나는 증상이 나타나기도 하기 때문이다.

여성 호르몬의 기능과 역할

에스트로겐의 역할	프로게스테론의 역할
자궁 내막 생성	자궁 내막 유지
체지방 증가	지방 대사 증가, 체지방 감소
우울감, 두통, 편두통 유발	우울감 감소
갑상샘 호르몬 대사 감소	갑상샘 기능 촉진
혈액 응고 증가	정상 혈액 응고
성욕 감소	성욕 복원
혈당 조절 능력 저하	혈당 조절
자궁 내막암 위험성 증가	자궁 내막암 예방
유방암 위험성 증가	유방암 예방

스트레스와 장 문제가 생리에 미치는 영향

이러한 증상의 원인으로 몇 가지를 유추해 볼 수 있는데, 가장 먼저 생각해 봐야 할 원인은 '스트레스'다.

만성 통증을 지니고 있거나, 단기간에 급격히 살을 뺐거나, 탄수화물을 전혀 먹지 않았거나, 칼로리까지 제한하는 지독히 엄격한 키토식을 하는 등 신체에 무리를 주는 다이어트를 했을 때 찾아오는 스트레스가 여기에 포함된다.

이 밖에도 인간관계에서 오는 갈등, 정신적 충격, 당장 살을 빼야 한다는 압박감, 성격상 일상화된 스트레스 등 모든 정신적인 스트레스는

기적의 식단

저탄고지 식단에서 역효과를 발생시키는 원인이 될 수 있다.

결국 자신의 몸에 애정과 관심을 가지고 건강을 챙기면서 몸에 무리가 가지 않는 선에서 다이어트를 해나가는 것이 좋다. 우리 옛말에 "과한 것은 부족함보다 못하다."라고 하지 않던가? 이 말은 모든 다이어트에서 절대 진리와도 같다.

그다음으로 생각할 수 있는 원인은 장의 문제다.

삼겹살, 달걀, 버터만 먹는 원 푸드에 가까운 식단을 하거나, 채소 섭취 없이 고기만 먹거나, 가공식품을 많이 먹거나, 치팅이 잦거나, 과식과 폭식성 식사를 자주 하면 장내 알레르기나 염증이 심해질 수 있다. 특히 장 누수 증후군을 가진 사람들은 증상이 더욱 악화될 위험이 있다는 점을 명심하자.

이런 경우 제노에스트로겐(xenoestrogen, 자연 에스트로겐의 기능을 모방한 인공 에스트로겐. 호르몬 균형을 방해해서 다낭성 난소 증후군, 우울감 등을 유발함)을 비롯해 비스페놀, 프탈레이트, 파라벤 같은 환경 독소들이 장을 통해 유입될 가능성이 높아진다. 이 환경 독소들은 몸에서 에스트로겐과 똑같은 작용을 하기 때문에 에스트로겐 우세 증상을 더욱 심해지게 한다.

마지막으로 생각해 볼 수 있는 원인은 아미노산, 포도당, 지방산의 증가를 통해 성장하는 인슐린 유사 성장 인자 호르몬(IGF-1)과 관련된 것이다. 유제품은 프로게스테론의 가장 중요한 공급원이기도 하지만, IGF-1도 함유되어 있기 때문에 에스트로겐 우세 증상을 악화시키고, 유방암의 위험도를 증가시킬 수 있다.

어찌 되었든 에스트로겐 우세 증상이 있는 사람들은 저탄고지 식단 초기에는 유제품 섭취를 줄이는 것이 좋다. 유제품은 IGF-1이 높은 식

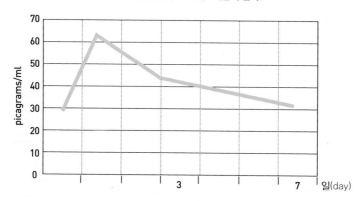

고지방 유제품 섭취 후 프로게스테론의 변화

품 중 하나이다. 또한 사료를 먹은 육류에 IGF-1이 많다는 연구 결과도 있고, 심지어 발육을 위해 에스트로겐 유사 호르몬을 투여하는 경우도 있다고 하므로 좋지 못한 축산 환경의 육류 역시 IGF-1을 증가시킬 우려가 있다.

물론 깨끗한 환경에서 목초를 먹고 자란 소의 우유로 만든 유제품 및 육류를 선택하는 것도 한 방법이겠지만, 우리나라에서 이런 음식을 찾아 먹기란 쉽지 않으므로 다른 식재료들과의 균형을 맞추어서 유제품 및 육류를 먹을 것을 추천한다.

위 도표는 고지방 유제품을 섭취했을 때 프로게스테론이 2배 이상 증가함을 설명하고 있다. 이렇게 증가한 프로게스테론은 일주일에 걸쳐서 아주 천천히 이전 수준으로 내려간다. 다시 한번 강조하건대 유제품은 프로게스테론의 훌륭한 공급원이지만 에스트로겐 우세 증상이 심한 경우에는 유제품 섭취를 줄이는 것이 좋다.

생리통을 완화시키는 저탄고지

저탄고지를 하면 호르몬이 정상화되기 때문에 생리 주기와 생리량이 규칙적으로 돌아오고, 극심한 생리통이 현저히 완화되거나 완전히 사라지기도 한다. 그러나 이 같은 생리 및 생리통 문제의 호전은 어디까지나 내 몸에 잘 맞는 저탄고지가 유지될 때 얻을 수 있는 효과다.

호르몬 대사가 정상으로 회복되어 가는 중에 있다거나 살짝 저탄고지의 외곽에서 서성거리고 있다거나 할 때는 생리통의 고통을 이겨내기 위해 약을 복용해야 할 수도 있다.

내 몸이 안정된 키토시스 상태가 되어 생리가 정상화됨으로써 생리통에서 벗어나는 것이 궁극적인 해결책이겠지만, 당장 참기가 어렵다면 어쩔 수 없이 진통제의 힘을 빌려야 한다. 저탄고지를 잠시 맛만 봤다고 해서 모든 효과를 다 누릴 수 있는 것은 아니기 때문이다. 저탄고지는 절대 요행을 가져다주지 않는다.

생리통에 쓰이는 대표 약제는 두 가지인데, 이부프로펜(부루펜)과 아세트아미노펜(타이레놀, 펜잘 등)이 그것이다. 이 두 약제는 모두 해열과 진통 작용에 도움을 주지만 인체에 약간의 문제를 동반하기도 한다.

먼저 이부프로펜은 위산 분비를 저하시키고 장내 세균총을 교란시킨다. 또한 장내 염증과 투과성을 증가시켜 점막을 헐게 하며, 심한 경우 출혈까지 유발한다. 한마디로 위와 장 모두에 악영향을 끼칠 수 있는 것이다. 반면 아세트아미노펜은 NAPQI이라는 독성 대사 물질을 생성하여 간에 치명적인 손상을 일으킨다.

될 수 있으면 약을 안 먹는 것이 좋겠지만, 그럼에도 불구하고 위염과 장 누수를 악화시키는 이부프로펜과 간을 망가뜨릴 수 있는 아세트아미노펜 중 하나를 선택해야 할 순간에 처한다면 저탄고지 식단을 하고 있는 사람들에게는 어떤 약이 그나마 나을까?

이론적으로 따지자면 저탄고지는 케톤체를 생성해서 간이 독성을 제거하는 데 들어가는 에너지의 낭비를 줄여준다. 한마디로 '간의 힘이 세진다.'는 것이다. 그래서 둘 중 하나를 선택해야 한다면 필자는 아세트아미노펜에 한 표를 던지겠다. 저탄고지가 간을 튼튼하게 해주므로 아세트아미노펜을 복용해서 간에 약간 타격을 주더라도 그 영향이 상쇄될 것이기 때문이다.

그런데 이부프로펜에는 있지만 아세트아미노펜에 없는 효과가 한 가지 있다. 바로 소염 작용이다. 아세트아미노펜을 복용하는 것이 낫다고 했으니 '그렇다면 소염 작용은 포기해야 하는 것인가?' 하고 의문을 갖는 사람들이 있을지도 모르겠지만, 우리가 이미 아는 것처럼 저탄고지의 대표적인 효과가 '염증 호전 반응'이다. 일정 기간 이상 저탄고지를 진행해 왔다면 우리 몸은 이미 케톤이라는 좋은 소염제를 지니고 있는 상태이기 때문에 소염 기능을 하는 이부프로펜을 선택할 이유가 약해지는 것이다. 하지만 건강을 위해서라도 진통제는 꼭 필요할 때에만 복용하는 것이 좋겠다.

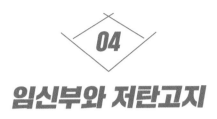

임신부와 저탄고지

　임신부도 저탄고지 식단을 진행할 수 있느냐는 질문을 종종 받는데 결론부터 말하자면 임신 중의 키토식은 전혀 문제 될 것이 없다. 생리적으로 임신 시 엄마의 케톤이 2~3배 증가하며, 태반을 통해 태아에게 주는 연료도 케톤이기 때문이다. 그러나 엄격한 키토식으로 몸에 스트레스를 주면 태아에게 안 좋은 영향을 미치므로 상황에 맞게 식단을 조절하여 편한 마음으로 유지하는 것이 좋다.

　태아의 성장과 발달에서 엄마가 어떤 음식을 섭취하는지는 정말 중요한 문제다. 음식은 임신 기간 동안 엄마의 건강에도 큰 영향을 미친다. 그런데 우리는 새로 태어날 아기를 위해 태교가 중요하다고 입에 침을 튀기며 얘기하면서도, 정작 먹는 음식이 태교에 매우 중요한 요소라는 점은 쉽게 지나쳐 버린다. 임신부가 먹는 음식이 태아에게 그대로 영향을 끼칠 수도 있는데 말이다.

　최근 들어 임신부의 당뇨, 고혈압 진단이 늘어나고 있는데 필자는 이 현상이 식사와 밀접한 관련이 있다고 생각한다. 흔히 임신부는 탄수화물을 충분히 섭취해야 한다고 알려져 있다. 임신부의 에너지 소모가 비임신부보다 35% 정도 많고, 태아에게 주어야 할 포도당의 양이 적어도 30g(순탄수화물 기준)은 넘어야 한다고 보기 때문이다. 그렇지만 임신 기간은 생리적으로도 인슐린 저항성이 발생하는 시기여서 무작정 탄수화물을 많이 먹으면 오히려 임신부의 건강에 적신호가 켜지기 쉽다.

임신하면 태아를 위해 잘 먹어야 한다는 생각에서 끼니를 늘린다든가 각종 간식이나 과일을 많이 먹게 되는데 이것은 대사 질환을 일으키는 원인이 되기도 한다. 또 임신 중에는 몸매 걱정 없이 마음껏 먹을 수 있다는 생각에 평소에는 먹지도 않던 단것과 과자를 비롯한 트랜스 지방이 많은 가공식품을 가까이하기도 하는데 이것은 몸매 관리의 문제를 떠나 모체와 태아의 건강에 심각한 문제를 야기하는 것임을 명심해야 한다.

임신부가 건강하지 못하면 태아의 건강도 기대하기 힘들다. 그러니 임신부는 항상 '내가 먹는 음식은 곧 태아에게 먹이는 것이다.'고 생각해야 한다.

TIP │ 임신 중 오메가-3 섭취

임신 중일 때 오메가-3의 섭취는 아주 중요하다. 태아의 세포 및 두뇌 발달과 매우 밀접한 관련이 있기 때문이다. 임산부들에게 오메가-3 섭취를 권하는 이유다. 그런데 오메가-3 영양제 몇 알 먹는다고 태아에게 오메가-3를 제대로 제공할 수 있을지는 의문이다. 그리고 출산 전 3개월 동안 오메가-3를 섭취하면 출산 시 출혈의 우려도 있어 이 시기에는 오메가-3 영양제를 먹지 말 것을 권고하고 있다. 중요한 사실은 음식을 바꾸면 오메가-3 영양제를 반드시 먹지 않아도 된다는 점이다. 식사할 때 트랜스 지방, 오메가-6가 많이 든 음식을 먹지 않는 습관만 들여도 오메가-3 비율을 15% 정도 높일 수 있기 때문이다.

무엇보다 자연식 위주로 먹는 습관을 들이는 것이 중요한데, 이때도 저탄고지 식단을 유지하는 것이 태아에게 양질의 영양소를 공급하는 데 큰 도움이 된다. 임신 중의 저탄고지는 탄수화물은 25% 이하(순탄수 기준 150그램 이하), 지방은 50% 이상 섭취하는 것을 목표로 하면 좋겠다.

임신 초기 입덧이 있을 때는 과도한 단백질·지방의 섭취가 임신부를 힘들게 할 수 있는 반면, 오히려 탄수화물 섭취가 입덧을 감소시키는 경우도 많다. 따라서 임신 초기에는 키토식을 한다기보다는 150g 이하의 당질 제한 식단을 한다고 생각하고 단백질과 지방을 반드시 먹어야 한다는 강박 관념을 갖지 않는 것이 좋겠다. 저탄수화물 기조를 유지하되, 사람마다 필요한 탄수화물 양은 다르므로 몸에 맞춰서 적절히 탄수화물을 조절하는 식단을 해나가면 된다.

인슐린 저항성은 임신 초기에서 후기로 넘어갈수록 증가한다. 그리고 임신 후기에 제공되는 에너지원은 지방을 태워서 보내기 때문에 임신 후기엔 좀 더 적극적인 키토식을 해도 무방하다. 오히려 이 시기에 탄수화물을 많이 섭취하면 태아가 과성장할 가능성이 커져 분만 시 위험도가 높아지며, 태아에게 인슐린 저항성을 물려줄 수도 있으니 주의하자.

당질 제한식	적당한 키토식	적극적인 키토식
순탄수화물 150g 이하	순탄수화물 120g 이하	순탄수화물 100g 이하
임신 초기	**임신 중기**	**임신 후기**
엄격한 탄수화물 제한은 오히려 역효과	인슐린 저항성이 증가하는 시기	탄수화물 제한으로 태아의 과성장 예방

탄수화물이 눈을 망친다 01
저탄고지와 안과 질환

현대인은 다양한 안과 질환을 겪고 있다. 스마트폰·컴퓨터의 장시간 사용이나 미세 먼지 같은 여러 유해 환경도 눈 건강에 좋지 않은 영향을 미치지만, 당뇨 역시 그 못지않게 눈 건강을 해치는 주요한 원인이다. 백내장, 녹내장, 황반 변성, 포도막염 등 다양한 종류의 안과 질환 뒤에 탄수화물과 당분이 숨어 있는 것이다. 또 탄수화물과 당분은 노안과 근시, 안구 건조증의 원인이 되기도 한다. 한마디로 탄수화물은 눈 건강을 망치는 주범이다.

백내장, 수정체의 당화 과정

수정체가 혼탁해져서 발생하는 백내장은 노년층 시력 저하의 가장 흔한 원인 중 하나다. 최근 40여 년간 백내장 수술 기법은 눈부시게 발전했고, 그 결과 이제는 시력 교정에서 한 발 더 나아가 노안 교정의 효과까지 누릴 수 있게 되었다. 그런데 기술이 이렇게 발전하는 한편으로 젊은 연령층에서 백내장 발병률이 빠르게 늘고 있다. 당뇨, 아토피, 포도막염 같은 대사성·염증성 질환이 늘어나기 시작하면서부터다.

백내장이 생기는 원인은 크게 두 가지로, 수정체의 '당화 과정'과 '수화 과정'이다 수정체의 가장자리에는 렌즈 상피 세포(lens epithelial cell)와 섬유 세포들이 존재하는데 백내장이 발생할 때 이 세포들이 증식하게 된다. 그리고 이 현상은 포유류의 호흡 및 적혈구 보호에 중요한 역할을 하는 글루타티온과 밀접한 관계가 있다.

우리 몸에 활성 산소(체내에 지나치게 많으면 세포를 죽이는 독성 물질로 작용함)가 늘어나서 글루타티온이 부족해지면, 수정체 조직의 산화가 우세해지면서 포도당에 의해 수정체가 당화되고 백내장성 혼탁을 유발한다. 활성 산소는 고혈당이 지속되거나 체내 염증 수준이 올라갈 때 증가하므로, 결국 수정체의 당화는 어떤 음식을 먹느냐에 달려있다고 할

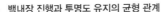
—————— 백내장 진행과 투명도 유지의 균형 관계 ——————

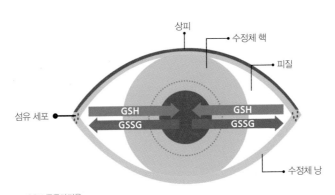

■ GSH 글루타티온
■ GSSG 산화된 클루타티온

수 있다. 또 수정체의 당화가 급격히 진행되면 소르비톨(sorbitol)에 의한 삼투압 작용 때문에 수정체가 불어나는데, 이를 '수정체의 수화 과정'이라고 하며, 이 수화 과정은 수정체의 혼탁을 더욱 가속화하는 원인이 된다.

결국 탄수화물 섭취를 줄여서 활성 산소의 증가를 막는 것이 수정체의 당화를 예방하고, 백내장도 예방할 수 있는 가장 현명한 방법이다.

최종 당화산물이 망막에 들러붙는 황반 변성

최종 당화산물(AGEs)이란 놈은 단백질과 지방으로 구성된 세포 조직에 필수 아미노산, 필수 지방산 대신 자리를 차지하고 들어가 세포의 기능을 망가뜨리는 위험한 존재다. 이 최종 당화산물이 혈관 세포에 침착하면 동맥 경화, 뇌에 침착하면 치매로 이어진다. 그리고 최종 당화산물이 망막, 특히 황반부(망막 중심부의 신경 조직)에 위치하는 것을 드루젠(drusen)이라고 하는데, 황반 변성의 핵심 원인이 된다.

드루젠이라는 찌꺼기가 황반부에 쌓이면 황반부의 순환 및 시신경의 전달 과정을 방해한다. 이렇게 망막의 순환이 방해되면 맥락막*(안구 망막의 바깥쪽 혈관층)에서부터 혈관을 끌어오게 되는데, 이를 '맥락막 신생 혈관'이라고 부른다. 이 맥락막 신생 혈관이 자라서 황반부를 뚫고 올라와 시력이 왜곡되고 실명까지 유발하는 증상이 바로 '습성 황반 변성'이다.

✓ 맥락막: 세 겹으로 이루어진 안구벽 중 중간 층을 형성하는 막으로 혈관과 멜라닌 세포가 많이 분포하며, 외부에서 유입된 빛이 분산되지 않도록 막는 역할을 한다.

드루젠은 우리 눈에 악영향을 끼치는 위험한 물질이지만, 탄수화물을 줄임으로써 어렵지 않게 제거할 수 있다. 탄수화물을 줄이는 대신 좋은 지방과 지용성 항산화 물질(비타민 A·D·E, 루테인, 지아잔틴, 아스타잔틴)을 충분히 공급해 주면 황반부는 다시 제 기능을 찾는다. 지방의 산화를 막는 아연, 요오드 같은 항산화 미네랄도 드루젠 제거에 도움이 된다. 또 안토시아닌, 비타민 C 같은 수용성 항산화 물질들은 혈관의 염증을 줄이고, 순환을 개선시켜 준다. 결국 탄수화물을 줄이고 좋은 지방을 섭취하면 수용성 항산화 물질의 소모는 막으면서 좋은 지용성 영양소가 공급되기 때문에 황반 변성을 예방 및 치료할 수 있다.

황반 변성 환자라면 담배와 믹스 커피를 끊어야 한다. 그리고 코코넛 오일 한 스푼이나 목초 먹은 소의 우유로 만든 버터 한 조각, 또는 기 버터 한 스푼을 매일 먹을 것을 권장한다. 특히 좋은 지방산과 지용성 영양소가 가득한 달걀노른자는 황반 변성을 치료할 수 있는 명약이다.

녹내장을 불러일으키는 염증과 순환 장애

녹내장이 안구 내 압력, 즉 안압이 올라서 발생한다고만 생각하던 시절이 있었다. 그러나 최신 검사 기기들의 발전으로 녹내장의 근본 원인에 좀 더 정확히 접근할 수 있게 되었는데, 그 과정에서 '정상 안압 녹내장'이라는 개념이 생겼다. 단지 안압이 올라서가 아니라 안압이 정상 범위(10~21mmHg)인데도 시신경의 손상이 진행되면서 시력이 소실된다는 사실이 확인된 것이다. 최근 보고되는 내용들에 따르면 우리나라 녹내장(광우각 녹내장) 환자의 70% 이상이 고안압성 녹내장이 아니라 정상 안압 녹내장이라고 한다. 시신경이 안구 내 압력이 아니라 외부 요인 때문에 압박을 받거나 혈관의 순환이 제대로 안 되어서 생긴 녹내장이 더 많다는 얘기다.

현재의 녹내장 치료는 정상 안압 녹내장이나 안압이 낮은 녹내장 환자 모두에게 안압 하강제를 쓰거나 방수 생성을 억제하는 레이저 치료를 하는 것이 일반적이다. 이는 안압을 1mmHg 낮추면 녹내장의 진행을 10% 줄일 수 있다는 단순한 논리에 근거한 접근법인데, 안압의 원인을 제거하지 않은 채 환자의 안압만 낮춘다고 과연 시신경 손상이 멈출까? 상식적으로 생각해 보면 누구나 의문을 가질 치료법이지만 아무도 이의를 제기하지 않는 것이 현실이다.

녹내장 치료에서 먼저 생각해야 할 것은 혈관의 염증에서 비롯된 순환의 장애인데, 염증이 혈관을 변형시켜 혈액이 시신경으로 공급되지 못하는 것이다. 또한 평상시 자세 때문에 생긴 거북목이나, 탄수화물 과다 섭취로 젖산이 과다 분비되어 생기는 근육의 긴장 및 교감신경 조절 능력 저하도 순환 장애를 유발하고 시신경을 압박해서 결국에는 시신경 손상으로까지 이어진다. 이처럼 상이한 여러 요인이 복합적으로 작용해서 녹내장이 발발하지만, 탄수화물을 줄이는 식단으로 이 모든 요인을 완화 또는 해결할 수 있다.

지방은 시신경의 중요한 구성 성분이기 때문에 탄수화물을 줄이고 지용성 영양소를 섭취하는 것 자체가 시신경을 보호하는 가장 좋은 치료법이다. 특히 저탄수화물식은 안압을 낮추어준다. 탄수화물을 줄이면 안구 내 삼투압의 변화 때문에 붙잡고 있던 수분이 빠져나가고, 자율 신경을 안정시켜 방수 생성도 줄어들기 때문이다. 실제로 고안압성 녹내장 환자들이 키토식을 시작하고 3개월가량 경과 후 검사를 다시

하면 안압이 평균 2~3mmHg 정도 떨어지는 것을 볼 수 있었다. 이 수치는 녹내장 안약 한 가지 또는 두 가지를 꾸준히 사용했을 때의 효과와 맞먹는 것이다. 녹내장이 깊어져 시신경이 손상되면 결국 되돌릴 수없게 된다. 녹내장의 진행을 조금이라도 줄이고 싶다면 탄수화물부터줄이는 것이 급선무다.

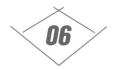

탄수화물이 눈을 망친다 02
근시와 노안을 예방하는
저탄고지

근시의 원인이 되는 인슐린 저항성

예전과 달리 대부분의 요즘 아이들은 실내에서 책과 장난감을 가지고 노는 시간이 많은 반면, 밖에서 뛰어노는 시간은 그리 많지 않다. 또 아주 어릴 때부터 스마트폰 같은 모바일 기기에 노출되는 등 시력 저하를 가져오기 쉬운 환경에서 자란다. 하지만 비슷한 환경에서도 누구는 근시가 생기고, 누구는 시력이 좋다.

거북목과 같은 자세 이상, 비타민 D의 결핍, 충분하지 못한 수면 등이 근시의 원인으로 작용한다는 점은 이미 잘 알려진 사실이다. 그래서 필자 역시 이러한 통설을 중심으로 가이드를 해왔는데, 근시가 빨리 진행되는 아이들에게서 몇 가지 공통된 특징을 발견할 수 있었다. 비만 성향을 가진 아이들일수록 근시가 빨리 왔으며, 알레르기 증상이 있는 아이들 역시 마찬가지였다. 체력이 약하고 자주 피로를 느끼는 아이들도 근시 성향이 강했다. 그래서 보호자에게 동의를 구하고 혈중 인슐린 수치를 재어보니 근시가 있는 아이들 중 상당수에서 인슐린 저항성 소견이 보였다. 특히 심한 아이들은 식후 두 시간이 경과했을 때의 인슐린 수치가 50mg/dL이 넘어가는 경우도 있었다. (일반적으로 공복 인슐린 10mg/dL 이상, 식후 2시간 인슐린 25mg/dL 이상을 인슐린 저항성으로 본다.)

짐작되는 바가 있어 인터넷에서 여러 논문을 확인하다가 근시의 진행과 인슐린 저항성 사이에 연관성이 있다는 미국과 남미의 논문들을 찾게 되었다. 인슐린 저항성 때문에 혈중 인슐린 농도가 증가하면 상대적으로 성장 호르몬 분비가 줄어들어 안구의 앞뒤 축만 자라는 '길이 성장'만 하게 되는데, 이것이 근시를 불러온다는 사실을 입증한 연구 결과였다. 그래서 안구의 길이 성장은 정상적으로 진행되는 반면 비타민 D 결핍이 심해 근시가 빠르게 진행되고 있는 아이들에게 탄수화물을 하루 150g 이상 섭취하지 않도록 권고하고 비타민 D와 마그네슘을 처방해 주었다. 이후 처방을 잘 따른 아이들에게서 빠르게 진행되던 근시 속도가 눈에 띄게 늦춰지는 것을 확인할 수 있었다. 그래서 나는 근시를 새롭게 정의했다. '안구에 생긴 비만'이라고.

탄수화물 과잉 섭취가 노안을 부른다

일반적인 정시안을 기준으로 놓고, 나이가 들면서 가까운 것을 볼 때 침침해지는 현상을 노안이라고 한다. 노안은 평균적으로 40대 중반부터 느끼기 시작하는데, 30대 중반 혹은 50대 초반부터 느끼기 시작하는 사람들도 있다.

노안의 진행 과정은 크게 3단계로 나눌 수 있다. 처음에는 수정체를 조절하는 모양체 근육의 기능 저하가 시작되고, 그다음으로는 수정체의 볼륨이 커지고 딱딱해져(경화) 수정체의 탄력이 약해지면서 조절 기능이 더욱 떨어지게 된다. 이런 증상이 계속되면 안구 전체의 탄력이 약해져 원시, 난시가 늘어나는데, 근거리 시력이 갈수록 떨어지다 결국에는 원거리 시력까지 떨어지는 것이 노안 진행의 마지막 단계다.

노안 환자의 대부분은 근거리 시력이 급격히 떨어지는 현상을 경험한 뒤 병원을 찾게 되는데, 사실 노안은 갑자기 생기는 것이 아니라 평생에 걸쳐 굉장히 천천히 진행되는 현상이다. 그렇다면 어느 순간 급격히 시력이 떨어지는 이유는 무엇일까? 바로 눈의 피로로 인한 '조절력 저하' 때문이다. 눈이 피로해지면 안구 표면이 건조해지고, 눈에 염증이 잘 생기며, 수정체와 동공을 조절하는 힘이 떨어진다. 그 원인은 PC 모니터나 스마트폰을 많이 봐서일 수도 있고, 만성 스트레스에 시달렸기 때문일 수도 있으며, 몸 전반의 컨디션 저하가 원인일 수도 있다. 그리고 빼놓을 수 없는 또 한 가지가 있는데, 탄수화물 과다 섭취로 인한 인슐린 저항성이 노안의 가장 중요한 원인 중 하나다.

노안을 한마디로 정의하면 '눈의 에너지 기능 이상'으로 표현할 수 있다. 인슐린 저항성이 발생하면 눈에 에너지를 제대로 전달하지 못하는 데다가 높은 혈당으로 인해 젖산이 분비되기 때문에 눈 주변과 목에 긴장을 유발해 눈의 피로도가 높아지고 조절력이 떨어진다. 이뿐만 아니라 당과 밀가루 등에 의한 장과 간의 기능 저하는 눈에 필요한 영양소 결핍을 불러오고 결막과 눈꺼풀에 염증을 만들어 만성적인 안구 건조증을 일으킨다.

우리 몸의 에너지 기능에 이상이 있을 때 저탄고지 식이 요법이 좋은 해결책이 되는 것처럼, 저탄고지 식단으로 몸의 대사가 원활해지고 전해질 및 에너지 공급이 잘되면 눈의 피로와 노안 증상은 물론이고 안구 건조증까지 좋아질 수 있다. 저탄고지 식단을 추천받아 실천한 환자들에게서 이 같은 안과 증상들이 호전되는 변화를 보는 것은 필자의 진료실에서는 흔한 일이 되었다.

탄수화물이 눈을 망친다 03
안구 건조증

안구 건조증은 원인이 아니라 결과다!

병원에 오는 환자 중에는 간혹 "안구 건조증 때문에 눈물 약 타러 왔어요."라고 말하는 분들이 있다. 이 가운데는 심지어 진료도 보지 않고 약만 타서 가겠다는 분들도 있다.

이런 분들에게 나는 "왜 건조할까요?" 하고 물어보는데, 그러면 "제가 PC를 많이 보는 편이라서 그런 것 같아요.", "일하는 곳에 먼지가 많아요." 등 원인을 어느 정도 알고 있기도 하지만 "눈이 불편해서 병원 가니 안구 건조증 때문에 그렇다고 눈물 약만 주시던데요." 하는 분들도 적지 않다. 병원에서 안구 건조증이라고 눈물 약만 처방하니 환자도 그것을 당연하다고 생각하게 된 결과이다. 환자에게 "눈물 약 쓰시면 좀 나은가요?" 하고 물으면 "잘 모르겠어요." 또는 "약 넣고 나서 잠깐만 괜찮아요."라는 답이 돌아오는 게 다반사다.

안구 건조증은 하나의 병이 아니라 눈이 건조한 증상들의 통칭이다.

목과 입이 마른 증상을 목마름이라고 부르지만, 그 증상을 '구강 건조증'이라고 정의해 버리지는 않는다. 목이 마른 이유는 생각해 보면 정말 많을 것이다. 말을 많이 했거나, 에어컨이나 히터 등 건조한 환경에 오래 노출되었을 때, 땀을 많이 흘려 몸에 탈수가 일어났을 때 목이 마를 수 있다. 이럴 때 우리는 증상의 해결책으로 대개 물을 마신다. 그런데 실상은 원인이 따로 있으며, 원인을 교정하면 목이 마를 지경이 되었다가 물을 벌컥벌컥 들이켜는 일을 줄일 수 있을 것이다.

마찬가지로 안구 건조 증상의 원인도 여러 가지여서 '안구 건조증 때문에'라는 말은 있을 수 없다. 모든 증상에는 원인이 있기 때문이다. 따라서 '안구 건조증은 원인이 아니라 결과'라는 인식이 필요하다. 실제로 작년에 미국에서 안구 건조증 치료의 기준이 수정되면서 이제는 안구 건조증 치료가 원인을 해소하는 방향으로 옮겨 가고 있다.

염증에서 비롯된 안구 건조증

안구 건조증의 이유 가운데 각막에 상처가 있거나, 결막염 및 눈꺼풀염 같은 염증 때문에 눈물이 안구 표면에 눈물층을 유지할 능력을 상실하는 경우는 '안구 표면 장애'라고 명명해 염증을 치료하는 데 보다 무게를 두고 있다.

사람의 눈물층은 수성층, 점액층, 지질층으로 나뉜다. 수성 눈물은 눈물샘에서 분비되고, 점액은 결막의 술잔 세포에서, 지질은 눈꺼풀의 마이봄샘에서 분비된다. 최근 들어 안구 표면의 상태를 볼 수 있는 최신 촬영 장비 등을 이용하기 때문에 어느 층에 문제가 있어 안구 표면 장애가 생겼는지 파악한 뒤에 그에 맞는 약을 쓰는 쪽으로 치료가 많이 발전하고 있다.

그 가운데서도 가장 중요하게 생각할 문제가 알레르기 결막염과 마이봄샘염이다. 흔히 눈이 건조하다고 느끼는 많은 증상이 알레르기와 관계가 있다. 그래서 우선 알레르기를 치료하면 안구 건조증이 좋아지는 경우가 많다.

마이봄샘염은 데모덱스라는 모낭충에 의해 발생할 수 있고, 세균성 독소나 지루성 변화 그리고 알레르기성 변화 등으로도 발생할 수 있다. 이 경우 데모덱스를 제거하는 스크럽을 하거나 온찜질 후 눈꺼풀 세정, IPL 레이저 치료 등으로 염증을 호전시킬 수 있다. 특히 IPL 치료는 87%의 안구 건조증 환자에게서 호전을 기대할 수 있다는 연구 결과가 보고되기도 했다.

대사의 문제에서 비롯된 안구 건조증

안구 건조증은 다음과 같은 몸의 대사 문제와도 연관이 있다.

1. 위산 분비 저하가 있거나, 헬리코박터균에 감염된 경우 위의 연동 운동이 줄어드는데, 이때 알레르기와 체내 염증이 늘어나 안구 표면 장애를 악화시킬 수 있다.

2. 악성 변비나 잦은 설사, 과민성 장 증후군은 전해질 불균형을 유발해 안구 건조 증상을 만든다.

3. 갑상샘 활성의 저하로 인해 눈물샘 분비가 줄고 염증이 증가하면 안구 건조 증상이 악화될 수 있다. 그래서 갑상샘 수술 후 심한 안구 건조 증상을 호소하는 경우가 많다.

기적의 식단

4. 당이나 탄수화물 과다 섭취에서 오는 인슐린 저항성도 안구 건조 증상과 관계가 있다.

5. 담즙 배출 저하, 지방 분해 효소 분비 저하 등으로 지방산의 흡수 장애가 있는 경우 지용성 영양소가 부족해 안구 건조 증상을 유발할 수 있다.

이런 경우는 대사와 관련된 치료를 받으면 안구 건조 증상을 호전시킬 수 있다. 특히 저탄고지 식단을 실천하면 1~5의 대사적 문제를 한꺼번에 해결할 수 있다.

스트레스, 만성 피로, 거북목에서 비롯된 안구 건조증

스트레스, 만성 피로, 불면증 그리고 스마트폰 등에 의해 유발되는 거북목도 안구 건조증의 중요한 원인 중 하나다. 이런 현상들은 자율 신경의 교감 신경과 부교감 신경을 무너뜨려 여러 가지 이상을 일으키는 '자율 신경 실조증'을 유발하는데, 눈물샘 분비량을 떨어뜨리거나 안구 표면에 신경 통증과 감각 과민을 일으킴으로써 실제로 안구가 건조하지 않음에도 안구 건조 증상을 느낄 수 있다.

이런 경우는 스트레스를 풀기 위해 노력하고, 스마트폰 사용을 줄이고, 목과 어깨를 충분히 풀어주며, 숙면을 취하는 것이 좋다. 또 명상, 단식, 산책 등 자율 신경을 안정시킬 수 있는 방향으로 생활 습관을 변화시키는 노력도 안구 건조증 치료에 도움이 된다. 증상이 심할 때는 근육의 긴장을 풀어주는 마그네슘, 눈의 에너지를 올려주는 비타민 B 콤플렉스, 코엔자임 Q10 섭취가 도움이 될 수도 있다.

이제는 안구 건조증 때문에 고통받으면서 힘들어하지 말자. 내 몸과 마음에 어떤 문제가 있는지 찾아보고 이를 해결하기 위해 노력한다면 안구 건조증은 반드시 완치될 수 있을 것이다.

TIP │ 안구 건조증을 예방·극복하는 생활 습관

1 스마트폰, PC를 보는 횟수를 줄이고, 바른 자세를 유지하자.

2 숙면을 취하도록 노력하자.

3 당과 탄수화물 과다 섭취를 줄이고, 필수 아미노산과 필수 지방산을 충분히 섭취하자.

4 음식을 먹을 때 천천히 꼭꼭 씹어 먹고, 자극적인 음식은 피하자.

5 술과 카페인 섭취를 줄이자.

6 탈수가 되지 않도록 수분을 충분히 섭취하자.

7 변비와 설사는 적극적으로 해결하자.

8 책상에서 자주 일어나는 습관을 갖고, 목과 어깨를 스트레칭하자.

9 온찜질과 눈꺼풀 드레싱을 습관화하자.

08

탄수화물이 눈을 망친다 04
눈 관련 염증과 저탄고지

눈 깜박이는 우리 아이, 혹시 틱?

"우리 아이가 얼마 전부터 쉴 새 없이 눈을 깜박여요." 하며 병원을 찾는 어머니들을 흔히 볼 수 있다. 그다음에 이어지는 얘기는 "혹시 틱이 아닐까요?" 하는 걱정이다. 건조하고 추운 겨울철이 되면 이 증상을 겪는 아이들은 더 늘어난다.

틱(tic)이라는 질환은 정신과 질환의 범주에 속한다. 그런데다 맞벌이를 하면서 육아도 책임져야 하는 워킹 맘은 아이를 제대로 돌보지 못했다는 죄책감까지 갖게 된다. 그래서인지 "틱 장애가 아니냐?"고 묻는 그 모습은 질문을 받는 사람이 더 마음 아플 정도로 애처롭다. 더욱이 인터넷에 넘쳐나는 정보 때문인지 요즘 들어 '아이들의 눈 깜박임 = 틱 장애'라는 인식이 당연시되는 분위기다.

그러나 실제로 검사를 해보면 틱 장애라고 판명되는 경우는 지극히 드물다. 그리고 눈 깜박임의 원인은 알레르기와 속눈썹 찌름이 가장 많다. 알레르기나 속눈썹 찌름과 틱을 구분하는 가장 큰 차이가 있다. 바로 아이가 눈을 깜박이는 원인이 '이상한 행동의 일종으로 눈을 깜박이는 것이냐?' 아니면 '눈이 불편해서 깜박이는 것이냐?' 하는 점이다. 틱에 의한 눈 깜박임은 의도되지 못한 움직임이라 자연스럽지 못하다. 물론 틱 장애가 자연스러운 눈 깜박임으로 시작해 이상한 소리를 내거나 행동을 하는 운동 틱으로 발전할 수 있다. 하지만 이런 경우는 스트레스가 심하거나 흥분 상태일 때 눈 깜박임이 두드러지는 양상을 보인다.

반면 알레르기나 속눈썹 찌름에 의한 눈깜박임은 뭔가 불편해서 하는 행동이라는 것을 조금만 주의 깊게 보면 알 수 있다. 그리고 이 증상은 무언가에 집중하고 나서 피로할 때, 졸릴 때, 면역력이 떨어져 있을 때 심해진다. 틱과는 증상이 시작되는 이유에서 차이가 있는 것이다.

아이들의 알레르기는 미세 먼지, 건조함 같은 환경 요인도 중요하지만 그 시작은 장 점막의 알레르기 반응이다. 아이들 장의 면역은 6개월부터 갖추어지기 시작해서 만 6~7세 정도에야 완성되는데, 이 과정에 면역 체계가 잘 완성되지 못해 알레르기 반응이 일어나는 경우가 많다.

장의 면역을 망치는 대표 물질로 ①당(sugar), ②밀가루의 글루텐(gluten), ③트랜스 지방과 식물성 종자유를 꼽는다. 또 ④가공식품에 많이 들어가는 첨가제와 식용 색소도 장에 안 좋은 영향을 미치며, ⑤유제품에 함유된 유당과 카세인에 예민한 아이들도 있다.

필자는 이 다섯 가지를 아이들에게서 알레르기에 의한 눈 깜박임을 일으키는 '알레르기 5적'이라고 부르며, 음식부터 조절하기를 강하게 권고한다. 아이에게 좋은 것을 먹이고, 잘 재우고, 변을 잘 보게 하는 등 기본적인 생활 환경을 좋은 쪽으로 바꿔주면 증상은 대개 호전된다.

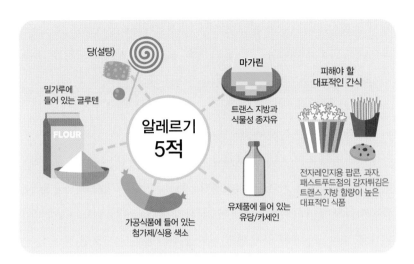

특히 '알레르기 5적' 가운데 꼭 피해야 하는 한 가지를 꼽으라면 주저
없이 '당(sugar)'이라고 말하겠다. 당은 '당 불내성'이라고 해서 장내 세균
총을 교란하거나 알레르기 반응을 유도하는 등의 염증 반응을 일으킬
수 있기 때문이다.

틱의 원인은 알레르기에 의한 눈 깜박임보다 좀 더 복합적이다. 유
전적 성향, 아이가 받은 트라우마, 태아 때 엄마가 받은 자궁의 스트레
스, 환경 호르몬 중독 등 매우 다양하다. 물론 정상적인 성장 과정에서
도 일시적으로 나타나는 증상이기도 하다. 그런데 최근에는 장의 면역
과 틱이 연관이 있다는 보고가 속속 나오고 있다. 틱의 원인이 장의 면
역 때문일 경우에는 앞서 소개한 '당 끊기' 등 식생활 개선이 틱 증상을
없애는 데 유용할 수 있을 것이다.

당은 이처럼 알레르기와 틱에 의한 눈 깜박임 모두에 영향을 미치는
나쁜 물질이다. 아이가 자꾸 눈을 깜박이면 물론 걱정이 되겠지만, 그

렇다고 해서 모두 틱 장애라고 걱정할 필요는 없다. 또 부모의 잘못 때문이라는 자책은 더더욱 하지 말자. 당장 오늘부터 우리 아이의 밥상과 간식에서 '당'부터 끊어 보자. 그것이 치료의 시작이 되어야 한다.

포도막염 치료는 장에서부터

포도막염과 같은 자가 면역 질환의 치료에서 가장 일반적으로 쓰이는 것이 스테로이드와 면역 억제제다. 그런데 이런 처방으로 염증을 억제하더라도 또다시 재발하는 경우가 적지 않다. 스테로이드나 면역 억제제를 투여하는 것은 자가 면역 질환을 뿌리 뽑는 근본적인 치료가 아니기 때문이다.

자가 면역 질환이 발생하는 이유는 체내 면역 체계의 교란을 불러일으키는 조건이 형성되어 있기 때문인데 대부분 장에서 비롯된다. 포도막염 환자들은 간의 해독 능력 저하나 NK 세포* 활성도 저하를 보이는 경우가 많고, 장 누수 증후군을 보이는 경우도 많이 있다. 이는 장내 세균총의 불균형과 장을 통한 독소의 유입이 몸의 면역 체계를 교란시키고 포도막염을 일으키는 단초를 제공하기 때문인데, 앞서 확인한 바와 같이 장내 세균총 불균형 및 장을 통한 독소 유입의 원인이 바로 탄수화물이다.

결국 단순당과 글루텐, 트랜스 지방 같은 장을 나쁘게 하는 음식부터 줄여나가야 한다. 장을 치료해야 눈의 염증이 줄어든다. 장을 건강하게 하는 영양소는 곧 눈을 건강하게 하는 영양소이다.

✓ NK 세포(Natural Killer cell): 선천 면역을 담당하는 세포로 간이나 골수에서 성숙하며 바이러스 감염 세포나 종양 세포를 공격하는 것으로 알려져 있다.

기적의 식단

09

저탄고지 식단으로
환자를 치료하다

저탄고지, 즉 키토제닉 식생활이 단순히 다이어트의 한 방편이 아니라 우리 인간이 추구하는 근본적인 행복, 즉 '맛있는 것을 마음껏 먹고 건강하게 살아가기 위한 대안'이라는 사실은 이 식생활을 실천함으로써 다양한 질환(일반적인 치료법으로는 해결책을 찾기 어려웠던)이 치료되는 데서도 확인할 수 있다. 안과 의사로서 직접 경험한 치료 사례 몇 가지를 공유함으로써 저탄고지 식생활의 이로운 점을 설명해 보고자 한다.

실명을 앞둔 당뇨 환자의 포도막염 치료

포도막염은 일종의 자가 면역 질환으로 1차적 치료는 스테로이드 약물 치료다. 그렇지만 당뇨병 환자는 혈당 조절의 문제 때문에 고용량 스테로이드를 일반인의 수준으로 투여할 수가 없다. 한 74세 여성 역시 그런 이유들로 여러 병원을 다녔지만 시력은 계속 떨어져 갔고, 우리 병원에 오셨을 때는 이미 오른쪽 눈이 보이지 않고 염증도 전혀 컨트롤이 되지 않는 상태였다.

처음에는 안약과 결막 주사 같은 국소 스테로이드 치료를 했으나, 염증과 유리체의 혼탁이 전혀 줄어들 기미가 보이지 않았기에 결국 저탄수화물 고지방식을 권유하는 동시에 필요한 항산화제를 처방했다.

여러 병원을 다녔지만 눈이 점점 나빠지기만 했던 이 환자는 지푸라기라도 잡는 심정으로 저탄고지 식단을 열심히 실천하셨는데, 정말 놀라운 일이 벌어졌다. 그렇게 눈을 괴롭히던 염증이 불과 한 달 만에 눈에 띄게 줄어들었고, 포도막염 때문에 혼탁했던 유리체가 점점 맑아지기 시작한 것이다. 결국 두 달 만에 망막의 부종이 가라앉고 지방 침착물이 줄어들었으며, 당뇨로 인한 출혈도 감소했다.

그러던 중 3개월째 접어들어 저탄고지가 질린다는 이유로 식단이 조금 흐트러지는 일이 있었는데, 포도막염이 재발하고 말았다. 그래서 다시 저탄고지 식단으로 돌아가자 불과 며칠 만에 포도막염이 사라졌다. 이 과정은 환자와 의사 모두에게 매우 좋은 경험이 되었다. 환자는 그 뒤부터는 키토식에 가깝지는 못하지만 당뇨약을 드시면서 할 수 있는 만큼의 저탄수화물 식단을 유지했고, 황반부 가운데 지방 침착물은 거의 정상에 가까울 만큼 사라지게 되었다.

당뇨 망막 병증은 되돌릴 수 있다

22세 여성인 또 다른 환자는 증식성 당뇨 망막 병증으로 당뇨병성 신생 혈관이 심해 당장 레이저 치료를 받지 않으면 실명할 수 있다는 대학 병원의 경고를 듣고 우리 병원에 오셨다. 나라고 해도 어린 나이에 망막의 대부분을 태워 죽여야 하는 레이저 치료는 두려웠을 것이다. 이 환자는 당시 당화 혈색소가 10.0%에, 혈당도 조절되지 않는 상태였다. 당화 혈색소는 높은 혈중 포도당상에 혈색소가 노출되면서 형성되는 것인데, 4~5.6%가 정상 수치이다.

환자는 권고한 대로 저탄고지 식단을 실천하면서 항산화 치료도 병행했다. 2개월째가 되자 삼출물(환부의 분비물)과 출혈이 감소하기 시작했고, 10개월째가 되자 혈관 조영 검사에서 삼출물과 신생 혈관이 완전히 사라졌다. 그리고 저탄고지 식단을 실천한 지 1년 6개월 정도가 지나면서 망막의 출혈이 거의 사라져 버렸고, 신생 혈관으로 인해 꼬임 현상과 측부 순환을 보이던 큰 혈관들도 상당히 좋아졌다. 당화 혈색소 수치는 정상 범주인 5.2~5.4%를 기록했고, 혈당도 정상 수치가 되었다. 눈 건강과 몸 건강을 함께 회복한 것이다.

당뇨 망막 병증이라는 병은 혈관이 망가지고, 출혈이 나타나며, 신생 혈관이 생기고, 망막의 박리나 녹내장으로 결국 실명에 이르는 진행성 질환이다. 레이저로 망막을 태우고, 항체 주사를 놓고, 수술을 하더라도

───────── 저탄고지 후 당뇨 증식성 망막 병증의 호전 상황 ─────────

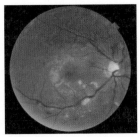 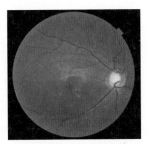

병원 내원 당시   2년 6개월 후(완전히 회복된 모습)

시력이 점점 나빠져서 결국엔 녹내장으로 안구 적출까지 가는 경우도 있다. 이 때문에 '한번 발생하면 되돌리는 것은 불가능하다.'는 것이 현재 의료계의 시각이다.

하지만 필자는 저탄수화물식을 실천해서 당뇨약을 먹지 않을 정도로 혈당을 관리할 수 있다면 혈관성 합병증은 충분히 되돌릴 수 있다고 자신한다. 특히 초기에 발생하는 당뇨 망막병증은 정상 수준까지 치료할 수도 있다는 것이 개인적인 소견이다.

다래끼 환자의 당뇨병을 치료하다

항상 눈이 피로하고, 결막염이 잘 낫지 않는 42세의 남성 환자가 있었다. 병원에는 다래끼 때문에 찾아왔는데, 다래끼 약과 온찜질을 처방하려다가 평소에 눈이 피로하고 결막염이 잘 낫지 않는다고 하기에 문진을 했더니 "1주일 전에 400mg/dL이 넘어가는 혈당 때문에 당뇨약을 처방받고서 증상들이 발생했다."는 것이었다. 처방 가운데 고지혈증 약이 포함되어 있기에 고지혈증 약을 줄이고 저탄수화물 식단을 시작하도록 권유했고, 환자는 식단을 시작한 지 불과 3일 만에 혈당이 잡히면서 약을 끊을 수 있게 되었다.

이 환자는 직업의 특성 때문에 시간적·경제적으로 여유롭지 않은 상황이었는데, 저녁 식사를 제외하고는 소시지, 로스트 치킨, 샐러드 같은 편의점 음식으로 식사를 때우는 일이 잦았다. 식사 메뉴에 건강하지 못한 음식들이 섞여 있는 것이 걱정되기는 했지만, 혈당이 잘 유지되고 컨디션도 괜찮다며 저탄수화물식을 계속하겠다는 의지를 보였다.

몸무게가 100kg이 넘던 이 환자는 3개월이 지나자 7kg 정도 체중이 줄어들었고, 혈액 검사에서 염증과 인슐린 관련 지수들도 낮게 잘 유지되었다. "짜장면이 너무 당겨서 어쩔 수 없이 한 그릇 먹었다."고 얘기한 날도 식후 2시간 즈음에 검사한 혈당이 150mg/dL을 넘지 않을 정도로 안정적이었다.

이 환자의 치료를 통해 필자는 저탄수화물식으로 초기 당뇨병을 거꾸로 되돌릴 수 있다는 확신을 갖게 되었다. 그리고 당뇨 환자에게는 가공식품보다 탄수화물이 더 안 좋은 영향을 끼친다는 사실도 새삼 확인할 수 있었다.

한 달 만에 당뇨약이 필요 없게 된 환자, 그러나…

72세 여성 환자분이 당뇨 합병증에 의한 유리체 망막 출혈과 황반 부종으로 병원을 찾으셨다. 반복되는 유리체 출혈로 시력도 많이 떨어진 상태였는데, 흡수가 되는 듯하다 다시 출혈이 발생하는 상황의 반복이었다. 복용 중인 당뇨 약은 세 가지였는데 약으로도 조절이 잘 안 되는 상태라 2주씩 입원하여 인슐린 주사를 맞아도 혈당이 400mg/dL 언저리까지 치솟을 정도였다. 상황이 이런 만큼 이미 간도 안 좋은 상태였고 유리체에 출혈이 있어 망막 레이저 치료를 하는 것도 쉽지 않았다.

필자는 망막 치료보다 당 조절이 시급하다고 판단해 우선 저탄수화물 식단부터 시작하기를 권했는데, 식단에 돌입한 지 3일 만에 혈당이 잡히기 시작하더니 1주일에 한 가지씩 당뇨약을 줄여 한 달 만에 당뇨약을 완전히 끊게 되었다. 환자의 당시 상태를 볼 때 실로 기적과도 같은 일이었다.

한 달 보름 정도 열심히 저탄수화물 식단을 실천한 환자는 유리체 출혈과 망막 출혈 모두 상당히 감소할 정도로 상태가 호전되었는데, 두 달 정도가 지난 어느 날 "이제 고기와 지방이 질린다. 먹을 게 없다."고 하더니 다시 탄수화물을 마음껏 먹는 식단으로 돌아가고 말았다.

저탄수화물식을 10주 이상 이어온 상태였기에 처음에는 혈당이 바로 치솟지 않았지만, 오래가지 못했다. 며칠이 지나자 다시 유리체 출혈이 발생한 것이다. 저탄수화물 식단으로 돌아오실 것을 권했지만, 예전처럼 잘 지키지 못하셨고, 결국 그렇게 3개월을 지내다 유리체 수술을 받게 되었다.

용기와 의지를 갖고 저탄수화물 식단을 끌어나가면 분명히 당뇨 합병증은 치료할 수 있다. 하지만 혈당이 조금 조절된다고 해서 이전의 식단으로 돌아가면 반드시 합병증이 재발한다. 그래서 당뇨병 환자에게 꾸준한 저탄수화물식을 권하는 것이며, 혈당을 급격히 올리는 음식을 갑자기 먹는 것은 삼가야 한다. 혈관 합병증은 고혈당 상태일 때 발생하기 때문이다. 혹여나 탄수화물을 먹고 싶으면 평소에 메트포르민이나 SGLT2 억제제 같은 당뇨약을 복용하면서 GI 지수가 낮은 탄수화물을 매일 소량 섭취하는 것이 오히려 나을 수도 있다.

2주간의 저탄수화물식으로 과잉 행동이 완화된 자폐 아동

개인 안과 병원에서 대학 병원까지 안 가본 곳이 없지만 시력 검사가 불가능하다는 진단을 받은 6세 자폐아가 병원에 왔다. 아이는 약간의 과잉 행동 양상을 보였다. 잠시도 눈을 마주치지 못하고, 혼자 돌아다니기 일쑤이며, 갖은 방법을 동원해 겨우 앉혀놓고 몇 마디 물어볼라치면 말을 알아듣기는 하는 것 같은데도 반응이 없었다. 검사 기계에 턱을 대고 있게 하는 것조차 힘든 아이였다.

아이를 위해 안 해본 것이 없을 정도로 영양에 관심이 많은 어머니에게 "저를 믿고 탄수화물을 끊어보시죠. 그리고 매일 코코넛 오일이나 버터, 또는 고기를 꼭 챙겨 먹이세요. 비타민 D와 프로바이오틱스를 열심히 먹이고 딱 2주일 뒤에 다시 한번 시력 검사를 시도해 보시죠."하고 제안했고, 어머니는 그날부터 아이의 식단에서 탄수화물을 완전히 배제했다. 2주일 뒤 아이는 아주 차분해진 상태로 시력 검사를 했고, 좌우 각각 0.8이라는 검사 결과를 받아들고 행복하게 귀가하였다.

저탄수화물 고지방식의 엄격한 식이 형태인 키토식은 이미 80여 년 전부터 뇌전증 환자의 치료식으로 사용되어 왔다. 우리나라에서는 세브란스병원이 이 뇌전증 키토식과 관련된 방대한 치료 임상 실적을 보유하고 있으며, 세계적으로도 치료 효과가 뛰어나다는 사실이 널리 입증되었다. 더욱이 키토식은 자폐증이나 과잉 행동 장애 같은 '뇌 대사 질환'에도 효과가 있다고 알려져 있고 실제로 진료하면서 많은 효과를 보고 있다. 케톤이 뇌에 직접적인 영향을 주기도 하겠지만, 최근 정신 발달 이상 증세의 상당 부분이 장 및 간과 관계가 있다는 보고서가 쏟아지고 있는 데서도 유추할 수 있듯이, 키토식이 장과 간에 유리한 효과를 주기에 뇌 대사 질환에도 효과가 있는 것이라 하겠다.

건선을 동반한 궤양성 대장염 환자를 카니보어 식단으로 치료하다

48세 여성이 좀처럼 낫지 않는 건선을 해결하고자 필자의 병원을 찾았다. 건선이나 습진, 아토피 피부염이 저탄고지로 좋아진 사례가 많다 보니 이분처럼 안과 질환이 아닌 난치성 피부 질환 환자도 내원하는 경우가 종종 있다. 먼저 문진을 해보니 그녀는 건선뿐 아니라 궤양성 대장염으로도 3년째 고생하고 있었다. 나는 이 환자에게 채소를 배제한 육류 중심의 카니보어 식단을 권했다. 그리고 오메가-3와 항산화 치료를 병행했다. 물론 처음에는 생소한 식단에 적응하기 힘들어하였고, 증상이 호전되었다 악화되기를 반복했다. 하지만 8개월여 동안 꾸준히 식단을 지킨 결과 건선과 궤양성 대장염 모두 완치되었다.

자궁선근증 환자를 한국식 저탄고지로 치료하다

갑상샘 기능 저하와 자궁선근증을 함께 앓고 있던 50세 여성의 사례다. 그녀는 자궁선근증에 저탄고지가 도움이 된다는 이야기를 듣고 6개월 전 이 식단을 시작했다. 그런데 시간이 지날수록 하복부 통증과 출혈이 심해져 해결책을 찾던 중 식물의 독소가 호르몬 불균형을 유발할 수 있다는 말을 듣고 육식 위주의 카니보어 식단으로 변경했다. 그러자 초기에는 몸이 조금 나아지는 듯했지만, 역시나 계속할수록 소화가 안되기 시작하면서 다시 증상이 악화되었다고 한다. 사실 그녀는 고기를 먹으면 소화가 안되거나 변비가 악화되는 일이 잦아 평소 고기를 즐기지 않는데 자궁선근증 개선을 위해 억지로 고기를 먹은 것이다. 나는 그녀에게 익힌 채소 위주로 채소 섭취를 늘리고, 오메가-3와 올리브오일 같은 불포화 지방산을 많이 먹고, 육류는 일주일에 3~4번 정도, 해산물도 주 끼니에 포함해 먹으라고 권했다. 그리고 필요에 따라 100그램 내외의 탄수화물을 적극적으로 섭취하게끔 했다. 이른바 한국식 저탄고지 식단을 처방한 것이다. 이렇게 한국식 저탄고지 식단으로 바꾼 이후 그녀는 장이 편안해짐을 느끼게 되었고, 조금씩 체온과 체력이 올라가기 시작하여 갑상샘 기능 저하로 유발된 증상들이 사라졌으며, 1년여 만에 자궁선근증으로 인한 증상도 개선되었다.

위에서 소개한 환자들 외에도 우리 병원 진료실에서 저탄수화물 식단을 이용해 당뇨에 의한 황반 부종이나 출혈 현상이 감소한 사례는 많이 있다. 내가 마법을 부리는 것도, 특별한 비방이 있는 것도 아니다. 단지 식사에서 탄수화물을 빼거나 줄이도록 가이드한 것뿐이며, 그것만으로도 당뇨가 조절되었기에 가능해진 변화였다. 탄수화물을 줄이는 식습관은 이처럼 우리 몸에 생긴 여러 문제를 해결해 원래의 건강한 몸으로 돌아가게 해주는 놀라운 치유의 힘을 보여주고 있다.

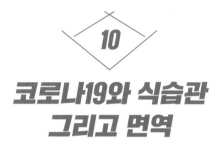

코로나19와 식습관 그리고 면역

2020년 설날 연휴 중국 우한에서 들려온 뉴스. 새로운 코로나 바이러스가 급격히 번지고 있다는 그 소식은 머지않아 우리에게도 공포스러운 현실이 되었고, 전 세계를 쑥대밭으로 만들었다. '코로나19(COVID-19)'로 명명된 이 바이러스는 세계적인 방역 모범 국가 대한민국에서 가장 먼저 물러가나 싶었지만, 조금만 방심할라치면 또다시 기승을 부리기를 되풀이하고 있어 풍토병으로 자리 잡을 것이라는 예상도 나오는 상황이다(코로나 바이러스의 일종인 메르스는 이미 중동에서 풍토병으로 자리를 잡았다.). 코로나19가 완전히 사라지든, 풍토병으로 자리를 잡든 당분간은 이 바이러스와 공생하면서 건강을 지켜나갈 궁리를 해야만 한다. 그것이 몇 년 단위로 변종 바이러스가 출몰하고 크게 확산되는 시대를 살아가는 현명한 방법이다.

코로나19가 확산된 뒤 몇 달 동안 우리는 열심히 사회적 거리 두기를 실천하면서 다른 사람과의 접촉을 최소화했는데, 이런 문화는 식생

기적의 식단

활에도 변화를 가져왔다. 장을 보거나 식당에 가는 것을 최소화하는 대신 인터넷으로 식재료를 주문하거나 배달 음식을 먹는 쪽으로 식문화가 변화한 것이다. 그런데 배달 음식이나 간편식 위주의 식생활이 계속된다면 아무리 사회적 거리 두기를 철저히 한다고 해도 코로나19로부터 내 몸을 지키기 힘들어질 수 있다. 무엇을 먹느냐는 인간의 면역력을 좌우하는 가장 중요한 요인 중 하나라는 점에서 사회적 거리 두기만큼이나 중요한 문제이기 때문이다.

배달 음식이나 간편식에는 맛을 내기 위한 감미료와 식품 첨가물이 많이 들어갈 수밖에 없다. 특히나 스트레스가 지속되는 상황이라면 맵고 짜고 단 자극적인 음식을 더욱 찾게 되는 것이 인지상정이다. 활동이 적어지니 소화력도 떨어져 식이섬유가 풍부한 채소나 단백질처럼 영양가가 높은 음식은 꺼리고 흡수가 빠른 당이나 간편하게 먹을 수 있는 밀가루 음식이 자꾸 당기기 때문이다. 그런데 이런 음식들을 장기간 섭취하게 되면 장내 세균 환경이 나빠지고, 대사 증후군은 심해지며, 환경 호르몬이 축적될 수밖에 없다. 그 결과 우리 몸속에는 활성 산소와 만성 염증이 늘어나 각종 질병이 자리 잡기 좋은 상태가 된다. 또 면역력이 떨어져 코로나19에도 걸리기 쉽다.

면역력을 높이려면 음식부터 바꾸자

간편식보다는 자연에서 얻을 수 있는 깨끗한 식재료들을 구입해 직접 요리해서 먹어야 한다. 특히 가공식품은 되도록 섭취하지 않는 것이 좋고 어쩔 수 없이 먹어야 한다면 성분 표시를 꼼꼼히 확인해서 최대한 첨가물이 적은 제품을 선택하는 것이 좋다. 설탕과 과당, 밀가루 음식은 줄일수록 좋다. 설탕·과당은 몸의 면역력을 급격히 떨어뜨리고 염증은 키운다. 밀가루는 위장을 망가뜨리고, 호르몬의 불균형을 초래한다. 곡물 위주로 포만감을 느낄 정도의 식사를 하는 것은 매우 좋지 않다. 탄수화물 양을 줄이고 채소를 충분히 먹고, 육류 등 좋은 지방을 곁들여 먹는 식단으로 바꾸는 것이 면역력을 높이는 최고의 식사다.

'채소를 넉넉히 먹는 것이 중요한 건 알겠는데 지방은 왜?' 하는 의문이 생길 것이다. 누누이 강조하지만 '지방은 각종 질병의 원인'이라는 상식은 완전히 잘못된 것이다. 지방은 우리 몸에서 아주 깨끗한 청정 에너지로 작용하며, 케톤이라는 항산화 에너지원을 만들어준다. 지방은 그 자체로 온전한 에너지 회로를 가지고 있는데, 탄수화물을 줄였을 때 그 에너지 회로가 제대로 작용한다. 탄수화물을 줄이고 지방을 채워 케톤을 만들어서 에너지원으로 쓰게 되면 활성 산소와 염증이 줄어들어 새로운 활력을 찾을 수 있다. 물론 탄수화물이 가득 찬 자리에 지방이 들어가면 잉여 에너지가 생겨 문제를 만들 수도 있으니, 탄수화물 섭취를 제한하는 것이 반드시 전제되어야 한다.

비타민 C와 비타민 D가 면역력을 높이고, 바이러스에 대항하는 데 도움이 될 수 있다고 한다. 아직 논란의 여지는 있지만, 비타민 C와 비타민 D는 부작용이 없고, 가격도 부담 없으니 먹어서 나쁠 것은 없다고 생각한다. 그러나 비타민만 먹으면 면역력의 문제가 해결된다고 생각해서는 안 된다.

체내에서 비타민 C를 덜 쓰게 하는 방법도 있다. 탄수화물 섭취를 줄이면 간에서 소비하는 비타민 C와 글루타티온의 요구량도 줄어든다. 글루타티온은 몸의 활성 산소를 줄이고 염증을 줄이는 역할을 하는 중요한 영양소이다. 그런데 탄수화물이나 술의 섭취량이 많거나 지방간이 발생하면 간에서 감마지티피라는 효소의 분비가 늘어나고 이 효소가 글루타티온을 분해시켜 버린다. 탄수화물의 섭취를 줄여 감마지티피를 낮추고, 글루타티온 요구량을 줄이면 이와 동반해서 비타민 C 요구량도 감소하는 것이다.

비타민 D의 경우 햇빛의 자외선과 몸 안의 콜레스테롤 설페이트가 있어야 합성이 된다. 바이러스가 무서워 햇빛을 보러 나가지 않는다면 오히려 감염에 더 취약해질 수 있다.

콜레스테롤 설페이트는 체내 콜레스테롤 대사에서부터 합성된다. 그리고 장이 지방 흡수를 잘하는 상태가 되어야 체내 비타민 D 수치가 쉽게 올라갈 수 있다. 그러니 면역력을 높이는 비타민 D 수치를 올리기 위해서도 저탄고지 식단은 필수이다. 저탄고지 식단에서 권장하는 돼지고기나 생선 등 지방이 풍부한 음식에는 비타민 D가 다량 함유되어 있다. 결국 식단이 면역력을 높이는 가장 좋은 방법인 것이다.

바이러스와 싸우는 콜레스테롤

포화 지방을 많이 먹으면 콜레스테롤 문제로 면역이 떨어지지 않을까 걱정할 수도 있다. 그러나 사실은 정반대다. 몸이 바이러스에 감염돼 스트레스 상태에 놓이면 아주 빠른 속도로 체내 콜레스테롤을 소모시킨다. 이번에 중국 우한 지역에서 나온 논문에서도 환자들에게서 총 콜레스테롤, LDL, HDL 콜레스테롤 모두 수치가 상당히 낮아져 있음이 확인되었다. 옛날 사람들은 현대인보다 감염에 취약했는데, 이는 콜레스테롤 수치가 낮았던 것과 밀접한 연관이 있다.

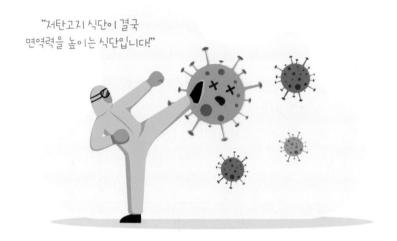

"저탄고지 식단이 결국
면역력을 높이는 식단입니다!"

　반대로 인간이 진화를 거듭하면서 유전적으로 콜레스테롤 수치가 높은 사람들이 있는데, 이는 대사 증후군 때문에 콜레스테롤 수치가 높은 것과는 엄연히 다른 상태이며 생존을 위해 콜레스테롤 수치가 높아진 것이다. 콜레스테롤은 세포막의 주성분으로 우리 몸의 기본 단위인 세포의 건강을 좌우하는 가장 중요한 요소 중 하나이다. 코로나 바이러스 감염으로 콜레스테롤이 소모된다면 우리는 음식을 통해 부족한 콜레스테롤을 충분히 채워주어야 감염의 위험에서 벗어날 수 있다.

　결국 좋은 지방산을 충분히 섭취해야 좋은 콜레스테롤을 많이 만들어낼 수 있는데, 우리가 보양식이라 부르는 사골, 닭백숙과 오리백숙, 장어탕 등은 양질의 지방산을 보충할 수 있는 아주 좋은 전통 음식이며 코코넛 오일, 들기름, 아보카도, 견과류의 식물성 지방산을 섭취하는 것도 도움이 된다.

면역 강화··· 활성 산소와 mTOR 단백질을 줄여라

코로나19가 다른 독감들보다 무서운 이유는 사이토카인 폭풍이 발생해서 생명을 잃을 수도 있기 때문이다. 사람의 피는 적혈구, 백혈구, 혈소판 등의 혈구 세포가 존재한다. 특히 백혈구는 외부에서 들어오는 세균이나 바이러스에 대항해 우리 몸을 지키는 방위대에 해당한다. 그래서 감염 상황이 오면 백혈구 수치가 올라가는데, 백혈구 수치를 올리도록 하는 것이 사이토카인(cytokine)이다. 사이토카인은 백혈구를 염증 부위에 불러 모으고, 백혈구를 증식시키며, 스스로도 세균·바이러스에 대항한다.

그런데 바이러스가 과도하게 증식하면 이에 맞서다 힘에 부친 인간의 몸은 사이토카인을 엄청나게 만들어낸다. 이것이 사이토카인 폭풍이다. 문제는 사이토카인 폭풍이 일어나면 정상 세포까지 공격을 받기 때문에 질환이 급격히 악화되어 급성 호흡 곤란 증후군 상태에 빠지게 되고, 2차 감염 및 패혈증에까지 이르게 된다는 점이다.

사이토카인 폭풍은 신진대사가 좋은 젊은 사람들에게 잘 일어나는데, 활성 산소와 mTOR 단백질이 영향을 미친다. 활성 산소는 염증 반응과 바이러스 복제에 핵심 역할을 하기 때문에 활성 산소 수치를 낮추는 것은 염증과 바이러스 감염을 막는 데 아주 중요한 요소다. 또 mTOR 단백질은 단백질 합성의 마스터키로 대사를 유지하고 성장과 노화에 영향을 미치는데, 이 역시 바이러스 감염 시 불난 데 기름을 붓는 역할을 한다. 반대로 mTOR 단백질을 줄이면 자가 포식 기전이 발동해서 몸이 바이러스에 대항하게 된다.

활성 산소와 mTOR 단백질은 탄수화물을 최대한 줄이고, 단백질을 과도하게 섭취하지 않는 식단을 유지하면 쉽게 감소시킬 수 있다. 또 단식을 통해서도 효과적으로 낮출 수 있다.

하지만 단식에 이런 효과가 있다고 해서 억지로 굶으면 안 된다. 에너지가 부족한데도 억지로 굶으면 우리 몸은 단식이 아닌 기아 상태로 인식하게 되며, 스트레스 상황에 놓여서 면역력이 더 약해지기 때문이다. 이런 상태가 되는 것을 막는 방법은 명확하다.

단식을 하지 않을 때는 좋은 지방산과 채소를 충분히 섭취하고, 단식을 하는 동안에는 우리 몸의 기운이 개방되는 느낌을 받을 수 있도록 긍정적인 마음과 바른 자세를 유지하는 것이다. 마음을 안정시켜 주는 음악을 듣거나, 맨발로 흙이나 모래 위에 서서 대지의 기운을 느끼는 것도 좋은 방법이다. 무엇보다 사회적 거리 두기로 갑갑해진 삶 때문에 우울감이 생기지 않도록 하는 것이 중요하다. 집 안에서 웅크리고 있지 말고 지금이라도 밖으로 나가서 하늘과 땅을 온몸으로 느껴보자. 언제든 맑은 공기를 마실 수 있는 기회가 있다면 절대 놓치지 말자.

건강한 식습관을 실천하고, 건강한 마음을 잃지 않는다면 코로나19쯤은 충분히 이겨낼 수 있을 거라고 확신한다.

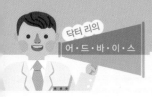

바이러스를 이겨내는 생활 습관 12가지

1 정제 탄수화물이나 가공식품 섭취를 줄이고, 좋은 지방을 포함한 홀 푸드를 먹는다.

2 극심한 활동이나 운동, 음주 등으로 컨디션을 망치지 않도록 한다.

3 극단적 다이어트는 감염에 취약한 몸을 만들 수 있으니 주의한다.

4 밀폐된 실내보다는 야외에서 사회적 거리 두기를 하는 것이 더 안전하다.

5 수시로 실내 환기를 하고 실내 온도는 적정 온도(여름철 24~28℃, 겨울철은 18~20℃)를 유지
하도록 한다.

6 비타민 A·B군·C·D, 아연, 셀레늄, MSM(또는 글루타티온) 등 면역 유지에 도움을 주는 영양
소를 챙겨 먹는다.

7 마늘의 알리신, 양파의 퀘르세틴, 강황의 커큐민은 검증된 천연 항바이러스제이므로 음식
을 만들 때 적당히 넣어 먹는다.

8 적당한 운동과 햇살을 충분히 쬐는 야외 활동을 통해 면역력을 증강시킨다.

9 장을 편안하게 해주는 것이 곧 면역력을 높이는 방법이므로 과식이나 폭식을 자제하고 자
극적인 음식을 피한다.

10 건강 유지에는 숙면이 필수다. 규칙적인 생활 패턴으로 충분히 숙면하도록 한다.

11 스마트폰이나 PC의 사용을 자제한다.

12 스트레스는 면역력을 급격히 떨어뜨리므로 스트레스 관리에
유념한다.

*"백신 맞기 전날엔 좋은 지방과
단백질이 풍부한 보양식을 꼭 챙겨 드세요."*

저탄고지 식단으로 음식 과민 증상을 해결하다!

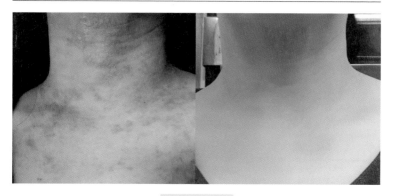

정수진 님(여, 30대)

"이건 '수진 프리' 한가요?"

키토 식단을 함께하는 소규모 커뮤니티에서 새로운 음식과 건강 기능 식품이 나올 때 사람들이 자주 하는 말입니다. 제 몸이 여러 가지 음식에 과민 반응(아토피, 두드러기, 혈당 스파이크, 혈관통, 근육통 등 먹는 것에 따라 다른 증상이 나타남)을 보이는 걸 아는 사람들이 '수진이 먹어도 괜찮으면 모든 사람에게 괜찮다.'는 의미를 담아서 하는 말이죠.

그랬던 저의 현재 상태는 음식에 대한 과민 반응이 많이 개선되었으며, 피부가 정말 좋아졌다는 소리도 듣습니다. 물론 평생의 적, 살도 빠지는 중이고요.

저는 호기심이 많은 편이고 새로운 걸 시도하기를 즐깁니다. 그래서 저탄고지 식단도 주저하지 않고 시도하게 되었죠. 하지만 해마다 지속하지 못할 상황들이 생겨 2번을 실패한 뒤 작년에 다시 시도해서 지금까지 꾸준히 실천하고 있습니다. 저 같은 사람이 많을 것이라 생각합니다. 저 역시 이번에도 오래 지속하지 못할 줄 알았거든요. 그렇지만 지금은 약 9개월째 꾸준히 하고 있는 중입니다. 지난번 실패했을 때와 비교해 보면 가장 큰 차이는 같은 식단을 함께하는 사람들이 있고, 함께 새로운 것을 공부해 가며 왜 그런지 원리를 이해하게 되었다는 것입니다. 이 두 가지가 살이 안 빠져도, 남들이 말하는 부작용이 나타나도 계속할 수 있는 원동력이 되어준 것 같아요. 그리고 검사를 통해 제 몸 상태를 알게 되니 어떤 방향으로 가야 할지 확실해졌고요. 사실 병원에서 검사를 할 생각은 없었습니다. 그런데 방사 유정란을 먹고 나서 아토피가 다시 나타났는데 식단을 하며 많이 마시는 천연 사과 식초도 안 되었으며, 간장 대용으로 소량의 리퀴드 아미노스만 써도 목에 심한 아토피로 발현되기 시작했습니다. 그리고 시중에서 파는 버터 커피 두 모금을 마신 뒤 더욱 심해졌죠.

그러다 보니 제 피부 상태를 본 사람들의 권유로 병원을 찾아 검사를 진행했는데, 그 결과 히스타민 과민증, SIBO(소장 내 세균 과증식) 의심, 미토콘드리아의 기능 상실, 대사 장애 등 여러 가지 문제가 있는 걸로 나왔습니다. 그래서 이런 문제를 개선하기 위해 장 치료 및 그에 맞는 건강 기능 식품을 섭취하기 시작했습니다. 저탄고지 식단을 하는 건 당연한 일이었고요. 또 장 치료를 한 달 정도 진행한 후 제게 맞는 유산균을 찾기 위해 여러 제품을 시도해 보았으나 찾기 힘들어 결국엔 음식으로 섭취하고자 청국장 같은 한국적인 유산균과 누룩을 활용한 음식들을 만들어서 꾸준히 섭취하고 있습니다. 그리고 지금은 굉장히 좋아져서 예전 같으면 벌써 일어났을 아토피 발현은 거의 없어졌습니다.

몸이 예민해진다는 건 귀찮고 짜증 날 수도 있지만 '나에게 맞는 음식'을 확실히 알게 해주는 기회도 되었기에 굉장히 감사하게 여기고 있어요. 몸이 개선되고 있다는 걸 제 눈으로 직접 볼 수 있게 해주고, 내가 하고 있는 게 맞는지 이정표도 되어주며, 공부를 할 수 있는 계기를 마련해 주기도 하니까요.

아기였을 때부터 몸에서 알려주었지만 대수롭지 않게 넘긴 것이 성인이 되어 나타난 것이죠. 예를 들면 제가 아기였을 때 분유를 절대 안 먹었다고 하는데 지금 생각해 보면 아마 분유에 포함된 레시틴이 몸에 받지 않아서 그런 게 아닐까요? 여섯 살 때까지 달걀도 못 먹었고, 초등학생 때까지 피자나 햄버거를 먹으면 구토 증상이 있었는데, 커가면서 입의 만족감을 느꼈기에 즉각적인 거부 반응이 없다고 계속 먹어왔지만 실상은 저만의 착각이었던 거죠. 배에 차는 가스는 무시했고요. 그리고 운동을 꾸준히 해도 살은 계속 쪘죠. 스무 살이 넘어서도 지긋지긋한 성인 여드름에 시달렸고요……. 이처럼 몸에서는 끊임없이 신호를 보내고 있었는데 기존에 먹던 음식들을 바꿀 생각을 하지 못했죠.

키토식을 하고부터 여드름은 더 이상 나지 않았으며, 배에 가스도 차지 않았습니다. 그리고 여러 가지 시행착오 끝에 키토식+마이크로바이옴을 적용하였더니 알레르기 반응도 굉장히 호전되고 있습니다. 덤으로 살도 많이 빠지기 시작했습니다.

뭐든지 정답은 없습니다. 그렇지만 제가 몇 번의 실패를 겪고 난 뒤에 얻은 결론은 '완벽하게 하지 말자!!'입니다. 너무 완벽하게 하려고 하다 보니 기준에 어긋나면 확 놔버리게 되는 악순환, 크게 마음을 먹어야 시작할 수 있는 진입 장벽, 그리고 지금 먹는 음식에 대한 강박증. 이 모든 것이 완벽하게 하고자 하는 마음에서 나오는 키토 식단의 가장 큰 부작용이지 않을까요? 그냥 본인이 할 수 있는 선에서 편하게 하다 보면 점점 더 본인에게 맞는 키토식의 방향을 잡을 수 있을 거고, 평생 식단으로 가져가게 되지 않을까요? 문제가 생기면 그때그때 해결해 나가면 됩니다. 스트레스 없이 행복하고 활기찬 식단을 많은 사람이 함께하면 좋겠습니다.

저탄고지로 황반 변성을 극복하다

정춘국 님(남, 60대)

저는 올해 환갑이 갓 지난 남성입니다. 20여 년의 당뇨 유병 기간을 약 없이 관리하다 보니 예순이 가까워 올 즈음에 몸의 여러 곳에서 이상 징후가 보이기 시작하였습니다. 그러던 중 2016년 MBC 다큐멘터리 〈지방의 누명〉을 통하여 고지방 식이를 접했고, 이 식이를 따라 하며 나흘 만에 혈당 수치가 정상치 가까이 감소하는 신세계를 맛보았습니다. 더불어 '저탄고지 라이프스타일' 카페에 가입해 활동하며 기능 의학 분야에 눈을 뜨게 되었습니다.

사실 제게는 당뇨도 오랜 숙제였지만, 실명을 유발하는 무서운 질병인 황반 변성을 5년 이상 겪어오며 신생 혈관이 생겨 곧 시력을 잃을지 모르는 상황에 처해 있었습니다. 이에 이영훈 원장님을 찾아 상담한 뒤 기존의 치료 방법인 항체 주사 치료가 아니라 항산화와 식이를 통한 기능 의학적 치료를 하기로 하였습니다. 이후 내 몸은 서서히 반응하기 시작하였고 항산화와 식이를 한 지 1년 반 정도 만에 신생 혈관의 유무로 판단되는 습성에서 건성으로의 전이도 경험하고 몇 달 후에는 병변적 완치 판정을 받는 기적 같은 기쁨도 느꼈습니다.

고지방 식이는 기존의 음식 문화를 좀 더 건강한 쪽으로 바꾸어 각종 질환을 치유·예방하고 삶의 질을 높이는 새로운 섭생(攝生) 방법입니다. 부디 많은 분이 이 식이를 선택하여 건강한 삶을 누리면 좋겠습니다.

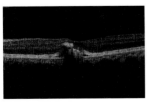
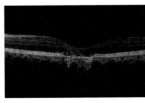

◀◀황반 변성에 의한 맥락막 신생 혈관과 삼출물 때문에 황반부가 솟아오른 모습

◀저탄고지 식단 2년 후 솟아오른 병변이 완전히 없어진 모습

373

누구나 쉽게 만들 수 있는
저탄고지 레시피

행복한 저탄고지 식단을 이어나가기 위해 제일 중요한 것은 먹는 것 그 자체이다. 저탄고지식을 처음 시작하는 사람들은 대부분 고기를 구워서 채소와 곁들여 먹는다. 가장 쉽고 간단히 식사를 해결할 수 있는 방법이지만 매일매일 고기만 구워 먹다 보면 물려서 식단을 유지하기 힘들어진다.

저탄고지를 라이프스타일로 가져가기 위해서는 질리지 않게 다양한 메뉴로 식단을 이어나가는 것이 중요하다. 그래서 간단하게 만들 수 있는 맛있는 저탄고지식 몇 가지를 소개한다.

인스타그램 및 유튜브 등을 통해 누구나 쉽게 따라 할 수 있는 저탄고지 레시피를 소개하고 있는 진주 님, 리본 님, 한나 님의 도움을 받았다. 흔쾌히 레시피를 제공해 주신 세 분께 감사드린다.

요리 시작 전에 간장과 설탕을 바꾸자

우리가 요리에 가장 많이 쓰는 간장과 설탕을 바꾸는 것만으로 탄수화물을 많이 줄일 수 있다. 우선 설탕은 독이라 생각하고 쓰지 말자. 단맛이 필요한 요리에는 설탕 대신 간장(이왕이면 리퀴드 아미노스)을 사용하도록 하고 설탕 같은 감미료가 꼭 필요한 요리라면 에리스리톨로 설탕을 대신하자.

리퀴드 아미노스(타마리 간장) 시판되는 대부분의 간장(진간장, 양조간장)은 밀과 콩을 섞어 만들지만 리퀴드 아미노스는 100% 콩으로 만들어 탄수화물 함량이 낮다.

에리스리톨 혈당을 올리지 않는 당알코올 성분의 천연 감미료이다. 단맛의 정도는 설탕의 70~80% 수준이다.

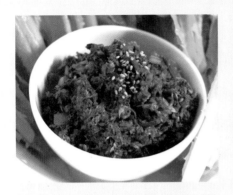

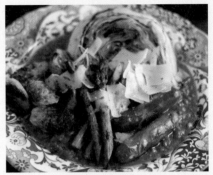

꽁치 쌈장

재료_4인분

꽁치 통조림 1캔(400g, 건더기만은 280g), 집된장 1큰술,
양파 1/3개, 청양고추 2개, 고춧가루 1작은술, 생들기름
3큰술, 통깨 약간

1 꽁치 통조림에서 건더기만 건져내 숟가락
  으로 으깬다.
2 양파와 청양고추는 잘게 썬다.
3 모든 재료를 함께 고루 섞는다.

> TIP 꽁치 통조림 대신 참치 통조림을 사용해도 비
> 슷한 맛이 나니 대체해도 괜찮아요.

볼로네제 소스

재료_10인분

다진 돼지고기 300g, 다진 소고기 300g, 토마토 캔 1kg
(홀 토마토, 깍둑썰기한 토마토 등), 양파 150g, 다진 마
늘 1큰술, 셀러리 1줄기, 아보카도 오일 3큰술, 생크림
100g, 버터 60g, 단맛 없는 레드 와인 1/2컵, 월계수 잎
2장, 말린 오레가노 2꼬집, 소금·후춧가루 약간씩

1컵 = 240ml

1 양파와 셀러리는 잘게 자른다.
2 냄비에 오일을 두르고 양파, 셀러리, 다진
  마늘을 볶다가 양파가 투명해지면 다진 고
  기를 넣고 고슬고슬해지도록 볶는다. 소금
  과 후춧가루로 간하며 볶는다.
3 레드 와인과 토마토 캔, 생크림을 넣은 후
  오레가노와 월계수 잎을 넣어 끓인다.
4 뭉근한 불에서 1~2시간 저어주며 충분히
  끓인다. 수분이 졸아들면 버터를 넣어 녹
  인 후 소금, 후춧가루로 간한다.

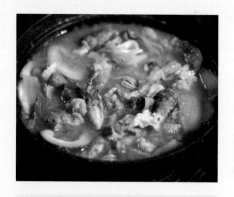

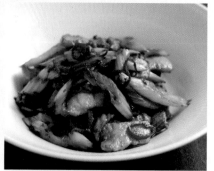

굴 된장 냄비

재료_3인분

생굴 300g, 배추 200g, 대패 삼겹살(또는 차돌박이) 300g, 표고버섯 2장, 팽이버섯 1봉, 다진 마늘 1큰술, 대파 1/2대, 버터 70g, 멸치 육수 700~1000mL, 집된장 2큰술

1 굴은 소금물에 흔들어 씻은 후 체에 밭쳐 물기를 뺀다.

2 배추는 먹기 좋은 크기로 어슷하게 자르고 대파도 어슷하게 썰어놓는다.

3 멸치 육수에 된장을 미리 풀어 간을 맞춘다(배추에서 수분이 나오므로 살짝 짭짤한 듯이 맞춘다).

4 전골냄비에 준비한 재료를 모두 담고 3의 육수를 부어 끓여 먹는다.

삼겹살 셀러리 볶음

재료_2인분

삼겹살(구이용) 400g, 셀러리 5줄기, 단맛 없는 맛술 1½큰술, 홍고추 1개, 청양고추 1개, 생강채 1½큰술, 마늘 2쪽, 리퀴드 아미노스 1½큰술, 식초 1½큰술, 후춧가루 약간

1 셀러리는 어슷하게 썰고 청양고추와 홍고추는 얇게 송송 썰고 마늘은 편으로 썬다.

2 팬에 삼겹살을 굽다가 고기의 붉은 기가 없어지면 맛술을 넣어 뒤적거리다가 불을 낮춰 2의 마늘편, 생강채를 넣고 고기와 함께 볶아 향을 낸다.

3 마늘과 생강 향이 나면 불을 세게 올리고 셀러리와 청양고추, 홍고추를 넣어 함께 볶는다.

4 셀러리가 뜨거워지면 팬 한쪽에 리퀴드 아미노스와 식초를 넣어 자글자글 끓인 후 골고루 섞은 다음 후춧가루를 뿌린다.

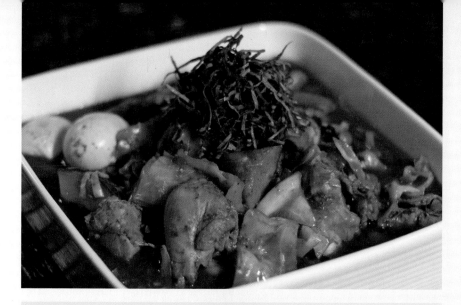

닭볶음탕

재료_4인분

닭볶음탕용 닭 1팩(1kg), 양파 1개, 대파 1대, 생강 1톨(엄지손가락 크기), 양배추 400g, 단호박 200g, 삶은 달걀 4개, 깻잎 20장, 마무리용 대파 1/2대

[양념장]

고춧가루 4큰술, 리퀴드 아미노스 3큰술, 액젓 2큰술, 다진 마늘 3큰술, 에리스리톨 3큰술, 단맛 없는 맛술 3큰술

1 냄비에 깨끗이 손질한 닭, 양파, 대파, 생강을 숭덩숭덩 썰어 넣고 닭이 잠기도록 물을 붓는다.

2 불에 올려 물이 끓으면 중간 불로 낮춰 30분간 익힌다.

3 2에 양념장을 넣어 고루 섞은 뒤 먹기 좋은 크기로 썬 양배추와 단호박을 넣어 20~30분간 뚜껑을 열고 끓인다.

4 완성될 즈음에 마무리용 대파를 어슷하게 썰어 넣고 적당히 자른 깻잎과 삶은 달걀을 넣어 고루 섞는다. (차려낼 때 추가로 깻잎 몇 장을 가늘게 채 썰어 고명으로 올려도 좋다.)

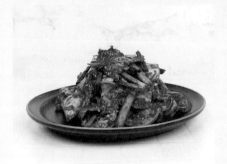

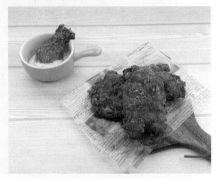

초간단 겉절이

재료_2인분

알배추 300g, 고춧가루 3큰술, 간장 2큰술, 액상 알룰로오스 2큰술, 피시 소스 1큰술, 다진 마늘 1작은술, 다진 생강 1작은술, 탄산수 50ml, 후춧가루 약간

1 알배추는 깨끗하게 씻어 먹기 좋은 크기로 자른다. 이때 줄기는 작게, 잎 쪽은 조금 더 크게 자른다.
2 알배추 외 모든 재료를 섞는다.
3 알배추에 양념을 묻히듯 버무린다.

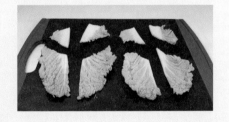

에어프라이어 닭고기 튀김

재료_2인분

닭고기 400g, 소금·후춧가루 약간씩, 돼지 껍질 과자 20g
[반죽용 재료] 달걀 1개, 올리브 오일 5큰술, 코코넛 가루 1큰술, 파르메산 치즈 가루 1큰술

1 닭고기는 먹기 좋은 크기로 잘라 소금, 후춧가루로 밑간을 해둔다.
2 반죽용 재료를 섞어 반죽을 만들고 튀김용 빵가루 대신 쓸 돼지 껍질 과자를 잘게 부수어 준비한다.
3 1의 닭고기를 2의 반죽에 넣어 충분히 묻혀준 뒤 2의 돼지 껍질 과자를 골고루 빈틈없이 꾹꾹 눌러 발라준다.
4 3을 기름 종이를 깔지 않은 에어 프라이어에 넣고 180℃에서 앞뒤로 10분씩 굽는다.

> TIP 튀김용 빵가루 대신 돼지 껍질 과자를 잘게 부수어 사용하면 바삭하고 맛있어요.

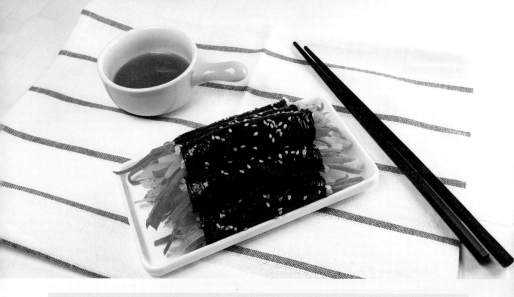

광장시장식 마약 저탄수 김밥

재료_2인분

당근, 단무지, 콜리플라워 각 150g,
버터 10g, 소금 2꼬집, 참기름 약간

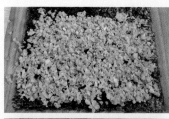

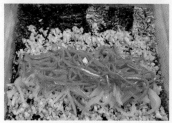

1 콜리플라워는 잘게 다져 버터와 소금 1꼬집을 넣고 볶는다.

2 당근은 최대한 가늘게 채 썰어서 버터와 소금 1꼬집을 넣고 볶는다.

3 통단무지는 가늘게 채 썰어 뜨거운 물에 담가 30분 후 물기를 꼭 짜서 준비한다.

4 4분의 1로 잘라둔 김에 콜리플라워-당근-단무지 순으로 놓고 돌돌 말아준다.

5 참기름을 바르고 통깨를 뿌려주면 완성!

> TIP 채를 가늘게 써는 게 힘들다면 채소를 면처럼 길게 썰어 주는 도구인 스파이럴라이저를 이용해 보세요. 오이, 당근, 호박 등의 채소를 면처럼 만들 수 있어 편리하고 김밥에 넣으면 식감도 좋아요.

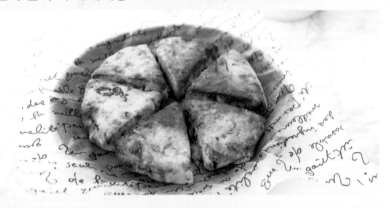

저탄수 대파 치즈 스콘

재료_조각 스콘 6개 분량

대파 50g, 버터 10g, 슬라이스 치즈(콜비잭 치즈나 체더치즈 추천) 30g, 생크림 100g(휘핑하지 않고 사용), 소금 1g, 달걀노른자 1개(토핑용, 생략 가능)

[가루류]

아몬드 가루 100g, 코코넛 가루 30g, 베이킹 파우더 2g, 에리스리톨 8g(생략 가능)

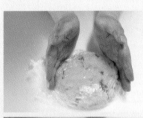

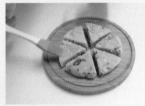

1 대파는 쫑쫑 썰어 살짝 달군 팬에 버터를 넣고 수분을 날린다는 느낌으로 적당히 볶은 후 한 김 식힌다.

2 슬라이스 치즈는 콩알보다 작은 크기로 깍둑썰기 해 준비한다.

3 가루류는 체에 치고 생크림과 소금을 넣어 함께 대충 섞는다.

4 3에 1의 볶은 대파와 2의 치즈를 함께 섞는다.

5 4의 반죽을 비닐봉지에 넣어 2~2.5cm 정도 두께로 동글납작하게 빚어 30분 정도 냉장 휴지한다(냉장 휴지는 생략 가능).

6 적당한 크기로 반죽을 잘라 달걀물을 표면에 바른 뒤(이 과정은 생략 가능) 에어 프라이어에 넣는다. 온도는 155~160℃, 타이머는 15분에 맞춘다. 15분 뒤에 꺼내서 구워진 정도를 확인하고 모자라면 시간을 추가한다. (오븐의 경우 165℃에서 20분 정도 굽는다.)

TIP 에리스리톨은 입자가 굵으니 갈아서 사용하세요.

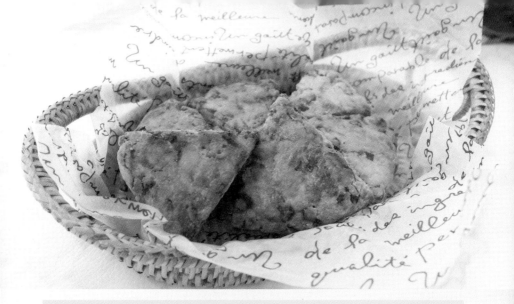

저탄수 베이컨 스콘

재료_조각 스콘 6개 분량

베이컨 130g, 양파 80g, 달걀 50g(대란 1개),
달걀노른자 1개(토핑용, 생략 가능)

[가루류]

아몬드 가루 120g, 코코넛 가루 20g, 베이킹
파우더 2g

1 베이컨과 양파를 잘게 썰어 함께 볶은 후 잠시 식
  힌다.

2 가루류는 체에 쳐둔다.

3 2에 1을 넣고 뒤적거려 가루를 입혀준다.

4 3에 달걀을 섞은 뒤 비닐봉지에 담아 적당히 모
  양(두께 2~2.5cm 정도가 적당)을 잡은 뒤 30분 가량
  냉장고에서 휴지한다(냉장 휴지는 생략 가능).

5 대파 치즈 스콘 조리법의 6번과 같은 방법으로 에
  어 프라이어나 오븐에 굽는다.

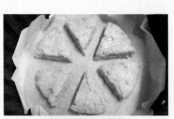

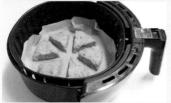

TIP 에어 프라이어나 오븐은 제품마다 화력이 조금씩 다를
수 있으므로 중간중간에 구워진 스콘의 색을 확인하며 시간
을 줄이거나 추가하세요.

TIP 굽는 중이나 구운 직후엔 바스러지기 쉬우니 뒤집거나
손을 자꾸 대지 마세요.

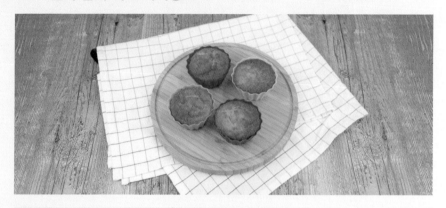

저탄수화물 머핀

재료_머핀 4개 분량

버터 80g, 감미료 15g, 달걀 75g(대란 1.5개 정도), 럼 4g 또는 바닐라 익스트렉 약간(생략 가능)

[가루류]

아몬드 가루 55g, 코코넛 가루 15g, 베이킹 파우더 2g

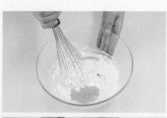

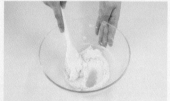

1 실온의 버터를 거품기로 부드럽게 푼다.

2 1에 감미료를 넣고 잘 섞는다. (연노랑빛 버터의 색이 점점 크림색으로 하얗게 변하는 걸 볼 수 있다.)

3 2에 실온의 달걀을 세 번 정도 나눠 넣으며 거품기로 섞는다. 처음 달걀을 넣을 때는 순두부처럼 몽글몽글한 상태지만 계속 거품기로 저어주면 다시 크림 상태가 된다. 완전히 크림화된 뒤에 다음 달걀을 넣어야 분리가 되지 않는다.

4 3에 재료의 가루류를 체에 쳐서 섞는다.

5 4에 럼이나 바닐라 익스트렉을 넣어 다시 섞는다.

> TIP 2. 3번 과정을 크림화라고 하는데 이 과정이 잘되어야 더 부드러운 머핀을 만들 수 있어요. 버터나 달걀의 온도가 낮으면 더 분리되기 쉬우니 주의하고, 혹시 분리가 될 경우는 가루류를 약간 섞어서 수분을 흡수시켜주거나, 최대한 잘 섞어서 몽글몽글한 덩어리를 잘게 풀어주면 좋아요.

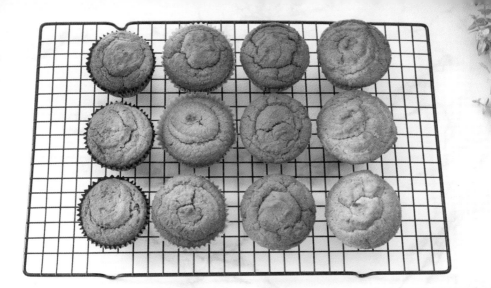

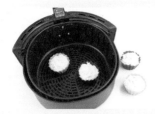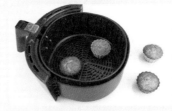

6 유산지를 깔아둔 틀 또는 실리콘 머핀 컵에 5의 반죽을 나눠 담고 미리 예
   열한 165℃ 오븐에서 20분가량 굽는다.

> TIP 짜주머니나 주걱을 이용하여 머핀 틀에 반죽을 담고 머핀 틀 바닥에 살살 쳐서 반죽
> 이 고르게 퍼지며 채워지도록 하세요.

응용하여 만들기

초코 머핀 잘게 부순 다크 초콜릿(카카오 90% 이상) 50g을 4번 단계 다음에 넣는다.

모카 머핀 인스턴트커피 가루 2g을 3번 단계에서 넣어 함께 녹인다. 입자가 굵은 인스턴
트커피는 잘 안 녹으니 더욱 신경 써서 녹인다.

얼그레이 머핀 홍차 티백 1개(2g)를 뜯어 홍차를 갈아 고운 가루로 만들어 3번 단계에서
넣어 함께 섞는다.

녹차 머핀 녹차 가루 5g을 4번 단계에서 가루류와 함께 체 쳐서 넣는다. (보통의 녹차 가루
는 구우면 갈색을 띤다. 녹색 계열의 색을 원한다면 말차 가루를 쓰면 된다.)

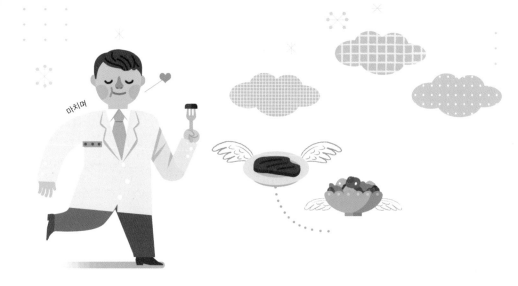

건강을 위해 고기 먹는 채식을 하세요!

일반적으로 '건강식'이라고 하면 '채식 위주의 소식'을 쉽게 떠올린다.

육류는 콜레스테롤을 만드는 주범, 살찌는 음식의 대표 주자, 거기에 환경적으로 나쁘고, 동물권의 관점에서도 나쁘고, 소위 공장형 축산이라는 부정적 이미지를 가지는 한편, 채소는 자연 친화적이고 건강한 음식으로 인식되어 왔다. 또한 각종 대사 증후군과 성인병의 원인으로 과식이 지목되면서 '건강식=채식 위주의 소식'이라는 공식이 성립된 것이다. 이런 마당에 육류와 지방을 적극적으로 먹는 저탄고지 식단이 건강식이라고 하니 터무니없는 이야기로 들렸을 것이다.

그러나 동물성 음식은 영양적으로 완전식품에 가깝다. 육류를 비롯한 동물성 식품이 영양가 높은 건강식이라는 점이 인정된다면, 우리는 더 이상 오지를 돌아다니며 야생의 슈퍼 푸드를 애써 찾지 않아도 된다.

그런 의미에서 경상대학교 주선태 교수님이 한 방송에서 하신 말씀이 아주 인상 깊게 다가온다. "건강을 위해서는 고기 먹는 채식을 하세요."

현대는 영양 부족이 아니라 영양 과잉으로 병이 생긴다고 하는 시대다. 그

기적의 식단

렇기에 대부분의 건강식이 소식을 권장하고 있지만, 실제로는 영양 과잉 때문이 아니라 영양가 없는 음식을 많이 먹어서 생기는 영양 결핍의 문제다. 덜 먹어서 건강해지려는 것은 단시간 효과는 볼 수 있으나, 장기간의 라이프스타일로 가져가면 결국 영양실조로 건강을 해치게 된다.

저탄고지는 영양가 높은 음식을 적극적으로 섭취함으로써 건강을 유지하는 식단이다. 음식은 치우치지 않게 골고루 먹어야 한다. 이 책을 끝까지 다 읽었다면 저탄고지가 영양가 높은 음식만 골라서 골고루 먹는 식단이라는 것에 충분히 동의할 것이다.

저탄고지는 음식을 가려 먹어야 하는 일종의 제한식이다. 하지만 단지 탄수화물만 줄이는 식단이기에 저탄고지 식이 요법만큼 많은 종류의 음식을 먹을 수 있는 제한식은 없다. 그러다 보니 효율적인 체중 감량을 위해 무엇을 먹어야 할까 결정하기가 되레 어려울 수도 있다. "이 음식만 먹으면 살이 빠진다. 그러니 이것만 먹어!" 그러면 얼마나 쉽겠나? 그래서 다이어트를 시도하면서 단지 덜 먹기 위해 몇 가지 저탄고지 음식만 이용하고 있는 경우를 종종 본다. 그러나 저탄고지는 '채움'과 '비움'의 미학이다. 에너지를 채워서 에너지를 발산하는 몸, 즉 지방을 태우는 몸을 먼저 만들지 않으면 저탄고지 식단을 실패할 수 있다. 저탄고지 식단 초기에는 몇 가지 음식으로 너무 한정해서 먹거나, 억지로 단식부터 하지 않도록 하자. 억지로 단식을 하면 이후엔 반드시 과식과 폭식이 따라온다. 그것은 단식이 아닌 기아다. 그러나 음식을 충분히 먹고 자연적으로 이어지는 단식은 폭식을 유발하지 않는다. '기아와 폭식', '식사와 단식'은 엄연히 다르다. 이것은 정말 명심해야 할 부분이다. 가능한 한 다채롭게 먹는 것이 좋다. 그래야 질리지 않고, 한쪽에 영양이 치우치지 않게 꾸준히 건강한 식단을 영위할 수 있다.

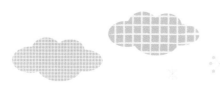

　병원에서 식단 상담을 하다 보면 식단을 충분히 잘 실천하고 있음에도 불구하고 본인이 잘하고 있는지 의구심을 갖고 걱정하는 환자들을 종종 만날 수 있다. 인터넷 카페나 방송에서 '이렇게 먹어야 한다.'는 말을 자주 듣다 보면 지금 하고 있는 저탄고지 식단이 혹시나 몸에 해로울까 봐 걱정하는 것이다. 또 저탄고지의 인프라가 넓어지다 보니 자칭 전문가 행세를 하는 사람도 그만큼 많아졌다. 이런 이유들 때문에 저탄고지를 처음 접하는 사람들은 어떤 것이 바른 길인지 헷갈릴 수밖에 없고, 걱정만 앞선다.

　저탄고지는 '큰 이론의 틀을 지키는 선에서 본인에게 맞춰 편안히 해나가는 것'으로 충분하다. 그리고 디테일한 부분에서 '꼭 이래야 한다.'고 강요되는 사항도 없다. 당신이 긍정적인 변화를 충분히 느끼고 있다면 본인이 하고 있는 식단을 믿자. 어느 누구도 당신 자신만큼 몸의 상태를 잘 이해하는 사람은 없다. 그것은 수년간 저탄고지 식이 요법 상담을 해온 나조차도 마찬가지이다. 내가 진료실에서 하는 역할은 식단이 올바른 방향으로 가고 있는지 의학적 판단을 해주는 것이 전부이다. 긍정적인 상태이든 부정적인 상태이든 가장 잘 파악할 수 있는 사람은 바로 자신이다. 따라서 자신의 몸을 잘 이해하고, 몸의 반응대로 건강한 식사를 하는 당신이 최고의 식단 고수이다. 그러니 자신을 믿고 식단을 실천해 나가자.

　나는 앞에서 저탄고지식을 실천하면서 겪을 수 있는 상황들과 이에 대한 솔루션들을 이야기하였다.

　　　　　　　　　　　　　　　　　　　　　　　기적의 식단

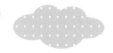

　이 책에서 언급한 모든 문제 사항이 당신에게 해당하는 것은 아닐 것이다. 그러니 모든 부분에 예민하게 반응할 필요는 없다. 모든 부분을 다 챙겨야 한다고 생각하고 그 하나하나에 집착하기 시작하면 문제가 해결되기는커녕 더욱 미궁 속으로 빠질 수도 있다.

　이래서 안 되고, 저래서 안 된다고 하면서 이것저것 제한하는 것이 늘어나면 식단도 그만큼 어려워지고, 지치고 힘들어질 뿐이다. 앞서 말했듯이 모든 제한식은 단기적으로는 장점이 있다. 그러나 저탄고지는 길게 보고 가는 라이프스타일이다. 엄격한 제한식은 편식과 영양 결핍을 유발할 수도 있다. 건강한 음식을 다채롭게 골고루 먹는 것을 궁극적인 목표로 삼도록 하자. 그러니 이 책을 절대적 기준이 아니라 당신이 처한 상황과 관련해 몸 상태를 이해하고 저탄고지를 좀 더 쉽게 하기 위한 길잡이로 봐주길 당부한다.

　이 책을 통해 보다 많은 분이 즐거운 저탄고지 라이프를 함께해 나갈 수 있으면 좋겠다는 바람을 전하며 마무리하고자 한다.

이영훈

기적의 식단

저탄수화물 고지방 다이어트의 비밀

개정 증보판 1쇄 발행 2021년 10월 20일
개정 증보판 5쇄 발행 2023년 1월 30일

지은이 이영훈
펴낸이 이수정
펴낸곳 북드림

교정교열 신정진, 김재철
북 디자인 슬로스

일러스트 및 아트워크 천소
만화 예묘

등록 제2020-000127호

주소 경기도 남양주시 다산순환로 20 C동 4층 49호
전화 02-463-6613 | **팩스** 070-5110-1274

도서 문의 및 출간 제안 suzie30@hanmail.net
ISBN 979-11-91509-09-0 (03510)